国家卫生健康委员会“十四五”规划教材

全国高等职业教育专科教材

U0292367

供助产专业用

妇科护理学

第3版

主　编　莫洁玲　李　琴

副主编　王丙娟　张莹莹　胡蘅芬

编　者（按姓氏笔画排序）

王　琴　中南大学湘雅二医院

王丙娟　南阳医学高等专科学校

王钰姗　南昌医学院

田印华　乌兰察布医学高等专科学校

吕旻彦　广西医科大学（兼秘书）

刘　娟　赣南卫生健康职业学院

刘　瑶　大连医科大学附属第一医院

李　琴　大理农林职业技术学院

张佳媛　哈尔滨医科大学大庆校区

张莹莹　商丘医学高等专科学校

胡蘅芬　湖南环境生物职业技术学院

热西旦阿依·艾合买提　吐鲁番职业技术学院

莫洁玲　广西医科大学

郭倩文　重庆医科大学附属第二医院

韩　丽　黑龙江护理高等专科学校

新形态教材

人民卫生出版社
·北　京·

图书在版编目（CIP）数据

妇科护理学 / 莫洁玲，李琴主编. -- 3 版. -- 北京：
人民卫生出版社，2024. 10. --（高等职业教育专科护理
类专业教材）. -- ISBN 978-7-117-36932-9

Ⅰ. R473. 71
中国国家版本馆 CIP 数据核字第 2024X5V558 号

人卫智网	www.ipmph.com	医学教育、学术、考试、健康，购书智慧智能综合服务平台
人卫官网	www.pmph.com	人卫官方资讯发布平台

妇科护理学
Fuke Hulixue
第 3 版

主　　编：莫洁玲　李　琴
出版发行：人民卫生出版社（中继线 010-59780011）
地　　址：北京市朝阳区潘家园南里 19 号
邮　　编：100021
E - mail：pmph @ pmph.com
购书热线：010-59787592　010-59787584　010-65264830
印　　刷：河北新华第一印刷有限责任公司
经　　销：新华书店
开　　本：850 × 1168　1/16　　印张：15
字　　数：423 千字
版　　次：2014 年 1 月第 1 版　　2024 年 10 月第 3 版
印　　次：2024 年 11 月第 1 次印刷
标准书号：ISBN 978-7-117-36932-9
定　　价：52.00 元

打击盗版举报电话：010-59787491　E-mail：WQ @ pmph.com
质量问题联系电话：010-59787234　E-mail：zhiliang @ pmph.com
数字融合服务电话：4001118166　E-mail：zengzhi @ pmph.com

高等职业教育专科护理类专业教材是由原卫生部教材办公室依据原国家教育委员会"面向21世纪高等教育教学内容和课程体系改革"课题研究成果规划并组织全国高等医药院校专家编写的"面向21世纪课程教材"。本套教材是我国高等职业教育专科护理类专业的第一套规划教材,于1999年出版后,分别于2005年、2012年和2017年进行了修订。

随着《国家职业教育改革实施方案》《关于深化现代职业教育体系建设改革的意见》《关于加快医学教育创新发展的指导意见》等文件的实施,我国卫生健康职业教育迈入高质量发展的新阶段。为更好地发挥教材作为新时代护理类专业技术技能人才培养的重要支撑作用,在全国卫生健康职业教育教学指导委员会指导下,经广泛调研启动了第五轮修订工作。

第五轮修订以习近平新时代中国特色社会主义思想为指导,全面落实党的二十大精神,紧紧围绕立德树人根本任务,以打造"培根铸魂、启智增慧"的精品教材为目标,满足服务健康中国和积极应对人口老龄化国家战略对高素质护理类专业技术技能人才的培养需求。本轮修订重点:

1. 强化全流程管理。履行"尺寸教材、国之大者"职责,成立由行业、院校等参与的第五届教材建设评审委员会,在加强顶层设计的同时,积极协同和发挥多方面力量。严格执行人民卫生出版社关于医学教材修订编写的系列管理规定,加强编写人员资质审核,强化编写人员培训和编写全流程管理。

2. 秉承三基五性。本轮修订秉承医学教材编写的优良传统,以专业教学标准等为依据,基于护理类专业学生需要掌握的基本理论、基本知识和基本技能精选素材,体现思想性、科学性、先进性、启发性和适用性,注重理论与实践相结合,适应"三教"改革的需要。各教材传承白求恩精神、红医精神、伟大抗疫精神等,弘扬"敬佑生命、救死扶伤、甘于奉献、大爱无疆"的崇高精神,契合以人的健康为中心的优质护理服务理念,强调团队合作和个性化服务,注重人文关怀。

3. 顺应数字化转型。进入数字时代,国家大力推进教育数字化转型,探索智慧教育。近年来,医学技术飞速发展,包括电子病历、远程监护、智能医疗设备等的普及,护理在技术、理念、模式等方面发生了显著的变化。本轮修订整合优质数字资源,形成更多可听、可视、可练、可互动的数字资源,通过教学课件、思维导图、线上练习等引导学生主动学习和思考,提升护理类专业师生的数字化技能和数字素养。

第五轮教材全部为新形态教材,探索开发了活页式教材《助产综合实训》,供高等职业教育专科护理类专业选用。

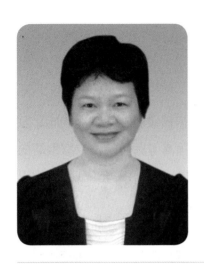

莫洁玲

教授

　　现为广西医科大学护理学院硕士研究生导师，广西本科高校护理学类教学指导委员会委员。从事临床护理和护理教育工作 40 余年，发表 SCI 论文 3 篇，在国家级、省级各类期刊等发表论文 50 余篇，主编护理类专业规划教材 2 部。自主研发完成的"月子'你'坐对了吗？——产褥期护理"在线课程入选广西一流本科课程，负责的"妇产科护理学"荣获国家级线上线下混合式一流本科课程。

　　妇女及婴幼儿健康是全民健康的基础，助产士是生命的见证者和守望者，承载着家庭的希望与幸福。知识的力量能够点亮前行的道路，愿本书能成为你职业生涯中的良师益友，支持你走过工作中的每一个重要时刻！

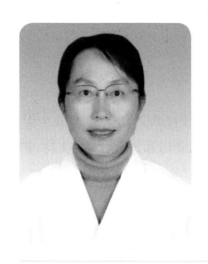

李 琴

副教授

现任大理农林职业技术学院纪委书记、大理州政协委员。兼任全国卫生职业教育教学指导委员会助产专业分委会委员，中国妇幼保健协会助产士分会委员等职务。从事妇产科领域教学、管理和研究工作超过 24 年。在国家级、省级期刊发表论文 10 余篇，副主编高等卫生职业教育"十四五"创新教材 1 部、卫生职业教育护理类专业"十三五"规划教材 2 部，参编规划教材 3 部。

助产士守护着生命的起点。进入新发展阶段，助产士已非单纯的接生者，而是集关注孕产妇护理、心理、急救等方面于一体的技术技能人才。希望同学们努力学习，德技双修，积极投身我国护理和妇幼健康事业，为提高妇女儿童健康水平奉献青春和力量。

助产士是母婴生命的守护者，其工作质量对降低孕产妇和围产儿死亡率、优生优育及提高母婴健康水平意义重大。助产士为广大孕产妇提供整个孕期、产时和产后必要的支持、护理和咨询，在职责范围内进行助产接生、提供新生儿照护，为孕产妇提供全程连续性服务。助产专业人才培养的素质关系到一个国家和地区出生人口的质量。

助产专业是高等职业教育中具有鲜明特色的专业，助产专业教材的编写应充分体现其临床工作的独特性、专业性，避免与临床助产专业发展脱节。《妇科护理学》为助产专业学生提供了进入临床实践所必需的基础知识和基本技能，是实践应用性强的助产专业的核心教材。第 1 版《妇科护理学》于 2014 年出版后，受到广大职业院校助产专业师生好评。2019 年在全国卫生行指委指导下编写出版了《妇科护理学（第 2 版）》。在全国卫生健康职业教育教学指导委员会和第五届教材评委会专家指导下，结合前两版教材使用意见和建议基础上，我们对《妇科护理学》进行了修订。

本次修订在党的二十大精神指引下，遵循"三基、五性"以及"必需、够用、实用、好用"的原则编写，帮助学生建立临床思维是本次修订的重点，修订后本教材的亮点是更具有专业特色：

1. 以学生为中心，各章内容都建立了思维导图，注重传授知识、培养能力、提高素质一体化，同时注重学生创新、获取信息及终身学习能力的培养。

2. 注重中高职衔接，注重全套教材的整体优化，教材内容与中职教材内容有机衔接，为建立中高职教育的立交桥奠定基础，确保教学内容的连贯性和系统性。

3. 章节前运用了案例导入，培养学生的临床思维能力，并适当插入知识链接拓宽学生视野，并依据全国护士执业资格考试大纲的考点内容，每章节后都设置了思考题，并通过富媒体安排了章节练习题，培养临床思维能力，帮助学生复习、巩固知识。

4. 突出专业特色，教材内容紧密结合助产专业的工作岗位需求，反映科学的女性健康理念，体现助产专业的价值和特色。

5. 修订与新编结合：新编教材在继承上一版教材的体系和优点的基础上，注入了新的编写理念和结构，更新了陈旧的内容，以适应教育发展的新需求。

本教材共 20 章，全面介绍了妇科常见病、多发病，包括生育调节、性与性功能障碍、妇女保健等护理相关内容，适用于高等职业教育专科助产专业教学，也可供助产专业继续教育和临床护士、护士执业资格考试等相关人员参考。

本教材在修订编写过程中得到各参编者所在单位的大力支持，在此表示诚挚谢意。

本教材难免存在疏漏和不妥之处，殷切期望使用本教材的广大师生和助产同仁给予指正，以便不断改进和完善。

莫洁玲　李　琴

2024 年 10 月

目　录

绪 论

一、妇科护理学的定义与范畴

　　妇科护理学是研究女性在非妊娠状态下，生殖系统的生理、病理及其相关的病因、机制以及心理 - 社会等方面的行为反应，运用护理程序对其现存和潜在的健康问题实施整体护理的一门科学，包括了计划生育和妇女保健内容，是临床护理学的重要组成部分，也是助产专业的专业核心课程之一。计划生育主要研究女性生育的调控，包括生育时期的选择、生育数量和间隔的控制及非意愿妊娠的预防和处理等。妇女卫生保健是根据女性的生理特点，运用现代医学科学技术，采取有效的防御措施，对妇女经常性开展预防保健工作，不断提高妇女的健康水平。

　　目前，国际上一般以妇女和儿童的健康水平作为衡量国家经济与社会发展状况的一个重要指标。现代医学模式及健康观念的转变是人们对生殖健康和医疗保健需求的变化，妇科护理学的研究领域已从单纯的"疾病护理"向"健康促进"过渡，并逐渐演变发展形成一门独立的学科。

二、妇科护理学的发展概况

　　约在公元前 1825 年，古埃及的《Kahun 妇科纸草书》中就有关于妇产科学及妇产科护理学的记载。至公元前 460 年，希波克拉底（Hippocrates）在他的医学著作中就对一些妇科疾病如白带、痛经、月经失调、不孕、子宫和盆腔炎症等做了详细的观察和记载。古罗马医学家 Soranus（公元 98—138 年）撰写的《论妇女病》对月经、避孕、分娩、婴儿护理等作了详细论述。中世纪（公元 5—15 世纪）欧洲出现了专职助产士。

　　在我国，妇科护理学成为专门学科已有悠久的历史，可追溯到东周时期。几千年来，在妇科诊治方面积累了许多宝贵经验并有详细的记载。《黄帝内经·素问》中已有关于女性生理和月经病的记载。人们除了重视妇科疾病的治疗以外，还很重视妇女的保健工作。公元 612 年巢元方在《诸病源候总论》中记载了妇产科疾病的病源和证候。唐代孙思邈著《千金方》将妇科列为首卷。汉、隋、唐时期学者对于外阴、阴道炎症、瘙痒等均有详细论述，并主张用各种局部灌洗方法和坐浴进行治疗，至今这些方法仍是临床上常用的专科护理技术。南宋陈自明是我国历史上著名的妇产科专家，他的《妇人良方大全》概括了妇产全科疾病，为以后妇产科学的发展作出了卓越的贡献。

三、妇科护理学的现状与发展趋势

　　自 19 世纪中叶南丁格尔首创了科学的护理专业，护理学理论逐步形成和发展，并逐渐成为医学领域的一个重要组成部分。近代，随着社会和医学科学的发展，为适应新时期人类健康和临床医疗实践的需要，护理学已成为医学领域内一门独立的学科。

　　1960 年口服避孕药首次在美国批准上市，它通过生育调节改变了妇女的生活。20 世纪中叶，一大批新理论、新技术和新观念的出现，促进了许多新兴学科的建立。随着助孕技术的发明、女性内分泌学的研究理论、妇科肿瘤学的创新性成就、腹腔镜技术使妇科手术出现划时代进步、妇女保健学的倡导以及整体护理理念的推进等，妇科护理学作为临床护理学的一个亚学科，其理论或模式必将推动生殖健康和生殖科学的进步。尤其是 20 世纪 80—90 年代，以德国学者 Hausen 为代表的科学家确立了人乳头瘤病毒与子宫颈癌之间的因果关系，使子宫颈癌成为第一个病因明确的恶性肿瘤，并直接导致了 2006 年人类第一个肿瘤疫苗的问世。

我国妇科学、产科学的发展长期居于世界先进水平，随着经济的发展和妇女社会地位的提高，需要一大批既有深厚理论知识又受过专门训练，具备专科技能的护士从事妇科护理工作。现代的妇科护士既是广大妇女疾病治疗的合作者，又是健康教育的传播者，更应该是家庭支持系统的发起者和社区护理的组织者。妇科护理的目标不仅是满足病人生理和生殖上的需求，更应着眼于提高女性病人的生活质量和社会的适应能力。

四、妇科护理学的特点

1. 妇产科护理学的整体性 由于女性生殖的特殊性，产科与妇科在临床工作中是密不可分的，两者中某些疾病甚至互为因果关系。如产伤可造成阴道前后壁膨出、子宫脱垂、尿瘘等；一些妇科疾病可以影响妊娠和分娩，如生殖器官发育不良、月经病、生殖器官炎症以及子宫内膜异位症等可导致不孕和异位妊娠等；妇科肿瘤如宫颈肌瘤、盆腔肿瘤可造成难产。

2. 妇科护理和机体整体性密切相关 女性生殖系统只是机体的一部分，与其他脏器或系统都有密切的相关性。如妇女周期性月经来潮不仅是子宫内膜的变化，而且是由大脑皮质—下丘脑—垂体—卵巢轴等一系列神经内分泌调节变化的结果，其中任何一个环节功能发生异常，都可导致月经紊乱。又如妇女患有其他系统疾病也可影响妇女的生理变化，如糖尿病、甲状腺功能亢进等均可导致月经失调、不孕等。

3. 妇科护理学是指导女性建立良好生活方式、促进健康的重要保障 许多妇科疾病，通过有效的预防措施可避免发生或减轻其对健康的危害。如在妇科开展的防癌普查可以预防或早期发现子宫颈癌；做好青春期保健可以预防各种月经病；开展性教育、普及性知识可避免夫妇性生活不和谐所引起的精神和躯体疾病，提高生活质量。

4. 妇科护理学促进妇女劳动保护 男女除第一性征差异外，身体其他部分如身高、体形、体重、骨骼、肌肉、韧带、脏器以及生理指标等均有许多不同，尤其在女性特殊生理状态下如月经期、妊娠期、哺乳期、围绝经期等，在劳动生产中应重视对妇女的保护。

五、妇科护理学的学习要点

学好妇科护理学除需要具有医学基础知识和人文学科知识外，还需具有健康评估、护理学基础、内科护理学、外科护理学等知识。树立整体观念，不仅对疾病进行整体护理，还要关心病人的心理 - 社会因素，时刻以高度的责任心、实事求是的工作态度，满腔热情地为每一位病人服务。学习中要掌握妇科护理学的基本理论、基本知识和基本技能，做到：①遵循"以人的健康为中心"的服务宗旨，为病人提供缓解病痛、促进康复的护理帮助。②为女性提供自我保健知识，预防疾病并维持健康状态。③充分认识妇科护理学是一门实践性很强的学科，在学习过程中要强调理论联系实际。④在临床实践中，要充分考虑到妇科整体护理的特点，针对个体差异提供个性化整体护理的原则，运用所学护理程序的知识、科学管理的方法为护理对象提供高质量的护理活动，最大限度满足病人各方面的需求。⑤在学习过程中要正确认识个体与环境、局部与整体、心理与病理、预防与治疗、护理与保健等各方面的辩证关系。

第一章 │ 妇科护理病史采集与检查

教学课件

思维导图

学习目标

知识目标：

1. 掌握妇科病史的采集方法与内容、妇科检查的护理配合及注意事项。

2. 熟悉妇科疾病常见症状、体征及妇科检查的操作方法。

能力目标：

1. 应用所学知识对妇科病人进行护理评估。

2. 能正确运用护理程序，为妇科病人提供适合其身心需要的整体护理能力。

素质目标：

通过学习妇科病史采集相关知识，培养学生的现代护理理念、高尚的职业道德情操和团队协作精神，具有良好的操作习惯、正确的护理行为意识和高度的责任心、同理心，能正确应用护理程序对妇科病人实施整体护理。

通过病史采集和体格检查获取病历资料，是疾病诊断、治疗、护理、预防和预后评估的重要依据，也是临床总结经验、提高护理质量和进行科学研究的基础，甚至某些情况下还涉及医疗法律、法规的佐证。病史采集和体格检查是诊断疾病的主要依据，也是妇科临床实践的基本技能。妇科检查更是妇科所特有的检查方法。妇科护理病史和妇科检查既有与其他各科检查相同的基本内容和基本方法，又有其自身的特点，盆腔检查是妇科特有的检查方法。为了使妇科病史和检查能够准确、系统、全面，护士应熟悉妇科病人常见的临床表现和特有的检查方法，以便配合医生诊治并正确书写妇科护理文书。临床工作中护理人员要应用护理程序，采集病史，进行体格检查，评估和分析病人的心理 - 社会状态，根据不同服务对象的需要，制订相应的护理计划。本章除了介绍妇科病史的采集和妇科盆腔检查的方法外，还重点列举了妇科疾病常见症状、体征和常见护理诊断。

第一节 妇科病史采集

案例导入

王某是医院门诊妇科检查室的一名护士，上班时间，一位 22 岁的女大学生刘某因下腹部疼痛，朋友陪同来门诊就诊，病人是第一次来本院就诊。

请思考：

1. 在对刘某进行病史资料收集时王某应注意些什么？

2. 在对刘某进行护理评估时，应收集哪些方面的病史资料？

一、病史采集方法

为正确判断病情，妇科病史采集要通过细致询问病情和耐心聆听陈述。有效的交流是对病人所患疾病正确评估和处理的基础，能增加病人的满意度和安全感，不仅使采集到的病史资料完整、准确，也可减少医疗纠纷的发生。由于女性生殖系统解剖生理的特殊性，疾病常涉及病人个人或家庭隐私，所以在采集病史过程中要做到态度和蔼、语言亲切、关心体贴和尊重病人，在条件允许的情况下，避免其他人在场倾听，消除其紧张情绪和思想顾虑。询问病史应有目的性，可采用启发式提问，但应避免暗示和主观臆测。为病人保密才能收集到病人真实的病史、生理和心理 - 社会资料，以免遗漏关键性的病史内容造成漏诊或误诊。对危重病人在初步了解病情后，应立即抢救，以免贻误治疗。外院转诊病人，应查阅病人的病情介绍作为重要参考资料。

二、妇科病史内容

1. **一般项目** 包括病人姓名、性别、年龄、籍贯、职业、民族、婚姻、家庭住址、入院日期、病史记录日期、可靠程度等。若非病人陈述，应注明陈述者与病人的关系。

2. **主诉** 是指促使病人就诊的主要症状（或体征）及其持续时间。要求通过主诉可初步估计疾病的大致范围。主诉力求简明扼要，通常不超过 20 个字。妇科临床常见症状有外阴瘙痒、阴道流血、白带增多、闭经、下腹痛、下腹部包块及不孕等。若病人有停经、阴道流血及腹痛 3 种主要症状，则还应按其发生时间顺序，将主诉书写为：停经 ×d，阴道流血 ×d，腹痛 ×h。若病人无任何自觉症状，仅为妇科普查时发现妇科疾病"如子宫肌瘤"，主诉应该写为：普查发现"子宫肌瘤"×d。

3. **现病史** 是指病人本次疾病发生、演变、诊疗全过程，采取的护理措施及效果等方面的详细情况，为病史的主要组成部分，应以主诉症状为核心，按时间顺序书写。包括起病时间、主要症状、有无诱因、伴随症状、发病后诊疗情况及结果、睡眠、饮食、体重、大小便、活动能力及心理反应等一般情况的变化以及与鉴别诊断有关的阳性或阴性资料等。常见症状的采集要点有：

   (1) **阴道出血**：注意出血日期、出血量、持续时间、颜色、性状，有无血块或组织物，出血与月经的关系，有无诱因及伴随症状，正常的末次月经和末次前月经日期。

   (2) **白带异常**：白带量、颜色、性状、气味、发病时间，与月经的关系及伴随症状。

   (3) **腹痛**：发生时间、部位、性质及程度、起病缓急、持续时间、疼痛与月经的关系，诱因及伴随症状。

   (4) **下腹包块**：发现时间、部位、大小、活动度、软硬度、光滑度、有无压痛及伴随症状。

4. **月经史** 询问初潮年龄、月经周期及经期持续时间、经量、经期伴随症状。月经史可简写为：初潮年龄 $\dfrac{经期}{月经周期}$ 绝经年龄。每次经量多少可询问每日更换卫生巾次数，有无血块，有无痛经（疼痛部位、性质、程度以及痛经起始和消失时间）及其他不适（如乳房胀痛、水肿、精神抑郁或易激动）等月经期伴随症状，记录末次月经（last menstrual period，LMP）日期、经量和持续时间或绝经年龄。如 13 岁月经初潮，月经周期为 28~30d，经期为 5~6d，54 岁绝经，可简写为：$13\dfrac{5\sim6}{28\sim30}54$。

5. **婚育史** 包括结婚年龄（初婚、再婚、婚次及每次结婚年龄），是否近亲结婚（直系血亲及三代旁系血亲），配偶的年龄及健康状况，有无性病史及双方同居情况等。生育史包括足月产、早产及流产次数以及现存子女数（可用数字简写表述，依次为：足月产 - 早产 - 流产 - 现存子女或孕 X 产 Y）。如足月产 2 次，无早产，流产 1 次，现存子女 2 人，生育史简写为"2-0-1-2"，或用孕 3 产 2（G_3P_2）表示。记录分娩方式，有无难产史，新生儿出生情况，产后有无大量出血或产褥感染史。询问自然流产或人工流产及妊娠终止时间，异位妊娠及葡萄胎及治疗方法，生化妊娠史，末次分娩或流产日期。采用何种避孕措施及效果，有无生殖道炎症、类型及治疗情况。

6. 既往史 是指病人过去的健康状态和疾病情况。内容包括以往一般健康状况、疾病史、传染病史、预防接种史、手术外伤史、输血史、药物过敏史。为避免遗漏，可按全身各系统依次询问。

7. 个人史及家族史 询问个人生活和居住状况，出生地和曾居住地，有无烟酒嗜好及毒品使用史。了解父母、兄弟、姊妹及其子女健康状况，家族成员中有无遗传性疾病（如血友病、白化病等）、可能与遗传有关的疾病（如糖尿病、高血压、肿瘤等）以及传染病（如结核、梅毒等）。

第二节　妇科疾病病人的身心评估和护理诊断／问题

案例导入

　　60 岁的刘阿姨，已绝经 7 年，6 个月前出现阴道少量出血，有臭味，于是到医院就诊。医生小李准备给她做妇科检查。

　　请思考：

　　1. 医生小李在给刘阿姨做妇科检查时应注意些什么？

　　2. 应如何指导刘阿姨配合检查？

【身体评估】

身体评估是进行护理诊断和制定护理措施的重要依据，可通过体格检查和妇科特殊检查进行（详见本教材第二章　妇科常用的特殊检查及护理配合），身体评估应在采集病史后进行。包括全身检查、腹部检查和盆腔检查（盆腔检查为妇科所特有，又称妇科检查）。

（一）全身检查

常规测量体温、脉搏、呼吸、血压、体重和身高。注意病人神志、精神状态、面容、体态、全身发育及毛发分布情况、皮肤、浅表淋巴结（特别是左锁骨上淋巴结和腹股沟淋巴结）、头部器官、颈、乳房（注意乳房发育情况、皮肤有无凹陷、有无包块及分泌物）、心、肺、脊柱及四肢情况。

（二）腹部检查

为妇科疾病体格检查的重要组成部分，应在盆腔检查前进行。视诊观察腹部有无隆起呈蛙状腹或凹陷，腹壁有无皮疹、瘢痕、静脉曲张、妊娠纹、腹壁疝、腹直肌分离等。触诊主要了解腹壁厚度、质地，肝、脾、肾有无增大及压痛，腹部是否有压痛、反跳痛或肌紧张，能否扪到包块。有包块时应当描述其发生部位、大小（以厘米为单位或以相应的妊娠月份表示，如包块相当于妊娠×个月大）、形状、质地、活动度、表面是否光滑、有无高低不平以及有无压痛等。叩诊时注意鼓音和浊音分布范围，有无移动性浊音。必要时听诊了解肠鸣音情况。如合并妊娠还应检查宫底高度、腹围、子宫大小、胎位、胎心及胎儿大小等。

（三）盆腔检查

盆腔检查（pelvic examination）包括外阴、阴道、宫颈、宫体及双侧附件检查。检查器械包括照明灯、无菌手套、阴道窥器、臀垫、消毒敷料、液体石蜡或生理盐水、污物桶、内盛消毒液的器具浸泡盆等。

1. 盆腔检查基本要求

（1）检查者要关心体贴病人，态度要认真严肃，语言要亲切，向病人做好解释工作，检查时动作要轻柔，注意使用屏风遮挡。

（2）除尿失禁病人外，检查前嘱咐病人排空膀胱，必要时先导尿。大便充盈者应在排便或灌肠后进行。

（3）除尿瘘病人需取胸膝卧位外，一般妇科检查取膀胱截石位。

（4）为避免感染或交叉感染，置于臀下的垫单、检查器械等应一人一换，一次性使用。

（5）月经期避免检查。若有阴道流血则必须检查。检查前消毒外阴，使用无菌手套及器械，以防发生感染。

（6）对无性生活史者禁做阴道窥器、双合诊或三合诊检查，应行直肠 - 腹部诊。如确需检查应向病人及家属说明情况并征得本人和家属签字同意后，方可用示指缓慢放入阴道内扪诊或行双合诊或阴道窥器检查。

（7）疑有盆腔病变的腹壁肥厚、高度紧张、检查不合作或无性生活史者，若盆腔检查不满意时，可行 B 超检查，必要时可在麻醉下进行盆腔检查。

（8）男性医务人员对病人进行妇科检查时，必须有其他女性医务人员在场，以免病人紧张和发生误会。

2. 检查方法

（1）外阴检查：观察外阴的发育情况、阴毛疏密及分布，有无畸形、充血、水肿、溃疡、赘生物或肿块，注意皮肤和黏膜色泽及质地变化，有无增厚、变薄或萎缩。然后用左手拇指和示指分开小阴唇，暴露阴道前庭、尿道口和阴道口。观察尿道口周围黏膜色泽及有无赘生物。无性生活的处女膜一般完整，其阴道口勉强可容示指；已有性生活的阴道口能容两指通过；经产妇的处女膜仅剩余残痕或可见会阴后一侧切瘢痕。必要时嘱病人用力向下屏气，观察有无阴道前后壁膨出、直肠膨出、子宫脱垂或张力性尿失禁等。

（2）阴道窥器（临床又称窥阴器）检查：临床上常用的阴道窥器为鸭嘴形，可以固定，便于阴道内治疗操作。根据病人阴道大小和松紧程度选用合适的阴道窥器，以免给病人造成不适或影响检查效果。无性生活者未经本人签字同意，禁用阴道窥器检查。使用阴道窥器检查阴道和宫颈时，要注意阴道窥器的结构特点，不同方向检查阴道壁四周、阴道穹隆部及宫颈组织，以免漏诊。

放置阴道窥器时，应先将其前后两叶前端合拢，表面涂润滑剂（生理盐水或液体石蜡），以利插入阴道，避免阴道损伤。冬天气温较低时，可将阴道窥器前端置于 40~45℃肥皂液中预先加温，防止因阴道窥器的温度过低影响对病人的检查效果。如拟做宫颈刮片或阴道上 1/3 段涂片细胞学检查，则不宜用润滑剂，以免影响检查结果，可改用生理盐水。放置阴道窥器时，左手拇指和示指分开小阴唇暴露阴道口，右手持窥器将两叶合拢后避开敏感的尿道周围区，斜行沿阴道后壁缓缓插入阴道，边推进旋转，将阴道窥器两叶转正后缓慢张开，完全暴露子宫颈、阴道壁及穹隆部，固定阴道窥器于阴道内（图 1-1）。检查内容包括：

1）检查阴道：前后壁、侧壁及穹隆黏膜颜色、皱襞多少，是否有阴道隔或双阴道等先天畸形，有无红肿、溃疡、赘生物或囊肿等。注意阴道分泌物量、性状、色泽、有无臭味。阴道分泌物异常者应做滴虫、假丝酵母菌、淋菌及线索细胞等检查。

2）检查宫颈：暴露宫颈后，观察宫颈大小、位置、颜色、外口形状、有无出血、肥大、裂伤、柱状上皮异位、撕裂、外翻、腺囊肿、息肉、赘生物和接触性出血，宫颈管内有无出血或分泌物。必要时可采集宫颈外口鳞 - 柱状上皮交界处的脱落细胞或取宫颈分泌物标本做宫颈细胞学检查。

阴道宫颈检查完毕，将阴道窥器两叶合拢后缓慢退出，以免引起病人不适或损伤阴道及阴唇黏膜。

（3）双合诊检查（bimanual examination）：是盆腔检查中最常用、最重要的检查项目。检查者一手戴手套，涂润滑剂后将示、中两指伸入阴道内，另一手放在腹部配合检查，称双合诊检查。目的在于检查阴道、宫颈、宫体、输卵管、卵巢、宫旁结缔组织及骨盆腔内壁有无异常。

检查方法：检查者戴无菌手套，一手示、中两指蘸滑润剂，顺阴道后壁轻轻插入，检查阴道通畅度和深度、弹性、有无畸形、瘢痕、肿块，阴道穹隆情况，再扪触宫颈大小、形状、硬度及外口情况，

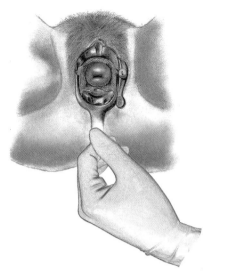
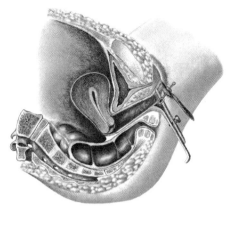

图1-1　阴道窥器检查

有无接触性出血和宫颈举痛。当扪及宫颈外口方向朝后时宫体为前倾，当扪及宫颈外口方向朝前时宫体为后倾，宫颈外口朝前且阴道内手指伸达后穹隆顶部可触及宫体时子宫为后屈。随后将阴道内两指放在宫颈后方，另一手掌心朝下，手指平放在病人腹部平脐，当阴道内手指向上、向前抬举宫颈时，腹部手指往下、往后按压腹壁，并逐渐向耻骨联合部移动，通过内、外手指同时分别抬举和按压，相互协调，即可扪清楚子宫的位置、大小、形状、软硬度、活动度以及有无压痛（图1-2）。正常子宫位置一般是前倾略微前屈。"倾"是指宫体纵轴与身体纵轴的关系。若宫体朝向耻骨称前倾（anteversion），朝向骶骨称后倾（retroversion）。"屈"指宫体与宫颈间的关系。若两者间的纵轴形成的角度朝向前方为前屈（anteflexion），形成的角度朝向后方为后屈（retroflexion）。扪清子宫后，将阴道内两指由宫颈后方移至一侧穹隆部，尽可能往上向盆腔深部扪触，与此同时另一手从同侧下腹壁髂嵴水平开始由上往下按压腹壁，与阴道内手指相互对合，以触摸该侧子宫附件区有无肿块、增厚或压痛（图1-3）。同法检查另一侧。若扪及肿块，应查清其位置、大小、形状、软硬度、活动度，与子宫的关系、有无压痛等。正常卵巢偶可扪及，可活动，触之稍有酸胀感。正常输卵管不能扪及。

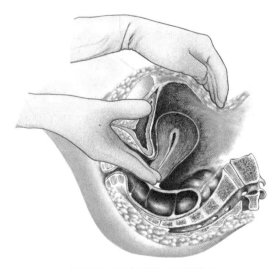

图1-2　双合诊检查（子宫）

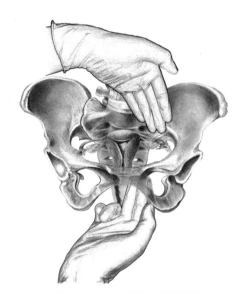

图1-3　双合诊检查（附件）

（4）三合诊检查（vagino-recto-abdominal examination）：经直肠、阴道、腹部联合检查称为三合诊检查（图1-4）。方法：一手示指放入阴道，中指插入直肠，以替代双合诊检查时的两指，其余检查步骤与双合诊时相同。三合诊比双合诊能更清楚地了解后倾或后屈子宫大小，发现子宫后壁、宫颈旁、直肠子宫陷凹、宫骶韧带和盆腔后部病变，估计盆腔内病变范围与子宫或直肠的关系。三合诊检查是对子宫颈癌进行临床分期必行的检查，可估计癌肿浸润盆壁的范围，以及扪诊直肠阴道隔、骶骨前方及直肠内有无病变等。在生殖器官肿瘤、结核、子宫内膜异位症、炎症的检查时三合诊检查尤显重要。

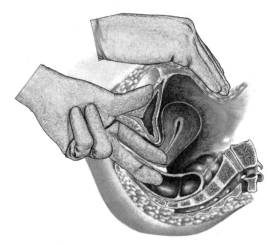

图1-4 三合诊检查

（5）直肠-腹部诊：一手示指伸入直肠，另一手在腹部配合检查，称为直肠-腹部诊（简称肛-腹诊）。适用于无性生活史、阴道闭锁、经期或因其他原因不宜行双合诊检查的病人。

行双合诊、三合诊检查或直肠-腹部诊时，除按常规操作外，掌握下述各项有利于检查的顺利进行：①当两手指放入阴道后，病人感疼痛不适时可单用示指替代双指进行检查。②三合诊检查时，将中指伸入肛门时嘱病人像解大便一样同时用力向下屏气，使肛门括约肌自动放松，可减轻病人的疼痛和不适感。③若病人腹肌紧张，可边检查边与病人交谈，使其张口呼吸而使腹肌放松。④当检查者无法查明盆腔内解剖关系时，如继续强行扪诊，不但病人难以耐受，且往往徒劳无益，此时应停止检查。

3. 妇科检查结果记录 盆腔检查结束后应将结果按解剖部位的先后顺序记录。

外阴：发育情况、阴毛分布形态及婚产类型，有异常者应详加描述。

阴道：是否通畅，有无畸形、黏膜情况、分泌物量、色、性状及有无异味。

宫颈：位置、大小、色泽、硬度、有无柱状上皮异位、撕裂、息肉、囊肿，有无接触性出血及宫颈举痛等。

宫体：位置、大小、硬度、形态、活动度、表面是否平整、有无压痛等。

附件：左右两侧分别记录。有无肿块、增厚或压痛，如扪及肿物应详细记录其位置、大小、硬度、表面是否光滑、活动度、有无压痛及与子宫和盆壁的关系。

【心理-社会评估】

妇科病人常常由于病痛或手术涉及个人性生活、生育等隐私，影响家庭和夫妻生活，所以思想顾虑多、压力大，尤其应注意心理-社会因素对其康复的影响。心理社会评估主要是评估心理状况、精神状态、对健康问题的理解、应激水平和应对能力、人格类型等。

1. 病人对健康问题及医院环境的感知 病人对疾病的认识程度一般取决于其文化程度和病程长短。评估病人对健康问题的感受，对自己所患疾病的认识和态度，对住院、治疗和护理的期望及感受，对病人角色的接受。是否对疾病相关知识缺乏认识而表现得无所谓，或过分担心会查出更严重疾病不知道如何面对未来的压力，所以不愿意就医，也可能因为经济原因、工作忙碌、家庭矛盾或知识不足等延误就医。

2. 病人对疾病的认知和反应 可借用量化评估表，评估病人患病前以及患病后的应激方法、面对压力时的解决方式、处理问题过程中遇到的困难。尽可能确定导致病人疾病的社会-心理因素，并采取心理护理措施，帮助病人预防、减轻或消除心理因素对健康的影响。评估病人的睡眠、精力、食欲有无变化，评估病人的应对方式及能力。询问病人平时应对困难的方法，发现病人应对困难的潜力和积极性。

3.病人的精神心理状态 评估发病后病人的定向力、意识水平、注意力、仪表、举止、语言、情绪、行为、沟通交流能力、思维、记忆和判断能力有无改变。患病后病人有无焦虑、恐惧、否认、绝望、自责、沮丧、悲哀、愤怒等情绪变化。

4.人格类型 评估病人属于依赖、独立型，紧张、松弛型，主动、被动型，内向、外向型，为针对列出的护理问题制订护理措施提供相关依据。

5.社会资源 评估病人的社会关系、生活方式、家庭关系、经济状况对疾病治疗、护理、康复的实施可能产生的影响。

【妇科护理诊断/问题】

护理诊断/问题是对病人生命历程中所遇到的生理、心理、精神、社会和文化等方面问题的阐述，这些问题是可以通过护理措施解决。根据美国著名护理专家，北美护理诊断协会（NANDA）的高级护理顾问 Carpenito 所著的 *Handbook of Nursing Diagnosis*（即《护理诊断手册》第 11 版），最新的2021—2023 版本 NANDA 手册中共收录 267 个护理诊断，分属 13 个领域，47 个类别。

护理诊断/问题应包括病人潜在性与现存性问题、自我护理的能力及妇女群体健康改变的趋势。妇科病人常见的护理诊断/问题有：舒适度减弱、疼痛、焦虑、自我认同紊乱、恐惧、知识缺乏、皮肤完整性受损、活动无耐力、有感染的危险等。护理诊断/问题确立后，按照其重要性和紧迫性排列先后顺序，首先是威胁生命需要立即解决的问题。如阴道流血所致的休克，首要护理诊断是组织灌注量不足。另据病人个人生理、病理、心理、社会等因素全面评估病人，作出个性化的护理诊断/问题；并根据这些护理诊断/问题的轻重缓急制订护理计划、提出护理目标、实施护理措施、评价护理效果。

对于同一种妇科疾病，可因病人个体的健康状况、是否生育、发病年龄、病程长短、发生时间、发作地点、诊治情况等不同而护理诊断/问题不同。同一位妇科病人，在术前、术中、术后的不同阶段内需要解决的护理诊断/问题也不同。

第三节　妇科疾病常见症状和体征

案例导入

26 岁的小张，近几天来感觉外阴瘙痒，白带多有异味，白带呈灰黄色泡沫状，小张非常担心焦虑无心工作，又羞于就医，在家人劝说及陪同下来到医院。

请思考：

1.哪些原因会引起白带异常？

2.针对小张的主诉，考虑可能发生了哪种阴道炎？

一、阴道流血

阴道流血为妇科疾病最常见的主诉之一。妇女生殖道的任何部位，包括宫体、宫颈、阴道、处女膜和阴道前庭均可发生出血。虽然绝大多数出血来自宫体，但无论其源自何处，除正常月经外，均称"阴道流血"。

1.原因 引起阴道流血的常见原因有以下六类：

（1）与妊娠有关的子宫出血：常见的有流产、异位妊娠、妊娠滋养细胞疾病、产后胎盘部分残留、胎盘息肉和子宫复旧不全等。

（2）**生殖器炎症**：如阴道炎、宫颈炎和子宫内膜炎等。

（3）**卵巢内分泌功能失调**：可引起异常子宫出血。

（4）**生殖器肿瘤**：子宫肌瘤是引起阴道流血的常见病因，分泌雌激素的卵巢肿瘤也可引起阴道流血。其他几乎均为恶性肿瘤，包括外阴癌、阴道癌、宫颈癌、子宫内膜癌、子宫肉瘤、绒毛膜癌等均可致阴道流血。

（5）**全身性疾病**：如血小板减少性紫癜、再生障碍性贫血、白血病、肝功能损害等。

（6）**其他因素**：生殖道损伤如外阴阴道骑跨伤、性交所致处女膜或阴道损伤、阴道异物，放置宫内节育器常并发子宫异常出血。雌激素或孕激素（包括含性激素保健品）使用不当。

2. **临床表现**　阴道流血的表现形式常见的有以下几种。

（1）**经量增多**：月经量多（>80ml）或经期延长但周期基本正常，为子宫肌瘤的典型症状，其他如子宫腺肌病、排卵性异常子宫出血、放置宫内节育器均可出现经量增多。

（2）**周期不规则的阴道流血**：多为无排卵性异常子宫出血，但应注意排除早期子宫内膜癌。避孕药或性激素药物使用不当也可引起周期不规则阴道流血。

（3）**长期持续阴道流血**：一般多为生殖道恶性肿瘤所致，首先应考虑宫颈癌或子宫内膜癌的可能。

（4）**停经后阴道流血**：发生于育龄妇女应先考虑与妊娠有关的疾病，如流产、异位妊娠、葡萄胎等；发生于围绝经期妇女多为无排卵性异常子宫出血，但应排除生殖道恶性肿瘤。

（5）**阴道流血伴白带增多**：一般应考虑晚期宫颈癌、子宫内膜癌或子宫黏膜下肌瘤伴感染。

（6）**接触性出血**：于性交或阴道检查后立即有鲜血流出，应考虑宫颈癌、急性子宫颈炎、子宫黏膜下肌瘤的可能。

（7）**经间出血**：若发生在下次月经来潮前 14~15d，历时 3~4d，且血量极少时，偶伴有下腹疼痛和不适，多为排卵期出血。

（8）**经前或经后点滴出血**：月经来潮前数日或来潮后数日持续少量阴道流血或极少量阴道褐红色分泌物，可见于排卵性异常子宫出血或系放置宫内节育器的副作用。此外，子宫内膜异位症亦可能出现类似情况。

（9）**绝经多年后阴道流血**：若流血量极少，历时 2~3d 即净，多为绝经后子宫内膜脱落引起的出血或老年性阴道炎；若流血量较多、流血持续不净或反复阴道流血，应考虑子宫内膜癌的可能。

（10）**间歇性阴道排出血性液体**：应警惕有输卵管癌的可能。

（11）**外伤后阴道流血**：常见于骑跨伤后，流血量可多可少，多伴外阴血肿、疼痛。

除以上各种不同形式的阴道流血外，年龄对诊断亦有重要参考价值。新生女婴生后数日少量阴道流血，系因离开母体后雌激素水平骤然下降，子宫内膜脱落所致；幼女出现阴道流血应考虑有性早熟或生殖道恶性肿瘤的可能；青春期少女阴道流血多为无排卵性异常子宫出血；育龄妇女出现阴道流血应考虑与妊娠相关的疾病；围绝经期妇女出现阴道流血，多为无排卵性异常子宫出血，但应首先排除生殖道恶性肿瘤。

二、白带异常

白带（leucorrhea）是由阴道黏膜渗出物、宫颈管及子宫内膜腺体分泌物等混合而成，其形成与雌激素的作用有关。正常白带呈白色稀糊状或蛋清样，黏稠，无腥臭味，量少，对妇女健康无不良影响，称生理性白带。生殖道出现炎症，特别是阴道炎、急性子宫颈炎或发生癌变时，白带量显著增多，且性状发生改变，称病理性白带。临床常见有以下几种：

1. **透明黏性白带**　外观与正常白带相似，但其量显著增多，应考虑卵巢功能失调或宫颈高分化腺癌等疾病的可能。

2. **灰黄色或黄白色泡沫状稀薄白带**　为滴虫阴道炎的特征，可伴外阴瘙痒。

3. **凝乳块状或豆渣样白带** 为外阴阴道假丝酵母菌病的特征，常伴严重外阴瘙痒或局部灼痛。

4. **灰白色匀质鱼腥味白带** 常见于细菌性阴道病。有鱼腥臭味，伴外阴轻度瘙痒。

5. **脓样白带** 色黄或黄绿、黏稠，多有臭味，为细菌感染所致。可见于阴道炎、急性宫颈炎及宫颈管炎、宫腔积脓、宫颈癌和阴道癌并发感染或阴道内异物残留。

6. **血性白带** 白带中混有血液，血量多少不一，应考虑宫颈癌、子宫内膜癌、宫颈息肉、宫颈炎或子宫黏膜下肌瘤等。放置宫内节育器有时亦可致血性白带。

7. **水样白带** 持续流出淘米水样白带且具奇臭者，一般为晚期宫颈癌、阴道癌或黏膜下肌瘤伴感染。间断性排出清澈、黄红色或红色水样白带，应考虑输卵管癌的可能。

三、下腹疼痛

下腹疼痛为妇科疾病常见的症状，应根据下腹痛的性质和特点考虑各种不同妇科情况。

1. **起病急缓** 起病缓慢而逐渐加剧者，多为内生殖器炎症或恶性肿瘤所引起；急骤发病者，应考虑卵巢囊肿蒂扭转或破裂，或子宫浆膜下肌瘤蒂扭转，性交后发生剧烈腹痛应考虑卵巢黄体破裂；反复隐痛后突然出现撕裂样剧痛伴阴道流血者，应想到输卵管妊娠破裂或流产的可能。

2. **下腹痛部位** 下腹正中出现疼痛多为子宫病变引起的疼痛，较少见；一侧下腹痛应考虑为该侧子宫附件病变，如卵巢囊肿蒂扭转、输卵管卵巢急性炎症、异位妊娠等；右侧下腹痛还应除外急性阑尾炎等；双侧下腹痛常见于子宫附件炎性病变；卵巢囊肿破裂、输卵管妊娠破裂或盆腔腹膜炎时，可引起整个下腹疼痛甚至全腹疼痛。

3. **下腹痛性质** 持续性钝痛多为炎症或腹腔内积液所致，顽固性疼痛难以忍受应考虑晚期生殖器肿瘤可能，子宫或输卵管等空腔器官收缩表现为阵发性绞痛，输卵管妊娠或卵巢肿瘤破裂可引起撕裂样锐痛，宫腔内有积血或积脓不能排出常可导致下腹坠痛。

4. **下腹痛时间** 在月经周期中间出现一侧下腹隐痛应考虑为排卵性疼痛；经期出现腹痛可为原发性痛经或有子宫内膜异位症的可能；周期性下腹痛但无月经来潮多为经血排出受阻所致，见于先天性生殖道畸形或术后宫腔、宫颈管粘连等。与月经周期无关的慢性下腹痛见于下腹部手术后组织粘连、子宫内膜异位症、盆腔炎性疾病后遗症、盆腔静脉淤血综合征及妇科肿瘤等。

5. **腹痛放射部位** 放射至肩部应考虑为腹腔内出血，放射至腰骶部多为宫颈、子宫病变所致，放射至腹股沟及大腿内侧一般为该侧子宫附件病变所引起。

6. **腹痛伴随症状** 同时有停经史多为妊娠并发症；伴恶心、呕吐考虑有卵巢囊肿蒂扭转的可能，有畏寒、发热常为盆腔炎性疾病；有休克症状应考虑有腹腔内出血；出现肛门坠胀一般为直肠子宫陷凹有积液所致；伴有恶病质为生殖器晚期癌肿的表现。

四、外阴瘙痒

外阴瘙痒（pruritus vulvae）是妇科病人常见的症状，多由外阴各种不同病变引起，外阴正常者也可偶尔发生。当瘙痒严重时，病人坐立不安，以致影响正常生活与工作。

1. **原因**

(1) **局部原因**：外阴阴道假丝酵母菌病和滴虫阴道炎是引起外阴瘙痒最常见的原因。此外，还可见于细菌性阴道病、老年性阴道炎、疥疮、阴虱、蛲虫病、湿疹、尖锐湿疣、疱疹、外阴色素减退性疾病、药物过敏、护肤品刺激及不良卫生习惯等。

(2) **全身原因**：糖尿病、黄疸、维生素（A、B）缺乏、重度贫血、白血病、妊娠期肝内胆汁淤积症及不明原因的外阴瘙痒等。

2. **临床表现**

(1) **外阴瘙痒部位**：外阴瘙痒大多位于阴蒂、小阴唇、大阴唇、会阴甚至肛周等部位。长期搔抓可引起抓痕、血痂或继发毛囊炎。

（2）**外阴瘙痒症状及特点**：外阴瘙痒常表现为阵发性发作，也可为持续性，一般夜间加剧。瘙痒程度因不同疾病和不同个体而有明显差异。外阴阴道假丝酵母菌病和滴虫阴道炎以外阴瘙痒、白带增多为主要症状。外阴色素减退性疾病以外阴奇痒为主要症状，伴有外阴皮肤色素脱失。蛲虫病引起的外阴瘙痒以夜间为甚。糖尿病病人由于糖尿对外阴皮肤刺激，特别是伴发外阴阴道假丝酵母菌病时，外阴瘙痒特别严重。无原因的外阴瘙痒一般仅发生在生育年龄或绝经后妇女，外阴瘙痒十分严重，甚至难以忍受，但局部皮肤和黏膜外观正常，或仅有抓痕和血痂。黄疸、维生素（A、B）缺乏、重度贫血、白血病、妊娠期肝内胆汁淤积症等病人出现外阴瘙痒常为全身瘙痒的一部分。

五、下腹部包块

下腹部包块是妇科病人就医时的常见主诉。包块可能是病人本人或家属无意发现，或因其他症状（如下腹痛、阴道流血等）做妇科检查或超声检查时被发现。根据下腹部包块质地不同可分为：①囊性，一般为良性病变，如卵巢囊肿、输卵管积水或充盈的膀胱等；②实性，除妊娠子宫外，排除子宫肌瘤、卵巢纤维瘤、盆腔附件炎性等良性包块，其他实性包块应首先考虑为恶性肿瘤。

下腹部包块可来自肠道、泌尿系统、腹壁、腹膜后或生殖器官等，女性以源自生殖道者最多见。很多下腹部包块是在病人查体或偶然发现，并无临床症状。根据来源下腹包块可分为：

1. 子宫增大　位于下腹正中且与宫颈相连的包块，多为子宫增大。子宫增大可能是：

（1）**妊娠子宫**：育龄妇女有停经史，且在下腹部扪及包块，应首先考虑为妊娠子宫。停经后出现不规则阴道流血且子宫增大变软超过停经周数者，可能为葡萄胎。妊娠早期子宫峡部变软时，宫体似与宫颈分离，此时应警惕将宫颈误认为宫体，而将妊娠子宫误诊为卵巢肿瘤。

（2）**子宫肌瘤**：子宫均匀增大，或表面有单个或多个球形隆起。子宫肌瘤的典型症状为月经过多。带蒂的浆膜下肌瘤仅蒂与宫体相连，且多无症状，故检查时有可能将其误诊为卵巢实质性肿瘤。

（3）**子宫腺肌病**：子宫均匀增大、质硬，一般不超过妊娠12周子宫大小，病人多伴有逐年加剧的进行性痛经、经量增多及经期延长。

（4）**子宫畸形**：双子宫或残角子宫可扪及子宫另一侧有与其对称或不对称的包块，两者相连，硬度也相同。

（5）**宫腔阴道积血或子宫积脓**：宫腔及阴道积血多系处女膜闭锁或阴道无孔横膈引起的经血外流受阻，病人至青春期有周期性腹痛并扪及下腹部包块。宫腔积脓或积液导致子宫增大见于子宫内膜癌、老年性子宫内膜炎合并子宫积脓，或在宫颈癌放射治疗后多年出现。

（6）**子宫恶性肿瘤**：老年病人子宫增大且伴有不规则阴道流血应考虑子宫内膜癌的可能；子宫增长迅速伴有腹痛及不规则阴道流血可能为子宫肉瘤；以往有生育或流产史，特别是有葡萄胎史者，若子宫增大甚至外形不规则且伴有子宫出血时，应考虑妊娠滋养细胞肿瘤的可能。

2. 子宫附件肿块　子宫附件（uterine adnexa）包括输卵管和卵巢。在正常情况下均难以扪及。当附件出现肿块时多属病理现象。临床常见的子宫附件肿块有：

（1）**输卵管（或卵巢）妊娠**：包块位于子宫旁，大小、形状不一，有明显的触痛。病人多有短期停经后阴道持续少量流血及腹痛。

（2）**附件炎性包块**：包块多为双侧性，位于子宫两旁，与子宫有粘连，压痛明显。急性附件炎症病人有发热、腹痛。慢性附件炎症病人有不孕症及下腹部隐痛史，甚至出现反复急性盆腔炎症发作。

（3）**卵巢非赘生性囊肿**：多为单侧可活动的囊性包块，直径一般不超过8cm。黄体囊肿可在妊娠早期扪及；葡萄胎常并发一侧或双侧卵巢黄素囊肿；输卵管卵巢囊肿常有不孕或盆腔感染病史，附件区囊性块物，可有触痛，边界清或模糊，活动受限。

（4）**卵巢赘生性囊肿**：无论包块大小，如表面光滑、囊性且可活动者多为良性肿瘤。肿块为实性、表面不规则、活动受限，特别是盆腔内扪及其他结节或伴有胃肠道症状者多为卵巢恶性肿瘤。

第四节　妇科门诊及病区的护理管理

一、妇科门诊的布局、设施及护理管理

（一）妇科诊室的布局和设施

1. 布局　门诊是医疗服务的第一线，人流量大，病种复杂。妇科病史和检查具有特殊性，为方便妇女就诊妇科门诊一般应设在门诊部的一端，附近应设卫生间。包括候诊室、询诊室、检查室和处置室（治疗室），男性陪伴应另设休息室。候诊室布置体现人文关怀，配宣传栏、卫生知识宣传单（册）、多媒体播放设备等，方便向病人及家属宣传妇女保健有关知识。

2. 设施　妇科检查室和处置室是进行各种妇科检查、治疗、护理及术前准备的场所，要求室内光线明亮，空气流通，清洁整齐，室内温度保持在16~25℃为宜。窗户宜用磨砂玻璃，检查床边应有屏风遮挡。室内安装紫外线灯以便定期进行空气消毒。物品配备如下：

（1）**妇科检查床**：床上铺褥垫、床单、橡皮单和无菌巾，床旁备踏足凳、床下放污物桶、床尾配一旋转凳以供治疗、护理用。

（2）**照明用具**：保证室内光线充足，备可移动的照明灯。

（3）**器械**：备消毒阴道窥器、无菌手套、长镊子、宫颈钳、子宫探针、卵圆钳、导尿管、活体组织钳、宫颈刮板、小刮匙、止血钳、剪刀、阴道灌洗器、弯盘、干燥玻片和试管、小标本瓶和浸泡污物的盆具。另备血压计、听诊器、各种规格注射器、体温计等。

（4）**药品**：95%乙醇、75%乙醇、2.5%碘酊（或聚维酮碘）、1%甲紫、0.5%~1%普鲁卡因、生理盐水、10%~20%硝酸银、10%氢氧化钠、10%甲醛、无菌液体石蜡、10%肥皂液、1‰苯扎溴铵液或其他消毒液。

（5）**敷料**：长棉签、大棉球、纱布块、带线棉球、消毒纸垫或无菌巾等。

（二）妇科诊室的护理管理

1. 保持室内清洁卫生　室内应每日定时通风，进行清洁整理和消毒，病人检查时应做到一人一具更换臀下垫单。使用过的物品、器具可先用消毒液浸泡30min预处理，然后流水冲洗干净、高压消毒备用。每日室内用紫外线照射30min进行空气消毒1次，每周彻底清洁消毒1次。器械盘上的无菌巾每日更换一次，每周消毒药瓶并更新药品。

2. 做好开诊前的准备工作　室内物品应要求四固定（定物、定量、定位、定人管理），整齐有序，每日清点、及时补充备齐。提醒病人检查前先排尿。积极配合医生做好病史采集和体格检查，做好各项记录和资料登记、整理，对年老体弱、病情危重者应安排优先就诊。

3. 缓解病人的心理压力　妇科病人多有害羞、紧张、恐惧等心理因素存在，护理人员应态度和蔼、主动热情地接待病人。解释诊疗程序和目的，耐心解答病人及家属提出的有关问题，维持候诊秩序，检查室避免非工作人员和其他人员随意进出，为病人创造一个良好的就诊环境。

4. 病人安全　为保证病人就诊安全，按照国际病人安全目标，在门诊工作中应采用两种以上的核对方式做好病人的身份识别，筛查门诊发生跌倒、烫伤等意外伤害的高危人群进行宣教及预防。在固定区域配备抢救仪器设备及急救药，对全体医护人员以及工勤人员进行心肺复苏培训，保障门诊病人突发意外事件的抢救能力。

5. 复诊及用药指导　对需要多次诊治（如人工周期等）的病人，护理人员需详细加以说明并使其认识坚持诊治的必要性，对复诊和用药时间进行交代，以免半途而废失去治疗的最佳时机。

6. 健康指导　充分利用候诊室的宣传设施（宣传画、板报、图册、多媒体资料等）宣传生育调节的各种措施及其优缺点，宣传防癌普查的重要性、阴道炎的传播途径等有关妇女保健及妇科病防治知识。

二、妇科病区的布局、设施及护理管理

（一）妇科病区的布局和设施

妇科病区设有妇科病室、妇科检查室、治疗室、污物处理室等。妇科病房分普通病室及危重病室（需备抢救物品同 ICU 病房），病房的一端应设有卫生间。病房要求空气清新，布置整洁、温馨、规范。

（二）妇科病区的护理管理

1. 环境要求　病房环境应安静、舒适、清洁、安全，病室应定时通风，空气和地面及时消毒，床头和桌子用湿法清扫和消毒，被服定时更换。护理人员必须走路轻、说话轻、操作轻、关门轻，保持病室安静。病人休息时尽量减少检查和治疗，使用暗灯以保证病人充足的睡眠。

2. 组织管理　护理人员应热情接待入院病人，详细介绍住院管理制度，使病人尽快熟悉环境，陪送到病房并安排好床位及用物。对急危重症病人必须做到忙而不乱，配合抢救及时。严格执行各项操作规程和疾病护理常规，严格查对制度，各项医疗文件记录应规范、准确、整齐、完备。建立物品使用、保养和维修制度，以保证诊疗和护理工作的顺利进行。

3. 消毒隔离制度　医护人员衣帽整齐，诊疗、护理操作前后均应洗手，检查治疗用物一人一具，严格消毒。病人的分泌物及排泄物应及时消毒处理，避免交叉感染。

4. 健康指导　护理人员要有良好的职业道德和业务素质，善于稳定病人的情绪，消除其思想顾虑，增强病人康复的信心，促进病人早日康复。对出院病人应根据其对疾病的认识、心理特征、治疗效果、生活习惯等予以必要的健康指导。

（王丙娟）

> **思考题**

1. 张女士，已婚，孕 1 产 1，阴道分泌物增多，外阴及阴道口瘙痒 3 周入院，医生小王对其进行病史资料采集，并行妇科检查来协助临床诊断。

请思考：

(1) 病史采集过程中需要注意哪些方面？

(2) 根据张女士的症状，应行哪项妇科检查？

(3) 在对张女士进行妇科检查时需要注意什么？

2. 王女士，42 岁，因性生活后阴道流血 2 个月而就医。发病以来，无腹胀、腹痛，无消瘦乏力及体重减轻，大小便及饮食正常。14 岁月经初潮，经期 4~6d，月经周期 26~31d，量中等，无明显痛经，G_3P_1，人工流产 2 次。宫内节育器避孕。既往体健，爱人及父母无特殊病史。

ER 1-3

练习题

请思考：

(1) 病史采集过程中需要注意哪些方面？

(2) 根据王女士的症状，考虑可能是哪些疾病？

第二章 | 妇科常用的特殊检查及护理配合

教学课件　　思维导图

学习目标

知识目标：

1. 掌握阴道分泌物检查、生殖道细胞学检查、基础体温测定、生殖器官活组织检查的适应证、操作方法及护理配合。

2. 熟悉妇科内分泌激素测定、妇科肿瘤标志物检查、输卵管通畅检查、妇科常用穿刺术、妇科内镜检查、妇科影像学检查的适应证及护理配合。

3. 了解输卵管通畅检查、妇科常用穿刺术、妇科内镜检查、妇科影像学检查的操作方法。

能力目标：

1. 能正确运用所学的知识为检查或手术做好物品准备、病人准备以及护理配合。

2. 具有良好的护患沟通能力，进行检查前的护理评估，检查中的心理护理和检查后的健康指导。

素质目标：

通过学习妇科常用的特殊检查及护理配合相关知识，培养关爱女性的人文关怀精神。

第一节　阴道分泌物检查

案例导入

张女士，43岁，3d前出现外阴瘙痒难忍，无明显诱因，出现"白色豆腐渣样"的白带，量较多，经清水冲洗后不见好转，外阴瘙痒不断加重，严重影响了生活和工作。

请思考：

1. 护士应指导张女士进行哪些检查？

2. 检查前，护士应告知张女士的注意事项有哪些？

由于女性特殊的生殖道解剖结构和生理特点，容易发生感染，因此阴道分泌物检查是临床常用的主要诊断方法。

【用物准备】

阴道窥器1个，刮板1个，吸管1根，长棉签2支，0.9%氯化钠（生理盐水），10%氢氧化钾，小玻璃试管，清洁玻片。

【方法】

检查方法有涂片法、悬滴法、培养法。有性生活史的女性一般通过阴道窥器，在阴道深部或阴道后穹隆、子宫颈口等处，用无菌棉拭子旋转采集阴道分泌物，无性生活史的女性禁用阴道窥器。取材所用的消毒的吸管或棉拭子必须干燥，不能涂有任何化学药品或润滑剂。

涂片法：用棉签蘸取阴道后穹隆分泌物少许直接涂片，作瑞氏或吉姆萨染色后镜检滴虫。

悬滴法：用棉签蘸取阴道后穹隆分泌物少许，放入 1ml 生理盐水试管内即刻送检，亦可滴 1~2 滴生理盐水或 10% 氢氧化钾溶液于玻片上（疑为阴道毛滴虫用生理盐水，疑为假丝酵母菌用 10% 氢氧化钾溶液），将少许白带直接置入玻片上的溶液中，摇匀后立即镜检。如在低倍镜下见到运动状的滴虫或假丝酵母菌均用"+"表示。

培养法：对可疑病人，多次行悬滴法后未能发现病原体，则取标本进行培养皿培养，一般准确率可达 98% 左右。

【护理配合】

1. 检查前准备　指导受检者月经期、阴道异常出血时避免检查，阴道分泌物标本采集前 24h 内禁止性交、盆浴、阴道检查、阴道灌洗及局部用药等，以免影响检查结果。阴道分泌物常规检查一般选择在月经干净 3d 之后进行。给有性生活史的女性放置阴道窥器前不涂润滑剂，可涂生理盐水，避免影响检查结果。

2. 检查中配合　嘱受检者排空膀胱，协助其取膀胱截石位、配合取材，收集标本。

3. 检查后指导　采集的标本应及时送检，注意保温，以免影响检查结果。

【结果评价】

（一）一般性状检查

正常的阴道内呈酸性环境（pH 为 3.8~4.4），阴道分泌物与雌激素作用及生殖器官充血情况有关。近排卵期白带增多，稀薄、蛋清样；排卵后白带逐渐减少、混浊黏稠；经前期量增加。妊娠期阴道分泌物增多，呈白色糊状。白带异常可表现色、质和量的改变。

1. 脓性白带　黄色或黄绿色，有臭味，多为细菌感染引起；稀薄脓性，泡沫状白带，常见于滴虫阴道炎；其他脓性白带见于老年性阴道炎、子宫内膜炎、宫腔积脓、阴道异物等。

2. 豆腐渣样白带　呈豆腐渣样或凝乳状小碎块，为外阴阴道假丝酵母菌病所特有。

3. 血性白带　内混有血液，血量不等，有特殊臭味。应考虑子宫颈癌、子宫内膜癌、宫颈息肉或子宫黏膜下肌瘤等。放置宫内节育器亦可引起血性白带。

4. 水样白带　阴道持续流出黄色水样白带或淘米水样白带，且具奇臭味。一般为晚期子宫颈癌或黏膜下肌瘤伴感染。

（二）清洁度检查

将阴道分泌物加生理盐水做涂片，用高倍镜检查，主要依靠白细胞、上皮细胞、阴道杆菌与杂菌的多少划分阴道清洁度。

阴道清洁度分为以下 4 度。Ⅰ度：大量阴道杆菌和上皮细胞，白细胞 0~5/HPF（高倍视野），杂菌无或极少。Ⅱ度：中等量阴道杆菌和上皮细胞，白细胞 5~15/HPF，杂菌少量。Ⅲ度：少量阴道杆菌和上皮细胞，白细胞 15~30/HPF，杂菌较多。Ⅳ度：无阴道杆菌，有少量上皮细胞，白细胞 >30/HPF，大量杂菌。

清洁度为Ⅰ度或Ⅱ度可视为正常，Ⅲ度提示有炎症，Ⅳ度多提示阴道炎症较严重。通过阴道分泌物检查可以判断阴道有无炎症，还可以进一步诊断炎症的病因，为炎症的治疗提供依据。单纯清洁度降低而未发现病原微生物，多见于非特异性阴道炎。

（三）微生物检查

1. 原虫　阴道毛滴虫是引起阴道感染的主要原虫，阴道分泌物呈稀薄脓性，泡沫状伴有臭味，将此分泌物采用生理盐水悬滴法置于低倍显微镜下观察，可见波动状或螺旋状运动的虫体将周围白细胞或上皮细胞推动。阴道毛滴虫生长繁殖的适宜温度为 25~42℃，故在检验时应注意保温方可观察到阴道毛滴虫的活动。在阴道分泌物中见到阿米巴滋养体时，提示为阿米巴性阴道炎。

2. 真菌　正常情况下大多数妇女阴道中存有真菌，在阴道抵抗力降低时可作为机会致病菌引起发病，真菌性阴道炎以找到芽孢和假菌丝为诊断依据，阴道真菌多为白色假丝酵母菌，偶见阴道纤毛菌、放线菌等。

3. 淋病奈瑟菌　淋病奈瑟菌的检查一般采用涂片法，以宫颈管内分泌物涂片的阳性率最高，因淋病奈瑟菌对各种理化因子抵抗力弱，涂片法可被漏诊，必要时可进行淋病奈瑟菌培养，且有利于菌株分型和药物敏感试验。

4. 阴道加德纳菌　当阴道内正常菌群失调时，阴道加德纳菌和其他厌氧菌大量繁殖引起细菌性阴道病，阴道分泌物伴有鱼腥臭味。病人阴道分泌物革兰染色后可见呈革兰阴性或阳性的小杆菌。阴道分泌物 pH > 4.5，胺试验阳性。很多细菌凝聚在阴道上皮细胞周围，使它边缘模糊不清，形成线索细胞，是细菌性阴道病最敏感最特异的征象。

5. 衣原体　泌尿生殖道沙眼衣原体感染是目前较常见的性传播疾病，由于感染后无特异症状，易引起急性阴道炎和宫颈炎。目前应用较多的是荧光标记单克隆抗体的直接荧光抗体法，可快速确定系何种血清型衣原体感染。

6. 病毒　在人类性传播疾病中有相当一部分是由病毒引起的。可从阴道分泌物中检测到的病毒有：

（1）**单纯疱疹病毒**（herpes simplex virus，HSV）：有两个血清型 HSV-Ⅰ和 HSV-Ⅱ型。引起生殖道感染的以Ⅱ型为主，常表现为生殖器官疱疹或溃疡，并可通过胎盘引起胎儿感染发生死胎、流产和畸形。近年来对 HSV 的检查主要采用荧光抗体检查或分子生物方法诊断，可快速而灵敏地对 HSV 感染作出诊断。

（2）**巨细胞病毒**（cytomegalovirus，CMV）：是先天感染的主要病原体。在孕期胎儿中枢神经系统受到侵犯可致小头畸形、智力低下、视听障碍等后遗症。故孕妇阴道分泌物巨细胞病毒检查对孕期监测尤其重要，常用宫颈拭子采取阴道分泌物送检。

（3）**人乳头瘤病毒**（human papilloma virus，HPV）：主要表现为：①增殖感染，即病毒在宿主细胞内复制，感染子代致使细胞死亡；②细胞转化，引起肿瘤发生，主要是引起生殖道鳞状上皮内瘤变。

第二节　生殖道脱落细胞学检查

女性生殖道细胞通常指阴道、子宫颈管、子宫及输卵管的上皮细胞。女性生殖道上皮细胞在卵巢激素的作用下出现周期性变化，临床上可通过检查生殖道脱落上皮细胞来反映其激素水平变化，也可以协助诊断生殖道不同部位的恶性肿瘤的筛查，以及观察其治疗效果，是一种简便、经济、实用的辅助诊断方法。但生殖道脱落细胞检查找到恶性细胞也只能作为初步筛选，不能定位，需要进一步检查才能确诊；而未找到恶性细胞，也不能完全排除恶性肿瘤可能，需结合其他检查综合考虑。

【用物准备】

阴道窥器 1 个，宫颈刮片 2 个，细胞刷 1 个，宫颈吸管 1 根，长方形平玻片 2 张，0.9% 氯化钠溶液，装有固定液（95% 乙醇）的标本瓶 1 个或细胞保存液 1 瓶，无菌长棉签 2 支，干棉球若干。

【方法】

1. **阴道涂片**　主要目的是了解卵巢或胎盘功能。

（1）**阴道侧壁刮片法**：用于有性生活的妇女。利用阴道窥器扩张阴道，用刮片在阴道侧壁上 1/3 处轻轻刮取分泌物，避免将深层细胞混入而影响诊断，再将分泌物薄且均匀地涂于玻片上，待干燥后放入 95% 乙醇中固定后送检。

（2）**棉签采取法**：用于无性生活的女性。方法是将卷紧的无菌棉签用 0.9% 氯化钠溶液浸湿后伸入阴道，在其侧壁的上 1/3 处轻卷后缓慢取出，横放在玻片上往一个方向滚涂，再放入 95% 乙醇中固定后送检。

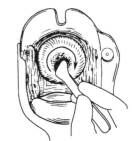

2. **子宫颈刮片法**　是早期宫颈癌筛查的重要方法。取材部位在子宫颈外口鳞 - 柱状上皮交界处。利用阴道窥器暴露子宫颈，用无菌干棉签轻轻拭去宫颈表面黏液，将宫颈刮板以子宫颈外口为中心轻轻旋刮一周，将刮取物涂片检查（图 2-1）。该取材方法应用已经逐渐被取代。

图 2-1　子宫颈刮片检查

3. **子宫颈刷片**　先将宫颈表面分泌物拭净，用小型刮板进入宫颈管内，轻轻刮取一周做涂片。目前临床多采用"细胞刷"（cytology brush）刮取宫颈管上皮，将"细胞刷"置于宫颈管内，达宫颈外口上方 10mm 左右，在宫颈管内旋转 360° 后取出，旋转"细胞刷"将附于小刷上的标本均匀涂布于玻片上，亦可立即固定或洗脱于保存液中。涂片液基细胞学（liquid-based cytology）特别是用液基薄层细胞学检查（thin-prep cytologic test，TCT）制作的单层细胞涂片观察效果清晰，阅片容易。

4. **子宫颈脱落细胞 HPV 检测**　是子宫颈癌及其癌前病变的筛查方法。宫颈局部如果分泌物较多，可以用无菌干棉签将分泌物擦拭干净，将宫颈刷缓缓深入，将刷头导入宫颈管内向紧贴宫颈口四周沿轴缓慢旋转 3~5 周，将宫颈刷头推入细胞保存液保存，将细胞充分漂洗到保存液中，可以适当振荡瓶体。

5. **宫腔吸片**　疑宫腔内有恶性病变时，可采用宫腔吸片，用吸管吸出宫腔内分泌物涂片检查，较阴道涂片及诊断性刮宫阳性率高。操作步骤：①严格消毒外阴、阴道及宫颈，阴道窥器暴露宫颈；②用子宫探针探测子宫腔方向和深度；③选择直径 1~5mm 的不同型号塑料管，一端连于干燥无菌注射器，用大镊子将塑料管另一端送入宫腔内达宫底部，上下左右转动方向，轻轻抽吸注射器以吸取分泌物；④取出吸管时停止抽吸，以免将宫颈管内容物吸入，将吸得的标本涂片、固定、送检。

亦可用宫腔灌洗法取材，用注射器将 10ml 无菌 0.9% 氯化钠注射液注入宫腔，轻轻抽吸洗涤宫腔内膜面，然后抽取洗涤液离心后取沉渣涂片送检。此法简单，取材效果好，特别适合于绝经后出血妇女，与诊断性刮宫效果相比，病人痛苦小，易于接受，但取材不够全面。

知识拓展

液基薄层细胞学检查

TCT 是液基薄层细胞学检查的简称，是采用液基薄层细胞检测系统检测宫颈细胞并进行细胞学分类诊断，它是目前国际上最先进的一种宫颈癌细胞学检查技术，与传统的宫颈刮片巴氏涂片检查相比明显提高了标本的满意度及宫颈异常细胞检出率。TCT 宫颈防癌细胞学检查对宫颈癌细胞的检出率为 100%，同时还能发现部分癌前病变，微生物感染如真菌、滴虫、病毒、衣原体等。所以 TCT 技术是应用于妇女宫颈癌筛查最先进的技术。用于早期宫颈癌筛查，30 岁以上有性生活的妇女应每年检查 1 次。采用扫帚状细胞刷采集子宫颈细胞样本，将细胞刷置入装有细胞保存液的标本瓶中进行漂洗，获取全部的细胞样本，用全自动细胞检测仪将样本分散并过滤，以减少血液、黏液及炎症组织的残迹。

【护理配合】

1. **检查前准备**　指导受检者避开月经期，对绝经前的妇女，应在月经中后期进行检查，对生殖器急性炎症者应禁忌检查。取材前 24h 应避免阴道冲洗、检查、上药、性交等。向受检者讲解检查的意义和步骤，消除思想顾虑以取得其配合。

2. **检查中配合**　嘱受检者排空膀胱，协助其取膀胱截石位，取标本前不必行阴道消毒，不涂润滑剂，不必擦拭分泌物，取材时应注意取材全面，动作应轻柔，避免出血。若分泌物较多时，应用无菌棉签轻轻擦拭，不宜过度用力。进行宫腔吸片，取出吸管时应停止抽吸，以免将宫颈管内容物吸入。取标本过程中宫颈出血明显时，应立即停止，处理止血，血量减少后再行取宫颈细胞标本，避免影响检查结果。

3. **检查后指导**　涂片应薄而均匀，禁止来回涂抹损伤细胞，涂片标记后及时固定送检，并收集结果。载玻片应做好标记，如病人姓名和取材部位。行子宫颈细胞学检查者应及时取回病理报告并反馈给医生，以免贻误诊疗。3 个月内不宜多次重复取样，避免出现假阴性的结果，影响诊疗。卵巢功能检查者需制订 1 个月经周期的检查计划，并进行预约。

【结果评价】

（一）内分泌诊断方面的意义

阴道与宫颈阴道部鳞状上皮细胞的成熟度与体内雌激素水平成正比。雌激素水平越高，阴道上皮细胞越成熟。所以，阴道鳞状上皮细胞各层细胞的比例，可反映体内雌激素水平。临床上常用 4 种指数代表体内雌激素水平，即成熟指数、致密核细胞指数、嗜伊红细胞指数和角化指数。

1. **成熟指数**（maturation index，MI）　是阴道细胞学卵巢功能检查中最常用的一种。计算鳞状上皮 3 层细胞百分比。按底层 / 中层 / 表层顺序表述，如底层 5、中层 60、表层 35，MI 应写成 5/60/35。若底层细胞百分率高称为左移，提示不成熟细胞增多，即雌激素水平下降。若表层细胞百分率高则称为右移，提示成熟细胞增多，即雌激素水平升高。正常情况下，育龄期妇女的宫颈涂片中表层细胞增多，基本无底层细胞。卵巢功能降低时出现底层细胞，底层细胞 <20% 提示为卵巢功能轻度降低，底层细胞占 20%~40% 提示为卵巢功能中度降低，底层细胞 >40% 提示卵巢功能重度降低。

2. **致密核细胞指数**（karyopyknotic index，KI）　是计算鳞状上皮细胞中表层致密核细胞的百分率。即从视野中数 100 个表层细胞，如其中有 50 个致密核细胞，则 KI 为 50%。其指数越高，表示上皮越成熟。

3. **嗜伊红细胞指数**（eosinophilic index，EI）　是计算鳞状上皮细胞中表层红染细胞的百分率。通常在雌激素影响下出现红染表层细胞，可表示雌激素水平。其指数越高，提示上皮细胞越成熟。

4. **角化指数**（cornification index，CI）　是指鳞状上皮细胞中表层（最成熟的细胞层）嗜伊红性致密核细胞的百分率，用以表示雌激素水平。

（二）妇科疾病诊断方面的意义

目前，生殖道脱落细胞涂片用于妇科内分泌疾病诊断及流产已逐渐减少，并被其他方法取代，但在诊断生殖道感染性疾病上仍具重要意义。

1. **闭经**　阴道涂片可协助了解卵巢功能状况和雌激素水平。①阴道涂片检查见有正常周期性变化，提示闭经原因在子宫及其以下部位，如子宫内膜结核、宫颈或宫腔粘连等。②涂片检查见中层和底层细胞多，表层细胞极少或无，无周期性变化，提示病变在卵巢，如卵巢早衰。③涂片显示不同程度雌激素低落，或持续雌激素轻度影响，提示垂体、下丘脑或卵巢引起的闭经。

2. 异常子宫出血 ①无排卵型异常子宫出血：涂片显示中至高度雌激素影响，但也有较长期处于低至中度雌激素影响。雌激素水平高时 MI 右移显著，雌激素水平下降时出现阴道流血。②排卵性异常子宫出血：涂片显示有周期性变化，MI 明显右移，排卵期出现高度雌激素影响，EI 可达 90%。但排卵后细胞堆积和皱褶较差或持续时间短，EI 虽有下降但仍偏高。

3. 流产 ①先兆流产：由于黄体功能不足引起的先兆流产，表现为 EI 于早孕期增高，经孕激素治疗后 EI 稍下降提示好转。若再度 EI 增高，细胞开始分散，则流产的可能性大。但是若先兆流产而涂片正常，表明流产并非黄体功能不足引起，用孕激素治疗无效。②稽留流产：EI 升高，出现圆形致密核细胞，细胞分散，舟形细胞少，较大的多边形细胞增多。

4. 生殖道感染性炎症

（1）**细菌性阴道病**：镜检加入 0.9% 氯化钠溶液的阴道分泌物涂片，可见线索细胞，表现为阴道脱落的表层细胞边缘附着颗粒状物，即加德纳菌等各种厌氧菌，细胞边缘不清。

（2）**衣原体性子宫颈炎**：宫颈涂片上可见化生细胞的胞质内有球菌样物及嗜碱性包涵体，感染细胞肥大多核。

（3）**病毒感染**：常见的有人乳头瘤病毒（HPV）和单纯疱疹病毒（HSV）Ⅱ型。被 HPV 感染的鳞状上皮细胞具有典型的细胞学改变。涂片中见有挖空细胞、不典型角化不全细胞及反应性外底层细胞，则提示有 HPV 感染。

（三）妇科肿瘤诊断方面的意义

1. 巴氏细胞学分级 主要观察细胞核的改变。巴氏细胞学分级主观因素较多，各级之间无严格的客观标准，因此目前正逐渐被宫颈细胞学贝塞斯达报告系统替代，后者比较准确，灵敏度高。

巴氏Ⅰ级：完全正常（未见不典型或异常细胞，为正常阴道细胞涂片）。

巴氏Ⅱ级：炎症（发现不典型细胞，但无恶性特征细胞）。一般属良性改变或炎症，临床分为ⅡA和ⅡB。

巴氏Ⅲ级：可疑癌（发现可疑恶性细胞）。主要是核异质，表现为核大深染，核形不规则或双核对不典型细胞，性质尚难肯定，需马上做进一步确诊。

巴氏Ⅳ级：高度可疑癌（发现细胞有恶性特征，但在涂片中恶性细胞较少）。需全面检查。

巴氏Ⅴ级：癌。具有典型的多量癌细胞。

2. 宫颈细胞学贝塞斯达报告系统及其描述性诊断 宫颈细胞学贝塞斯达报告系统又称 TBS 分类法（TBS for reporting cervical cytology），为使细胞学报告与组织病理学术语一致，并与临床处理密切结合，1988 年美国制订阴道细胞 TBS 命名系统。国际癌症协会于 1991 年对宫颈/阴道细胞学的诊断报告正式采用 TBS 分类法，2001 年再次修订。TBS 描述性诊断报告包括：①将涂片制作质量作为细胞学检查结果报告的一部分；②对病变的必要描述；③给予细胞病理学诊断并提出治疗建议。

除对涂片质量和病变描述外，TBS 描述性病理学诊断报告主要包括：

（1）**良性细胞学改变**：包括感染和反应性细胞学改变。包括原虫、细菌、假丝酵母菌、病毒等感染，或由于炎症、损伤、放疗和化疗、宫内节育器、激素等引起的上皮细胞反应性改变。

（2）**鳞状上皮细胞异常**：①无明确诊断意义的不典型鳞状细胞（atypical squamous cell of undetermined significance, ASC-US）；②低级别鳞状上皮内病变（low-grade squamous intraepithelial lesion, LSIL），即宫颈上皮内瘤变（cervical intraepithelial neoplasia, CIN）Ⅰ级；③高级别鳞状上皮内病变（high-grade squamous intraepithelial lesion, HSIL）包括 CINⅡ、CINⅢ和原位癌；④鳞状细胞癌。

（3）**腺上皮细胞异常**：①不典型腺上皮细胞；②腺原位癌；③腺癌。

（4）**其他恶性肿瘤细胞**：原发于子宫颈、子宫体的不常见肿瘤和转移瘤。

宫颈细胞学检查是 CIN 及早期宫颈癌筛选的基本方法,也是诊断的必需步骤,相对于高危 HPV 检测,细胞学检查特异性较高,但敏感性较低。故建议应在性生活开始 3 年后或 21 岁起开始进行宫颈细胞学检查,并结合 HPV DNA 定期检查。

第三节　基础体温测定

基础体温(basal body temperature,BBT)指机体经较长时间(6h 以上)的睡眠,醒来未进行任何活动之前所测得的口腔温度。它反映了静息状态下的基础能量代谢,基础体温又称静息体温。临床可通过基础体温测定判断甲状腺及卵巢等器官的功能状态,在妇科临床中常用于测定有无排卵,确定排卵日期、黄体功能和诊断早孕。

【用物准备】

已消毒的体温计 1 个,消毒纱布 1 个,基础体温单,笔。

【方法】

每晚临睡前将体温计水银柱甩至 36℃ 以下,并将其放在随手可取的地方。第 2 日清晨醒后,未进行任何活动,先取体温计放在舌下,测口腔体温 5min。每日测量的时间最好固定,一般在早晨 5~7 时,夜班工作者应在休息 6~8h 后测量。将每日测得的体温记录在基础体温单上,最后描成曲线,同时应将生活中有关情况如性生活、月经期、失眠、感冒等可能影响体温的因素及所采取的治疗记录在基础体温单上,以便随时参考。

【护理配合】

1. **检查前准备**　向受检者说明检查的目的、方法和要求,一般需连续测量 3 个月经周期以上,故需向受检者说明,使其有充分思想准备坚持测量。

2. **检查中配合**　每日测量前应检查体温计的刻度是否在 36℃ 以下,测量体温时需静息,避免活动,并且禁食、水。

3. **检查后指导**　指导受检者将每日的测量结果及时标记在体温单上,如遇发热、用药、身体不适、性生活等情况亦应如实记载,以便分析时参考。

【结果评价】

正常妇女在月经周期中,随着不同时期雌、孕激素分泌变化,基础体温也出现周期性变化。成年妇女排卵后,黄体形成产生孕酮,刺激下丘脑的体温调节中枢,使体温上升 0.3~0.5℃,因此排卵后基础体温升高,至月经前 1~2d 或月经第 1 日体温又下降。将每日测得的基础体温连线则为正常月经周期,呈前半期低后半期高的双相型(图 2-2)。而无排卵周期中的基础体温始终处于较低水平,呈单相型(图 2-3)。基础体温可呈双相型、单相型或出现高温相异常,高温出现及持续时间则反映有无排卵、排卵时间、黄体形成、黄体的发育和退化是否正常。

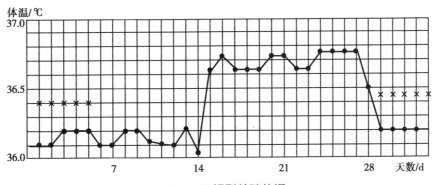

图 2-2　双相型基础体温

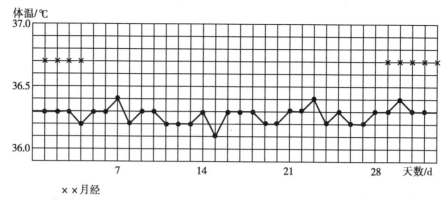

图 2-3　单相型基础体温

基础体温测定在临床上主要用于指导安全期避孕与受孕（推算排卵期）、协助妊娠及月经失调诊断。基础体温呈双相型，提示有排卵。基础体温上升持续 18d 可协助诊断早孕，若超过 20d，早孕诊断准确率达到 100%。基础体温呈单相型，提示无排卵。但体温受许多因素影响，如夜班工作、感冒或其他疾病、性交或服用药物等，生活不规律或睡眠欠佳者不宜选用本法。

第四节　女性内分泌激素测定

女性内分泌激素包括下丘脑、垂体、卵巢分泌的激素。各类激素在中枢神经系统的影响下及各器官相互协调作用下发挥其生理功能，各器官分泌的各类激素相互调节、相互制约，发挥正常的生理功能。因此，测定下丘脑 - 垂体 - 卵巢轴各激素水平，对某些疾病的诊断、疗效观察、预后评估以及生殖生理和避孕药物的研发都具有重要意义。

【方法】

一般抽取外周血测定其激素含量。常用方法包括：气相色谱层析法、分光光度法、荧光显示法、酶标记免疫法和放射免疫测定法（radioimmunoassay，RIA），近年来无放射性核素标记的免疫化学发光法正逐步得到广泛应用。

【护理配合】

1. 采血前告知受检者检查的目的、过程及注意事项，减轻其思想顾虑，主动配合。

2. 激素测定前 2d 避免使用激素类药物，以免影响检查结果。

3. 严格按要求准时采集血标本，避免因采血的时间影响检查结果。

4. 做好血标本的标识，妥善保管，及时送检。

【临床常用测定项目】

（一）促性腺激素释放激素（gonadotropin releasing hormone，GnRH）测定

1. GnRH 刺激试验　上午 8 时静脉注射溶于 5ml 生理盐水中的促黄体素释放激素（luteinizing hormone releasing hormone，LHRH）100μg，分别于注射前和注射后 15min、30min、60min 和 90min 抽取静脉血 2ml，测定黄体生成素值。对于青春期延迟、垂体功能减退、下丘脑功能减退、卵巢功能不全等诊断有临床意义。

2. 氯米芬试验（又称克罗米芬试验）　月经来潮第 5 日开始每日口服氯米芬 50~100mg，连服 5d，服药后黄体生成素（luteinizing hormone，LH）增加 85%，卵泡刺激素（follicle-stimulating hormone，FSH）增加 50%。停药后 LH、FSH 即下降。如以后再出现 LH 上升达排卵期水平，诱发排卵为排卵型反应，排卵通常出现在停药后的第 5~9 日。如停药后 20d 不再出现 LH 上升为无反应。分别在服药第 1、3、5 日测 LH、FSH，第 3 周或经前抽血测孕酮。

（二）垂体促性腺激素测定

FSH 和 LH 是腺垂体分泌的促性腺激素，受下丘脑 GnRH 和性激素的调节。FSH 的生理作用主要是促进卵泡成熟及分泌雌激素。排卵期出现的 LH 陡峰是临床预测排卵的重要指标。LH 的生理作用是促进女性排卵和黄体生成。垂体促性腺激素测定的作用：①可协助判断闭经原因；②监测排卵情况，有助于不孕症的治疗；③协助诊断多囊卵巢综合征；④诊断性早熟；⑤诊断卵巢早衰。

（三）垂体催乳素测定

催乳素（prolactin，PRL）是腺垂体催乳激素细胞分泌的一种多肽蛋白激素，主要受下丘脑催乳激素抑制激素（主要是多巴胺）和催乳激素释放激素的双重调节。PRL 水平受睡眠、进食、哺乳、性交、服用某些药物、应激等情况的影响。一般以上午 10 时取血测定的结果较为稳定。PRL 的主要功能是促进乳房发育及泌乳，与卵巢激素共同作用促进分娩前乳房导管及腺体发育。PRL 还参与机体的多种功能，特别是对生殖功能的调节。

（四）雌激素测定

雌激素主要由卵巢、胎盘产生，少量由肾上腺分泌。雌激素（estrogen，E）可分为雌二醇（estradiol，E_2）及雌三醇（estriol，E_3）。各种雌激素均可从血、尿及羊水中测得。临床常用于：①通过测定血雌二醇或 24h 尿总雌激素水平监测卵巢功能，判断闭经原因、诊断有无排卵、监测卵泡发育、诊断女性性早熟、协助诊断多囊卵巢综合征；②通过测定孕妇尿 E_3 含量提示胎儿胎盘功能状态。

（五）孕激素测定

孕激素（孕酮）由卵巢、胎盘和肾上腺皮质产生。孕酮的含量在月经周期中不断变化。妊娠前 6 周主要来自卵巢黄体，妊娠中晚期则主要由胎盘分泌。血浆中的孕酮通过肝代谢，最后形成孕二醇，其 80% 由尿液及粪便排出。孕激素通常在雌激素的作用基础上发挥作用，主要是使子宫内膜转化至分泌期，使子宫内膜周期性脱落，形成月经；在妊娠时，利于胚胎着床；并防止子宫收缩，使子宫在分娩前处于静止状态同时孕酮还能促进乳腺腺泡发育，为泌乳作准备。临床主要用于监测排卵、评价黄体功能、辅助诊断异位妊娠、辅助诊断先兆流产、观察胎盘功能和孕酮替代疗法的监测。

（六）雄激素测定

雄激素由卵巢及肾上腺皮质分泌。雄激素主要有睾酮、雄烯二酮。绝经前血浆睾酮是卵巢雄激素来源的标志，绝经后肾上腺是产生雄激素的主要部位。临床常用于卵巢、肾上腺皮质肿瘤的诊断，多囊卵巢综合征评价疗效的指标之一，两性畸形的鉴别，在应用具有雄激素作用的内分泌药物（如达那唑等）时，通过雄激素测定指导用药。

（七）人绒毛膜促性腺激素（hCG）测定

人绒毛膜促性腺激素（human chorionic gonadotropin，hCG）是一种糖蛋白激素。正常妊娠受精卵着床后，即排卵后的第 6 日受精卵滋养层形成时开始产生 hCG，约 1d 后能测到外周血 hCG，以后每 1~2d 上升 1 倍，在排卵后 14d 约达 100U/L。妊娠 8~10 周达峰值，以后迅速下降，在妊娠中期和晚期，hCG 仅为高峰时的 10%。hCG 主要由妊娠滋养细胞产生，妊娠滋养细胞疾病、生殖细胞疾病和其他恶性肿瘤（如肺、肝脏及肠道肿瘤）也会产生 hCG。临床常用于：

1. 诊断早期妊娠　血 hCG 定量免疫测定 <3.1μg/L 时为妊娠阴性，血浓度 >25U/L 为妊娠阳性。可用于早早孕诊断。目前应用广泛的早早孕诊断试纸使用方便、快捷、廉价。具体操作步骤：留被检妇女尿（晨尿更佳），用带有试剂的早早孕诊断试纸条（试纸条上端为对照测试线，下端为诊断反应线）。将标有 MAX 的一端插入尿液中，尿的液面不得越过 MAX 线。1~5min 即可观察结果，10min 后结果无效。结果判断：仅在白色显示区上端呈现一条红色线则为阴性；在白色显示区上下呈现两条红色线则为阳性，提示妊娠。试纸反应线因标本中所含 hCG 浓度不同可呈现出颜色深浅的变化。若试纸条上端无红线出现，表示试纸失效或测试方法失败。另外，也可利用斑点免疫层析法的原理制成的反应卡进行检测。

2. 诊断异位妊娠　血尿 hCG 维持在低水平,间隔 2~3d 测定无成倍上升,可疑异位妊娠。

3. 滋养细胞肿瘤的诊断和监测

(1)**葡萄胎**:血浓度经常 >100kU/L,且子宫达到或超过 12 周妊娠大小,hCG 维持高水平不下降,提示葡萄胎。

(2)**妊娠滋养细胞肿瘤**:葡萄胎清宫后,hCG 应呈大幅度下降,若下降缓慢或下降后又上升;或足月产、流产和异位妊娠恢复后 4 周以上,hCG 仍持续高水平或一度下降后又上升,在排除妊娠物残留后可诊断妊娠滋养细胞肿瘤。hCG 下降与妊娠滋养细胞肿瘤治疗有效性一致,因此在化疗过程中,应每周测定 hCG 一次,直至阴性,以此为标志再追加若干疗程的巩固化疗。

(3)**性早熟和肿瘤**:最常见的是下丘脑或松果体胚细胞的绒毛膜癌或肝胚细胞瘤以及卵巢无性细胞瘤、未成熟畸胎瘤分泌 hCG 导致性早熟,血浆甲胎蛋白升高是胚细胞瘤的标志。分泌 hCG 的肿瘤尚见于肠癌、肝癌、肺癌、卵巢腺癌、胰腺癌、胃癌,引起成年妇女月经紊乱,因此成年妇女突然发生月经紊乱伴 hCG 升高时,应考虑到上述肿瘤。

(八)人胎盘催乳素(human placental lactogen,hPL)测定

hPL 是由胎盘合体滋养细胞产生、贮存及释放的,与胎儿生长发育有关的重要激素。hPL 自妊娠 5 周时即能从孕妇血中测出。随着妊娠进展 hPL 水平逐渐升高,直至孕 39~40 周时达高峰,分娩后迅速下降。临床用于:①监测胎盘功能:妊娠晚期连续动态检测 hPL 可以监测胎盘功能。②糖尿病合并妊娠:hPL 水平与胎盘大小成正比,如糖尿病合并妊娠时胎儿较大,胎盘也大,hPL 值可能偏高。临床应用时还应参考其他监测指标综合分析,以提高判断的准确性。③胎盘部位滋养细胞肿瘤:血清 hPL 轻度升高。

第五节　女性生殖器官活组织检查

生殖器官活组织检查是自生殖器官病变处或可疑部位取部分组织做病理检查,简称活检。通常活检可以作为诊断的最可靠依据。常用的方法有外阴、阴道局部活组织检查,诊断性刮宫,宫颈活组织检查等。本节重点介绍宫颈活组织检查和诊断性刮宫。

一、宫颈活组织检查

宫颈活组织检查简称宫颈活检,取材方法是自病变部位或可疑部位取小部分组织进行病理检查,结果常可作为诊断依据。常用检查方法有局部活组织检查和诊断性宫颈锥切术。

(一)局部活组织检查

【适应证】

1.宫颈脱落细胞学涂片检查巴氏Ⅲ级或Ⅲ级以上者;巴氏Ⅱ级经抗炎治疗后仍为Ⅱ级。

2.低级别鳞状上皮内病变及以上者。

3.阴道镜检查时反复可疑阳性或阳性者。

4.宫颈有接触性出血者、有溃疡或赘生物需明确诊断者。

【禁忌证】

1.急性、亚急性生殖道炎症。

2.月经期、妊娠期以及不规则子宫出血者。

3.患血液病有出血倾向。

【用物准备】

阴道窥器 1 个,宫颈钳 1 把,活检组织钳 1 把,无齿长镊子 1 把,刮匙 1 把,无菌孔巾 1 个,带尾线的宫颈棉球 / 纱布及棉签数根,普通棉球数个,消毒溶液,装有固定液的标本瓶 4~6 个。

【操作方法】

1. 协助受检者排空膀胱，取膀胱截石位，常规消毒外阴，铺无菌孔巾。

2. 用阴道窥器暴露子宫颈，拭净分泌物，消毒宫颈和阴道。

3. 用活检钳钳取小块病变组织（通常在宫颈外口鳞 - 柱状上皮交界处取材）。可疑宫颈癌者在宫颈外口 3、6、9、12 点取材（图 2-4）；阴道镜指导下进行定位取材；在宫颈阴道部涂以复方碘溶液，选择不着色区取材。取材方法：用活检钳钳夹已定位组织或必要时用小刮匙搔刮宫颈管组织。

4. 将钳取的组织分别放入盛有固定液的标本瓶中，并做好标记送检。

5. 用带尾纱卷填塞、压迫钳取部位，并将尾线留在阴道口外，嘱病人 24h 后自行取出。

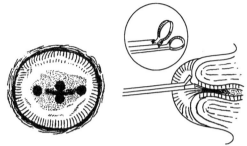

图 2-4　宫颈活组织检查

【护理配合】

1. **术前准备**　向病人介绍宫颈活检的目的、基本操作过程、临床意义，取得病人的配合。协助医生填写宫颈活组织检查知情同意书并请病人签字。准备好所需物品。月经期或月经前期不宜做活检。

2. **术中配合**　为医生提供活检所需物品；标本瓶应注明病人姓名、取材部位，封好瓶口送检；护理人员应陪伴在病人身边，观察术中反应，给病人提供心理支持。

3. **术后护理**　嘱病人于 24h 后自行取出阴道内带尾线的纱布卷，如带尾线的纱布卷不能取出或出血较多者，须立即就诊；指导病人正确服用抗生素及止血药物；保持外阴清洁；2 周内禁止盆浴及性生活。

（二）诊断性宫颈锥切术

诊断性子宫颈锥切术是对子宫颈活检诊断不足或有怀疑时，实施的补充诊断手段。

【适应证】

1. 子宫颈细胞学为高级别鳞状上皮内病变（HSIL）、非典型腺上皮细胞倾向瘤变（AGC-FN）、原位腺癌（AIS）或癌，但阴道镜检查阴性、不满意或阴道镜指引下的子宫颈活检及子宫颈管搔刮术（ECC）阴性。

2. 细胞学检查为 HSIL 及以上、HPV16/18 阳性，子宫颈活检为 LSIL 及以下，为排除 HSIL。

3. 子宫颈活检和 / 或 ECC 病理为 HSIL 需除外子宫颈早期浸润癌或子宫颈管内病变。

4. 子宫颈活检病理为原位腺癌。

【禁忌证】

1. 急性、亚急性生殖器炎症或盆腔炎性疾病。

2. 有血液病等出血倾向。

【用物准备】

阴道窥器 1 个，无菌导尿包 1 个，宫颈钳 1 把，宫颈扩张棒 4~7 号各 1 根，子宫探针 1 把，刮匙 1 把，尖刀 1 把，无菌孔巾 1 个，带尾线的宫颈棉球及棉签数根，无菌纱布数块，无菌手套 1 副，普通棉球数个，肠线，持针器 1 把，圆针 1 个，消毒溶液，装有固定液的标本瓶 1 个。

【操作方法】

1. 蛛网膜下腔或硬膜外阻滞麻醉下，病人取膀胱截石位，常规消毒外阴和阴道，铺无菌孔巾。

2. 导尿后，用阴道窥器暴露宫颈并消毒阴道、宫颈及宫颈管外口。

3. 用宫颈钳夹住宫颈前唇向外牵引，扩张宫颈管并做宫颈管搔刮术。宫颈涂碘液，在病灶外或碘不着色区外 0.5cm 处，用尖刀在宫颈表面做环形切口，深约 0.2cm（包括宫颈上皮及少许皮下组织）。再按 30°~50° 向内做宫颈锥形切除（图 2-5）。根据不同的手术指征，可深入宫颈 1~2cm 做锥形切除。也可采用环形电切术（loop electrosurgical excision procedure，LEEP）行锥形切除治疗，一般选在月经干净后的 3~7d 内实施。

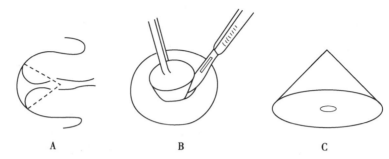

图 2-5　宫颈锥形切除法
A. 在病灶外或碘不着色区外 0.5cm 处切口；B. 用尖刀在宫颈表面做环形切口，
深约 0.2cm；C. 按 30°~50° 向内做宫颈锥形切除。

4. 于切除标本 12 点钟处做一标记放入盛有固定液的标本瓶中，并做好标识送检。

5. 用无菌纱布卷填塞创面，压迫止血。若有动脉出血，可用肠线缝扎止血，也可加用止血粉、吸收性明胶海绵、凝血酶等止血。

6. 若要进行子宫切除者，手术最好在锥切术后 48h 内进行，可行宫颈前、后唇相对缝合封闭创面止血。若无须在短期内进一步行子宫切除手术，则应行宫颈成形缝合或荷包缝合。术毕探查宫颈管。术后留置导尿管 24h，持续开放。

【护理配合】

1. 术前准备　术前告知病人在月经干净后的 3~7d 内手术，介绍手术过程，耐心解答病人提问，减轻病人的心理压力。

2. 术中配合　术中配合医生做好导尿、止血、标本标记与固定送检。

3. 术后指导

（1）评估受检者的阴道流血情况，有无头晕、血压下降等出血反应，嘱其 24h 后自行取出阴道内纱条，如出血多，必须立即就诊。

（2）术后应保持会阴清洁，遵医嘱用抗生素预防感染。

（3）告知受检者休息 3d，2 个月内禁止盆浴及性生活。

（4）术后 6 周复诊，探查宫颈管有无狭窄。

二、诊断性刮宫

诊断性刮宫（diagnostic curettage）简称诊刮，是诊断宫腔疾病最常采用的方法。如疑有子宫颈管病变者，需对宫颈管及宫腔分别进行诊断性刮宫，简称分段诊刮。目的是刮取宫腔内容物（子宫内膜或其他组织）做病理检查协助诊断，并指导治疗。

【适应证】

1. 子宫异常出血或阴道排液　需证实或排除子宫内膜癌、宫颈管癌或其他病变。

2. 月经失调　需要了解子宫内膜变化及其对性激素的反应（刮宫不仅有助于诊断，还有助于止血）。

3. 不孕症　需了解有无排卵或子宫内膜病变。

4. 绝经后子宫出血或老年病人疑有子宫内膜癌，或需要了解宫颈管是否被累及时，需进行分段诊刮。

【禁忌证】

1. 急性生殖器官炎症。

2. 体温超过37.5℃者。

【用物准备】

无菌刮宫包1个(内有阴道窥器1个、宫颈钳1把、卵圆钳1把、宫颈扩张器1套、子宫探针1个、长镊子2把、大小刮匙各1把、取环器1个、孔巾1块),棉球、棉签及纱布若干,无菌手套1副,标本瓶2~3个及消毒液等。必要时做好输液、配血等准备。

【操作方法】

1. 协助病人排空膀胱后取膀胱截石位,双合诊查清子宫位置及大小。

2. 消毒外阴阴道,铺无菌巾,协助医生放置阴道窥器,暴露宫颈,再次消毒阴道和宫颈。宫颈钳钳夹宫颈前唇,用探针探测宫腔深度,按子宫屈向逐渐扩张宫颈管,用刮匙依次刮取宫腔前壁、侧壁、后壁、宫底和两侧宫角部,将刮出组织装入标本瓶中送检。行分段诊刮时,先不探及宫腔,先用小刮匙刮取宫颈内口及以下的宫颈管组织,再刮取宫腔内膜组织,并将宫颈管和宫腔组织分开装入标本瓶中,做好标记并及时送检。

3. 检查过程中密切观察病人生命体征的变化。

4. 检查中让病人做深呼吸等放松动作,分散注意力,以减轻疼痛。

分段诊刮常用于确定疾病原发部位在子宫颈管或是子宫腔内,所以刮宫前不探查宫腔深度,以免将宫颈管组织带入宫腔而混淆诊断。所以要先用小细刮匙取宫颈内组织,然后再刮宫腔内组织。

【护理配合】

1. 术前准备

(1)向病人耐心解释诊刮的目的、意义及操作过程,以消除其思想顾虑,取得病人知情配合。

(2)核对好病理检查申请单,并准备好固定标本的小瓶。

(3)指导选择合适的检查时间,术前禁用激素类药物。预约时应告知病人术前5d禁止性生活;对不孕或异常子宫出血内膜增生者,应选择月经前1~2d或月经来潮6h内进行;疑为子宫内膜不规则脱落时,则于月经第5~7日取材。

(4)主要有出血、子宫穿孔、感染等并发症,应准备抢救药物及用物,便于术中出现紧急情况时进行抢救。

2. 术中配合

(1)术中做好病人心理护理,协助医生完成手术,观察病人血压、脉搏、呼吸及腹痛情况。

(2)术中指导病人做深呼吸等放松动作,分散其注意力,以减轻疼痛。

(3)提供给医生术中所需物品,并协助将组织放入已做好标记、装有固定液的小瓶内,立即送病理科检查,记录病人术中及用药情况。

3. 术后指导

(1)术后留观病人1h,评估腹痛和阴道流血的情况,嘱病人注意阴道流血量,当血量增多时,应及时就诊。

(2)术后2周内禁盆浴及性交,保持外阴清洁,遵医嘱口服抗生素3~5d预防感染。

(3)指导病人按时间取病理检查结果后及时复诊。

4. 健康指导 嘱病人术后保持外阴清洁,防止感染。1个月内禁止性生活及盆浴。1周后门诊复诊,了解病理结果。

第六节　输卵管通畅检查

输卵管通畅检查是了解评估子宫和输卵管腔的形态及输卵管的畅通程度的检查方法。常用方法有输卵管通液术和子宫输卵管造影术。近年来随着内镜的广泛应用，普遍采用腹腔镜、宫腔镜直视下的通液检查等方法。

一、输卵管通液术

输卵管通液术（hydrotubation）是检查输卵管是否通畅的一种方法。通过导管向宫腔内注入液体，根据注液时阻力大小、注入的液体量多少、停止注射后有无回流及受检者的感觉等来判断其输卵管通畅程度。此方法操作简便，无须特殊器材设备而广泛应用于临床。

【适应证】

1. 原发性或继发性不孕症（性生活及男方精液正常），疑有输卵管阻塞者。

2. 输卵管再通术或成形术后效果评价，并可防止吻合口粘连。

3. 输卵管轻度阻塞的诊断和治疗。

【禁忌证】

1. 生殖器官急性炎症或慢性炎症急性发作者。

2. 月经期或阴道不规则出血者。

3. 可疑妊娠者。

4. 体温超过37.5℃者。

【用物准备】

阴道窥器1个，宫颈导管1个，Y形管1个，压力表1个，弯盘1个，卵圆钳1把，宫颈钳1把，长镊子1把，宫颈扩张器2~4号各1根，妇科长钳1把，血管钳若干，橡胶管、纱布若干，治疗巾、孔巾各1块，棉签、棉球数个。20ml注射器1副。生理盐水20ml，庆大霉素8万U，地塞米松5mg，透明质酸酶1 500U，0.5%利多卡因2ml，药杯，氧气等抢救用品。

【操作方法】

1. 嘱受检者排空膀胱，协助其取膀胱截石位，外阴、阴道常规消毒后铺无菌孔巾，行双合诊检查了解子宫位置及大小。

2. 放置阴道窥器充分暴露宫颈，再次消毒阴道穹隆部及宫颈；用宫颈钳夹宫颈前唇，沿宫腔的方向置入宫颈导管，并使其橡皮塞抵紧宫颈外口（图2-6A）或置入带气囊的双腔宫颈导管，给气囊适当充气或充液，使其紧贴宫颈内口（图2-6B）。

3. 用Y形管将宫颈导管与压力表、注射器相连（压力表应高于Y形管水平），以免液体进入压力表。

4. 将注射器与宫颈导管相连，并使宫颈导管内充满生理盐水或抗生素溶液。排出空气后沿宫腔方向将其置入宫颈管内，缓慢推注液体，压力不超过160mmHg。观察推注时阻力大小、经宫颈注入的液体是否回流、病人下腹部是否疼痛等。

5. 术毕取出宫颈导管，再次消毒宫颈、阴道，取出阴道窥器。

【护理配合】

1. 术前准备

（1）耐心向受检者告知检查的目的和方法、注意事项以及检查中可能出现的不适，缓解受检者的紧张情绪，取得配合。

（2）指导病人检查时间应选在月经干净后的3~7d。检查前3d禁性生活、阴道上药。

（3）术前30min遵医嘱肌内注射阿托品0.5mg解痉。

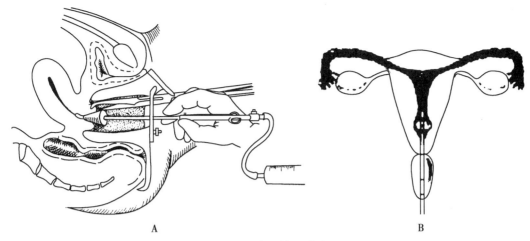

图 2-6 输卵管通液术

A. 用宫颈钳夹宫颈前唇，沿宫腔的方向置入宫颈导管，并使其橡皮塞抵紧宫颈外口；B. 置入带气囊
的双腔宫颈导管，给气囊适当充气或充液，使其紧贴宫颈内口。

（4）指导病人检查前排尿，以排空膀胱。

2. 术中配合

（1）检查时及时传递医生所需用物，配合检查。

（2）操作过程中密切观察受检者的变化，了解病人的感受，下腹疼痛的性质、程度并及时报告。

（3）需将生理盐水的温度加热至接近体温，避免向输卵管注射液体时因液体的温度低刺激输卵
管发生痉挛。

3. 术后护理

（1）协助受检者整理衣物，卧床休息留观 30min，无不适者可自行回家休息。

（2）评估受检者心理情况，做好心理护理。

（3）告知受检者 2 周内禁盆浴和性生活，保持外阴清洁，遵医嘱应用抗生素 3~5d。

【结果评价】

1. 输卵管通畅 可顺利推注 20ml 液体且无阻力，压力维持在 60mmHg 以下；或开始推注时稍
有阻力，随后阻力消失，无液体回流，病人也无不适感。

2. 输卵管阻塞 勉强注入 10ml 液体即感有阻力，压力表见压力值持续上升，病人感觉下腹胀
痛，停止推注后液体又回流至注射器内。

3. 输卵管通而不畅 推注液体时感有阻力，但经加压注入又能推进，说明轻度粘连已被分离，
病人感轻微腹痛。

二、子宫输卵管造影术

子宫输卵管造影术（hysterosalpingography，HSG）是通过导管向子宫腔及输卵管内注入造影剂，
再行 X 线透视及摄片或三维超声检查，根据注入造影剂的显影情况了解输卵管是否通畅、阻塞的
部位及子宫腔的形态寻找病变部位。此检查损伤小，有助于输卵管阻塞的正确诊断，准确率高达
80%，且具有一定的治疗作用。

【适应证】

1. 了解输卵管是否通畅及其形态、阻塞部位。

2. 了解宫腔形态，确定有无子宫畸形及其类型，有无宫腔粘连、子宫黏膜下肌瘤、子宫内膜息
肉及异物等。

3. 不明原因的习惯性流产，了解其宫颈内口是否松弛、宫颈及子宫有无畸形。

4.内生殖器结核非活动期。

【禁忌证】

1.生殖器官急性炎症或亚急性发作者。

2.严重的全身性疾病,如心、肺功能异常等,不能耐受手术者。

3.产后、流产后、刮宫术后 6 周内。

4.妊娠期、月经期。

5.碘过敏者。

【用物准备】

宫颈导管 1 根,阴道窥器 1 个,弯盘 1 个,卵圆钳 1 把,子宫颈钳 1 把,子宫探针 1 根,长镊子 1 把,宫颈扩张器 2~4 号各 1 根,纱布 6 块,治疗巾、孔巾各 1 块,棉签、棉球数个,氧气、抢救用品等,10ml 注射器 1 支,40% 碘化油 40ml 或 76% 泛影葡胺 1 支。

【操作方法】

1.嘱受检者排空膀胱,协助其取膀胱截石位,外阴、阴道常规消毒后铺无菌孔巾,行双合诊检查了解子宫大小及位置。

2.放置阴道窥器充分暴露宫颈,再次消毒阴道穹隆部及宫颈;然后用宫颈钳夹宫颈前唇,用探针探查宫腔。

3.将造影剂充入宫颈导管,排出空气后,沿宫腔方向将宫颈导管放入宫颈管内,缓慢向导管内注入造影剂。

4.在 X 线透视或三维超声下观察碘化油流经输卵管及宫腔情况并摄片。X 线摄片 24h 后再次拍盆腔平片,以观察腹腔内有无游离碘化油(若用泛影葡胺进行造影,应在注射后立即摄片,10~20min 后第二次摄片)。

5.注入造影剂后若子宫角圆钝且输卵管不显影,应考虑是否为输卵管痉挛,可保持原位,肌内注射阿托品 0.5mg,20min 后再进行透视、摄片;也可暂停操作,下次摄片前先使用解痉药物。

【护理配合】

1.术前准备

(1)检查前认真询问病史,排除禁忌证,碘过敏试验结果阴性者方可进行造影。

(2)耐心告知受检者检查的目的和方法、注意事项以及检查中可能出现的不适,缓解受检者的紧张情绪,取得配合。

(3)指导病人检查时间应在月经干净后的 3~7d。检查前 3d 禁性生活、阴道上药。

(4)指导病人检查前排尿,以排空膀胱。

2.术中配合

(1)碘化油充盈宫颈导管时,必须排尽空气,以免空气进入宫腔造成充盈缺损引起误诊。造影操作过程中应密切观察病人有无过敏症状。

(2)宫颈导管必须与宫颈外口紧贴,以防碘化油流入阴道内。推注碘化油时用力不可过大,推注不可过快。

(3)透视下见碘化油进入异常通道,同时病人出现咳嗽,应警惕发生油栓,此时必须立即停止操作,受检者取头低足高位,并严密观察。

3.术后护理

(1)协助受检者整理衣物,卧床休息留观 30min,无不适者可自行回家休息。

(2)评估受检者心理情况,做好心理护理。

(3)告知受检者 2 周内禁盆浴和性生活,保持外阴清洁,遵医嘱应用抗生素 3~5d。

【结果评价】

1. 正常子宫、输卵管　宫腔显影呈倒三角形，双侧输卵管显影形态柔软，24h 后摄片盆腔内可见散在造影剂。

2. 宫腔异常　若为宫腔结核，子宫失去原有的倒三角形，内膜呈锯齿状不平；若为子宫黏膜下肌瘤，可见宫腔充盈缺损；子宫畸形时也有相应的显示。

3. 输卵管异常　若为输卵管结核，其显示的形态不规则、僵直或呈串珠状，有时可见钙化点；输卵管有积水见输卵管远端呈气囊状扩张；若输卵管发育异常，可见过长或过短的输卵管、异常扩张的输卵管、输卵管憩室等。如 24h 后摄片未见盆腔内散在的造影剂，提示输卵管不通。

第七节　常用穿刺检查

一、经阴道后穹隆穿刺术

直肠子宫陷凹是腹腔最低点，腹腔内的积血、积液、积脓易积聚于该处。经阴道后穹隆穿刺术（transvaginal culdocentesis）是用长穿刺针经阴道后穹隆刺入直肠子宫陷凹部，抽取积血、积液、积脓等，进行肉眼观察及生物化学、微生物学和病理学检查，是妇产科常用的一种辅助诊断方法。

【适应证】

1. 疑有腹腔内出血时，如输卵管妊娠破裂、卵巢黄体破裂等。

2. 疑盆腔内有积液、积脓时了解积液性质；盆腔脓肿的穿刺引流及局部药物注射。

3. 盆腔肿块位于直肠子宫陷凹内，可经后穹隆穿刺直接抽吸肿块内容物做涂片，行细胞学检查。

4. B 型超声介导下行卵巢子宫内膜异位囊肿或输卵管妊娠部位注药治疗。

5. B 型超声介导下经阴道后穹隆穿刺取卵，用于各种助孕技术。

【禁忌证】

1. 盆腔严重粘连或疑有肠管与子宫后壁粘连。

2. 临床高度怀疑恶性肿瘤。

3. 异位妊娠准备采用非手术治疗者，应避免穿刺以免引起感染。

【用物准备】

弯盘 1 个，阴道窥器 1 个，卵圆钳 1 把，宫颈钳 1 把，10ml 无菌注射器 1 副，22 号穿刺针 1 枚，无菌试管 1 支，弯盘 1 个，无菌治疗巾 1 块，无菌纱布、棉签、棉球、消毒液若干。

【操作方法】

1. 嘱受检者排空膀胱，协助其取膀胱截石位，常规消毒外阴、阴道，铺无菌巾。

2. 阴道检查了解子宫、附件情况，注意后穹隆是否膨隆。

3. 用阴道窥器暴露宫颈，消毒阴道和宫颈；再用宫颈钳钳夹宫颈后唇，向前提拉，充分暴露阴道后穹隆，再次消毒后穹隆部阴道壁。

4. 将 10ml 空针管接上 22 号穿刺针后，于宫颈阴道黏膜交界下方 1cm 后穹隆中央部，取与宫颈平行方向刺入，当针穿过阴道壁后失去阻力有落空感后（进针深约 2cm）开始抽吸，必要时适当调整针头方向或深浅度，如无液体抽出时可边退针边抽吸（图 2-7）。

5. 抽出液体后拔出针头，局部以无菌纱布或棉球压迫片刻，止住血后取出宫颈钳和阴道窥器。

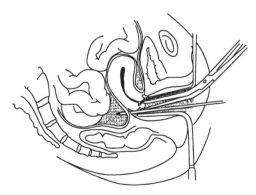

图 2-7　经阴道后穹隆穿刺术

6. 抽出液先肉眼观察性状,再送病检或培养。

【护理配合】

1. 认真询问病史,耐心向受检者告知检查的目的和方法、注意事项以及检查中可能出现的不适,缓解受检者的紧张情绪,取得配合。

2. 指导病人检查前排尿,以排空膀胱。

3. 及时提供手术用物,协助医生完成穿刺并做好记录。

穿刺过程中注意进针的方向和深度,告知病人禁止移动身体,避免损伤直肠和子宫,同时,注意观察病人面色、生命体征的变化,了解病人术中的感受,提供心理支持,并配合医生必要时抢救。

4. 术后整理用物,协助病人半卧位休息,观察阴道流血情况,如阴道留有填塞纱布应在 24h 后取出,保持外阴清洁。

5. 观察抽出液的性状并及时送检,如抽出血液暗红、不凝固(静置 6min 以上仍不凝固)为腹腔内出血。

6. 对准备急诊手术的病人做好术前准备,应迅速建立静脉通道,监测生命体征及尿量。

二、腹腔穿刺术

腹腔穿刺术(abdominal paracentesis)是在无菌条件下用长穿刺针经腹壁进入腹腔,抽取腹腔液体或组织,观察其颜色、性质,同时进行实验室检查、细菌培养及脱落细胞检查等,以明确积液性质或查找肿瘤细胞的穿刺方法。经腹壁腹腔穿刺术还可用作于腹腔积液放液、腹腔化疗及人工气腹等。

【适应证】

1. 用于协助诊断,明确腹腔积液的性质。

2. 鉴别贴近腹壁的盆腔及下腹部肿物性质。

3. 穿刺放出部分腹腔积液,降低腹压、减轻腹胀、暂时缓解呼吸困难等症状,使腹壁松软易于做腹部及盆腔检查。

4. 腹腔穿刺同时注入化学药物行腹腔化疗。

5. 腹腔穿刺注入二氧化碳气体,作气腹 X 线造影,使盆腔器官清晰显影。

【禁忌证】

1. 疑有腹腔内严重粘连、肠梗阻者。

2. 疑为巨大卵巢囊肿者。

3. 大量腹腔积液伴严重电解质紊乱者禁大量放腹腔积液。

4. 中、晚期妊娠者。

5. 弥散性血管内凝血。

6. 精神异常或不能配合者。

【操作方法】

1. 经腹部 B 超引导穿刺者,嘱病人先充盈膀胱做 B 超检查,确定肿块部位后排尿,再穿刺。经阴道 B 超引导穿刺者,嘱病人先排尿做 B 超检查,确定肿块部位后再穿刺。

2. 腹腔积液量较多及囊内穿刺时,病人取仰卧位;液量较少取半卧位或侧斜卧位。

3. 穿刺点一般选择在脐与左髂前上棘连线中外 1/3 交界处,囊内穿刺点宜在囊性感最明显部位。

4. 常规消毒穿刺区皮肤,铺无菌孔巾,术者需戴无菌手套,注意无菌操作。

5. 穿刺一般无须麻醉,对于精神过于紧张者,可用 0.5% 利多卡因行局部麻醉,深达腹膜。

6. 用 7 号穿刺针从选定点垂直刺入腹腔,穿透腹膜时针头阻力消失,助手用消毒止血钳协助固定针头,术者拔去针芯,见有液体流出,用注射器抽出适量液体送检。腹腔积液细胞学检查需

100~200ml 液体，其他检查需 10~20ml 液体。若需放腹腔积液则连接导管，导管另一端连接器皿；放液量及导管放置时间可根据病人病情和诊治需要而定。若为查明盆腔内有无肿瘤存在，可放至腹壁变松软易于检查为止。

7. 细针穿刺活检常用特制的穿刺针，在超声引导下穿入肿块组织，抽取少量组织送病理检查。

8. 操作结束，拔出穿刺针，局部再次消毒，覆盖无菌纱布，压迫片刻后用胶布固定。如针眼局部有腹腔积液溢出可稍加压迫。

【护理配合】

1. 耐心向病人告知检查的目的和方法、注意事项以及检查中可能出现的不适，缓解受检者的紧张情绪，取得配合。协助病人根据穿刺需要取合适体位。

2. 穿刺时提供手术用物，严格无菌操作，协助医生完成穿刺。大量放液时，针头必须固定好，避免针头移动损伤肠管。

3. 术中应密切观察放液速度，不宜过快，密切观察病人血压、脉搏、呼吸等生命体征，随时控制放液量及放液速度（每小时放液量不应超过 1 000ml，一次放液不超过 4 000ml），若出现休克征象，应立即停止放液。放液后，腹部敷以多头腹带逐步束紧或压置沙袋，防止腹压骤减。

4. 术后整理用物，协助病人卧床休息 8~12h，应用抗生素预防感染。

5. 测量病人的腹围、观察腹腔积液的性质以及引流出量，做好记录并及时送检。如抽出血液暗红、不凝固（静置 10min 以上仍不凝固）为腹腔内出血。

6. 注入化疗药物时应指导病人更换体位，以助药物充分吸收。

7. 进行气腹造影穿刺者，X 线摄片后应将气体排出。

【结果评价】

1. **血液**

(1) **新鲜血液**：放置后迅速凝固（考虑为避免刺伤血管，应改变穿刺针方向或重新穿刺）。

(2) **陈旧性暗红色血液**：放置 10min 以上不凝固提示有腹腔内出血，多见于输卵管妊娠破裂、卵巢黄体破裂或其他脏器破裂等。

(3) **小血块或不凝固陈旧性血液**：多见于陈旧性异位妊娠。

(4) **巧克力样黏稠液体**：镜下见不成形碎片，多为卵巢子宫内膜异位囊肿破裂。

2. **脓液** 可呈黄色、黄绿色、淡巧克力色，质稀薄或浓稠，有臭味。提示盆腔及腹腔内有化脓性病变或脓肿破裂。脓液应送细胞学检查、细菌培养、药物敏感试验。必要时需切开引流。

3. **炎性渗出物** 多呈粉红色、淡黄色混浊液体。提示盆腔及腹腔内有炎症。应行细胞学涂片、细菌培养、药物敏感试验。

4. **腹腔积液** 可呈血性、浆液性、黏液性等。应常规送检，包括比重、总细胞数、红（白）细胞数、蛋白定量、浆膜黏蛋白试验（Rivalta test）及细胞学检查。必要时行抗酸杆菌、结核分枝杆菌培养及动物接种。肉眼血性腹腔积液多疑为恶性肿瘤，应行脱落细胞学检查。

第八节　妇科肿瘤标志物检查

肿瘤标志物是肿瘤细胞异常表达而产生的蛋白抗原或生物活性物质，在肿瘤病人的组织、血液、体液及排泄物中可检测出，有助于肿瘤诊断、鉴别诊断及监测。临床多用采集外周血检测各项肿瘤标志物，常用放射免疫测定（RIA）和酶联免疫吸附测定（enzyme linked immunosorbent assay, ELISA）。

【护理配合】

1. 采血前应告知病人检查的目的、方法以及注意事项，减轻病人焦虑情绪，取得主动配合。

2. 详细讲解疾病相关知识，消除病人的恐惧和对预后的担忧，鼓励其表达自己的不适，有针对性地给予耐心解释和帮助，指导病人采取积极的应对方式并帮助寻求家属的理解和支持。

3. 采血时严格执行三查八对制度，认真核对检验项目，妥善保管血标本，并及时送检。

4. 鼓励病人能够接受确诊后的现实并积极应对。

【结果评价】

（一）肿瘤相关抗原及胚胎抗原

1. 癌抗原 125（cancer antigen 125, CA125）　常用血清检测阈值为 35U/ml。CA125 是目前世界上应用最广泛的卵巢上皮样肿瘤标志物，在临床上广泛应用于鉴别诊断盆腔肿块、检测治疗后病情进展以及判断预后等，特别在监测疗效上相当敏感。CA125 在胚胎时期的体腔上皮及羊膜有阳性表达，但表达水平低并且有一定的时限。在多数卵巢浆液性囊腺癌表达阳性，一般阳性准确率可达 80% 以上，有效的手术切除及成功化疗后 CA125 下降 30%，或在 3 个月内下降至正常值，则可视为有效。血浆 CA125 持续高水平预示术后肿瘤残留、肿瘤复发或恶化。CA125 水平高低可反映肿瘤大小，但血浆 CA125 降至正常水平也不能排除直径小于 1cm 的肿瘤存在。若经治疗后 CA125 水平持续升高或一度降至正常水平随后复升，复发转移概率明显上升。一般认为，CA125 持续 >35U/ml，在 2~4 个月内肿瘤的复发危险性最大。

CA125 对宫颈腺癌及子宫内膜癌的诊断也有一定敏感性，对原发性腺癌敏感度为 40%~60%，而对腺癌的复发诊断敏感性可达 60%~80%。对子宫内膜癌来说当 CA125 水平 >40U/ml 时，肿瘤有 90% 的可能已侵及子宫浆肌层。子宫内膜异位症病人血液 CA125 浓度增高，但一般很少超过 200U/ml。

2. NB70/K　正常血清检测阈值为 50AU/ml。NB70/K 是用人卵巢癌相关抗原制备出的单克隆抗体，对卵巢上皮性肿瘤敏感性可达 70%。50% 早期卵巢癌病人血中可检出，NB70/K 与 CA125 的抗原决定簇不同，NB70/K 对黏液性囊腺瘤也可表达阳性，因此在临床应用中可互补检测，提高肿瘤检出率，尤其对卵巢癌病人早期诊断有帮助。

3. 糖类抗原 19-9（carbohydrate antigen 19-9, CA19-9）　血清正常值为 37U/ml。CA19-9 是由直肠癌细胞系相关抗原制备的单克隆抗体，除对消化道肿瘤如胰腺癌、结肠直肠癌、胃癌及肝癌有标志作用外，对卵巢上皮性肿瘤也有约 50% 的阳性表达，卵巢黏液性囊腺瘤阳性表达率可达 76%，而浆液性肿瘤则为 27%。子宫内膜癌及宫颈管腺癌也可为阳性。

4. 甲胎蛋白（alpha-fetoprotein, AFP）　血清正常值为 <20μg/L。AFP 是属于胚胎期的蛋白产物，但在出生后部分器官恶性病变时可以恢复合成 AFP 的能力，如肝癌细胞和卵巢的生殖细胞肿瘤都有分泌 AFP 的能力。内胚窦瘤是原始生殖细胞向卵黄囊分化形成的一种肿瘤，其血浆 AFP 水平常 >1 000μg/L，卵巢胚胎性癌和未成熟畸胎瘤血浆的 AFP 水平也可升高，部分也可 >1 000μg/L。上述肿瘤病人经手术及化疗后，血浆 AFP 可转阴或消失，若 AFP 持续 1 年保持阴性，病人在长期临床观察中多无复发；若 AFP 升高，即使临床上无症状，也有隐性复发或转移的可能，应严密随访、及时治疗。因此，AFP 对卵巢恶性生殖细胞肿瘤，尤其是内胚窦瘤的诊断及监测有较高价值。

5. 癌胚抗原（carcinoembryonic antigen, CEA）　血浆正常阈值因测定方法不同而不同，一般在 2.5~20μg/L。在测定时应设定正常曲线，一般认为 CEA >5μg/L 为异常。CEA 属于一种肿瘤胚胎抗原，胎儿胃肠道及某些组织细胞有合成 CEA 的能力，出生后血含量甚微。多种恶性肿瘤如直肠癌、胃癌、乳腺癌、宫颈癌、子宫内膜癌、卵巢上皮性癌、阴道及外阴癌等均可表达阳性，因此 CEA 对肿瘤类别无特异性标志功能。在妇科恶性肿瘤中，卵巢黏液性囊腺瘤 CEA 阳性率最高，其次为 Brenner 瘤，子宫内膜样癌及透明细胞癌也有相当 CEA 表达水平，浆液性肿瘤阳性率相对较低。肿瘤的恶性程度不同，其 CEA 阳性率也不同。卵巢黏液性良性肿瘤的 CEA 阳性率为 15%，交界性肿瘤为 80%，而恶性肿瘤可为 100%。约 50% 的卵巢癌病人血浆 CEA 水平持续升高，尤其黏液性低分化癌最为明显。借助 CEA 测定手段，动态监测跟踪各种妇科肿瘤的病情变化和观察治疗效果有较高临床价值。

6. 鳞状细胞癌抗原（squamous cell carcinoma antigen，SCCA） 血浆中 SCCA 正常阈值为 1.5μg/L。SCCA 是从子宫颈鳞状上皮细胞癌分离制备得到的一种肿瘤糖蛋白相关抗原。SCCA 对绝大多数鳞状细胞癌均有较高特异性，70% 以上的宫颈鳞癌病人血浆 SCCA 升高，而宫颈腺癌仅有 15% 左右升高，对外阴及阴道鳞状上皮细胞癌敏感性为 40%~50%。SCCA 的血浆水平与宫颈鳞癌病人的病情进展及临床分期有关，若肿瘤明显侵及淋巴结，SCCA 明显升高。当病人接受治疗痊愈后 SCCA 水平持续下降。SCCA 还可作为宫颈癌病人疗效评定的指标之一，当化疗后 SCCA 持续上升，提示对此化疗药物不敏感，应更换化疗方案或改用其他治疗方法。SCCA 对复发癌的预示敏感性可达 65%~85%，而且在影像学方法确诊前 3 个月，SCCA 水平就开始持续升高。因此，SCCA 对肿瘤病人有判断预后、监测病情发展的作用。

（二）雌、孕激素受体

雌激素受体（estrogen receptor，ER）、孕激素受体（progesterone receptor，PR）多采用单克隆抗体组织化学染色定性测定，如果从细胞或组织匀浆进行测定，则定量参考阈值 ER 为 20pmol/ml，PR 为 50pmol/ml。ER 和 PR 存在于激素的靶细胞表面，能与相应激素发生特异性结合进而产生特异性生理或病理效应。激素与受体的结合有专一性强、亲和力高和结合容量低等特点。ER 和 PR 主要分布于子宫、宫颈、阴道及乳腺等靶器官。一般认为，雌激素有刺激 ER、PR 合成的作用，而孕激素则有抑制 ER 及间接抑制 PR 合成的作用。多数学者报道 ER 阳性率在卵巢恶性肿瘤中明显高于正常卵巢组织及良性肿瘤，而 PR 相反，说明卵巢癌的发生与雌激素的过度刺激有关。不同分化等级的恶性肿瘤，其 ER、PR 的阳性率也不同。卵巢恶性肿瘤随分化程度的降低，PR 阳性率也随之降低；同样，子宫内膜癌和宫颈癌的 ER、PR 阳性率在高分化肿瘤中较高。有资料表明约 48% 的子宫内膜癌病人组织标本中可同时检出 ER 和 PR，31% 病人 ER 和 PR 均为阴性，7% 只可检出 ER，14% 的病人只检出 PR。这些差异提示受体在不同病人有很大变化，这种变化对子宫内膜癌的发展及转归有较大影响，特别对指导应用激素治疗有重要价值。

（三）妇科肿瘤相关的癌基因和肿瘤抑制基因

1. *myc* 基因 *myc* 基因属于原癌基因。在卵巢恶性肿瘤、宫颈癌和子宫内膜癌等妇科恶性肿瘤可发现有 *myc* 基因的异常表达。*myc* 基因的过度表达在卵巢肿瘤病人中约占 20%，多发生在浆液性肿瘤。30% 的宫颈癌有 *myc* 基因过度表达。*myc* 基因的异常扩增意味着病人预后极差。

2. *ras* 基因 作为原癌基因类的 *ras* 基因家族（*N-ras*、*K-ras* 和 *H-ras*）对某些动物和人类恶性肿瘤的发生、发展起重要作用。在宫颈癌病人中均可发现有三种 *ras* 基因的异常突变，子宫内膜癌仅发现 *K-ras* 基因突变。而部分卵巢癌病人可有 *K-ras* 和 *N-ras* 的突变。*K-ras* 的过度表达往往提示病情已进入晚期或有淋巴结转移，因此认为 K-ras 可以作为判断卵巢恶性肿瘤病人预后的指标之一。宫颈癌 *ras* 基因异常发生率为 40%~100%，在 *ras* 基因异常的宫颈癌病人中，70% 病人同时伴有 *myc* 基因的扩增或过度表达，提示这两种基因共同影响宫颈癌的预后。

3. *C-erb B₂* 基因 *C-erb B₂* 基因也称 *neu* 或 *HER₂* 基因。卵巢癌和子宫内膜癌的发生与 *C-erb B₂* 密切相关。据报道 20%~30% 的卵巢肿瘤病人有 *erb B₂* 基因的异常表达，并提示预后不佳；10%~20% 的子宫内膜癌病人过度表达 *erb B₂*。*erb B₂* 的过度表达与不良预后有关。

4. *p53* 基因 *p53* 是当今研究最为广泛的人类肿瘤抑制基因。*p53* 基因全长 20kb，位于 17 号染色体短臂。*p53* 基因的异常包括点突变、等位片段丢失、重排及缺乏等方式。由于这些变化使其丧失与 DNA 聚合酶结合的能力，当 DNA 受损后，由于 *p53* 缺陷，使细胞不能从过度复制状态解脱出来，更不能得以修复改变，进而导致恶性肿瘤细胞过度增生。50% 卵巢恶性肿瘤有 *p53* 基因的缺陷，在各期卵巢恶性肿瘤中均发现有 *p53* 异常突变，这种突变在晚期病人中远远高于早期病人，提示预后不良。已知 *p53* 与细胞 DNA 损伤修复及导向凋亡有关。当 HPVs 基因产物如 HPV16 和

HPV18 与 *p53* 蛋白结合后能使后者迅速失活,这在病毒类癌基因表达的宫颈癌尤为明显。*p53* 突变导致该基因的过度表达,这种异常过度表达往往与子宫内膜癌临床分期、组织分级、肌层侵蚀度密切相关。

5. 其他肿瘤抑制基因　另一种肿瘤抑制基因 *nm23* 主要针对肿瘤转移,也称肿瘤转移抑制基因,其基因产物为核苷酸二磷酸激酶(NDPK)。*nm23* 的表达水平与卵巢恶性肿瘤的转移侵蚀性呈负相关。*erb B₂* 基因过度表达可使 *nm23* 基因失活,*nm23* 表达受抑制的结果则伴随卵巢癌淋巴结转移和远处转移。

第九节　妇科内镜检查

内镜检查(endoscopy)是通过利用连接于摄像系统和冷光源的内镜,直视人体体腔内组织及器官内部进行检查,观察组织形态、有无病变,必要时取活组织行病理学检查,明确诊断。内镜检查单纯用于检查病变的称诊断内镜(diagnostic endoscopy),同时进行病变治疗的称手术内镜(operative endoscopy)。妇科常用的有阴道镜检查、宫腔镜检查和腹腔镜检查。

一、阴道镜检查

阴道镜检查(colposcopy)是利用阴道镜将宫颈放大 10~40 倍,观察肉眼看不到的微小病变(阴道、宫颈异常上皮细胞、异形血管及早期癌变),必要时取可疑部位活组织检查,以提高宫颈疾病诊断的准确率。阴道镜检查是妇科疾病早期诊断的重要方式,是下生殖道(外阴、阴道、宫颈)疾病、癌前病变、早期癌及性疾病早期的诊断方法。

【适应证】

1. 宫颈细胞学检查 LISL 及以上、ASC-US 伴高危型 HPV DNA 阳性或 AGS 者。

2. HPV DNA 检测 16 或 18 型阳性者。

3. 有接触性出血,肉眼观察宫颈无明显病变者。

4. 宫颈锥切术前确定切除范围。

5. 对可疑外阴、阴道、宫颈病变部位进行指导性活检。

6. 对外阴、阴道及宫颈病变的诊断、治疗和效果评估。

【禁忌证】

1. 无性生活史者。

2. 月经期的受检者。

3. 急性或亚急性生殖道炎症。

4. 下生殖道有伤口或挫伤,有活动出血时,且出血量大者。

【用物准备】

阴道镜,阴道窥器 1 个,宫颈钳 1 把,尖手术刀片、刀柄各 1 个,弯盘 1 个,活检钳 1 把,标本瓶 4~6 个,纱布、棉球若干,3% 的醋酸溶液(冰醋酸 3ml + 蒸馏水 97ml),复方碘溶液(碘化钾 0.6g,碘 30g,加蒸馏水至 100ml)。

【操作方法】

1. 嘱病人排空膀胱,协助其取膀胱截石位,先用阴道窥器暴露宫颈阴道部,再用棉球轻轻擦除阴道、宫颈分泌物。

2. 调整阴道镜和检查台高度以适合检查,将镜头放于距宫颈 15~20cm 的位置,镜头对准宫颈,打开光源,调节好焦距至物像清晰为止。

3. 在白光下用 10 倍低倍镜粗略观察宫颈的大小、外形、上皮有无异常、病变范围及血管形态、毛细血管间距离等。再增大倍数循视野观察。

4. 精密观察，可借助于以下方法：①用 3% 醋酸棉球涂擦宫颈阴道部，可使柱状上皮迅速肿胀、发白，呈葡萄状改变，而使鳞 - 柱状上皮处非常清晰。若需长时间观察，可每 3~5min 重复涂擦 3% 醋酸一次。②用复方碘溶液棉球涂擦宫颈阴道部，可使富含糖原的正常鳞状上皮着色，呈棕褐色。非典型增生、癌变上皮内糖原少而不被碘着色，称为碘试验阴性。③若需精密观察血管时，应加绿色滤光镜片，并放大 20 倍。

5. 在可疑病变部位或碘试验阴性区取组织，并装入有固定液的标本瓶内送病理检查。

【护理配合】

1. **环境准备**　检查前用 500mg/L 含氯消毒剂擦拭物品表面，如操作台面、检查台等，并用 500mg/L 含氯消毒剂拖地，紫外线消毒室内 30min，做好遮挡，同时常规检查阴道镜性能是否良好，接通电源，然后准备好阴道镜检查所需要的器械、物品、制剂等。

2. **病人准备**　告知病人检查前 24h 内不做阴道上药，术前 2~3d 禁止性生活。介绍阴道镜检查的目的、操作过程及注意事项，减轻病人的紧张、恐惧心理，取得病人配合。检查前病人需排空膀胱，协助病人取膀胱截石位，注意遮挡，保护病人隐私。

3. 阴道窥器不宜使用润滑剂，避免影响检查结果，配合医生调节光源，传递检查需要的物品，观察病人检查中的反应，如有不适，立即停止检查，通知医生。

4. 取出的活组织标本应及时固定，做好标记，立即送检。

5. **健康宣教**　指导病人保持外阴清洁，勤更换内裤，检查后禁止性生活和盆浴 1 周，嘱病人适当休息，避免剧烈活动。

【结果评价】

1. **正常宫颈上皮与血管**

(1) **原始鳞状上皮**：粉红色，光滑。涂醋酸后无变色，涂碘溶液后呈深棕色。

(2) **柱状上皮**：原始鳞 - 柱状上皮交接处位于宫颈口外，镜下可见许多小乳头，涂醋酸后乳头肿胀呈葡萄状，涂碘不着色。合并炎症时可见血管增多、水肿，称为假性糜烂。

(3) **正常转化区**：又称移行带区，即鳞状上皮与柱状上皮交错的区域，是原始鳞 - 柱状上皮交界与生理鳞 - 柱状上皮交界之间的化生区。此区可见毛细血管丰富，形态规则，呈树枝状；由化生上皮环绕柱状上皮形成葡萄状小岛；在化生上皮区内可见散在的针眼状腺体开口，涂醋酸后化生上皮与岛内的柱状上皮界限明显，涂碘后着色深浅不一。此为病理学上的"鳞状上皮化生"。

(4) **正常血管**：为小微血管点分布均匀。

2. **异常宫颈上皮与血管**　几乎均出现在转化区内，碘试验均为阴性。

(1) **白斑**(leukoplakia)：又称单纯性白斑，是位于宫颈表面的白色斑块，不须加醋酸，肉眼可见，呈白色斑片，边界清楚，略隆起。白斑深层或周围可能发生恶性病变，应常规取活组织检查。

(2) **醋白上皮**(white vinegar epithelium)：宫颈上皮涂醋酸后由粉红色或红色变成白色斑块，边界清楚，无血管。病理检查为化生上皮或上皮内瘤变。

(3) **点状血管**：是由基质乳头中的毛细血管上行达上皮表面构成，为扭曲血管垂直状出现在上皮表面，呈红色点状，是血管异常增生的早期变化。涂醋酸后呈边界清楚、白色、表面光滑、有鳞状上皮散在的点状血管，涂碘不着色。

(4) **镶嵌**(mosaic)：在上皮周围，间质中的血管排列呈现篮子状结构，包绕上皮块，称为镶嵌。涂醋酸后其基底呈白色，边界清。若血管扩张变形，镶嵌不规则突出，应注意癌变。

(5) **非典型血管**(atypical blood vessel)：血管管径、形态、走向及相互之间的关系等极不规则，血管间距离明显增大，分布紊乱、形态各异。镜下见异形血管是浸润癌的标志。

3. **早期宫颈癌**　宫颈表面的异常形态和血管是肿瘤发展的可靠标志，早期宫颈癌镜下结构不清,云雾、镶嵌、点状血管和白斑混合存在。病变部位略高于正常组织,局部血管异常增生,异形血管存在,涂碘不着色。发展成浸润癌时,表面凸凹不平,呈结节状、胶冻样白色外观。

知识拓展

宫颈癌三阶梯筛查

国际妇产科联盟(International Federation of Gynecology and Obstetrics,FIGO)于 2004 年推荐采用三阶梯技术筛查宫颈癌,即宫颈细胞学、阴道镜及组织病理学,为目前临床上筛查、诊治宫颈癌及其癌前病变的主要方法。

TCT 是早期识别 CIN 的较好方法,目前被广泛用于宫颈癌和癌前病变的筛查。但 TCT 所取的标本为脱落细胞,与活体细胞特征存在一定的差别,且无组织结构,易出现假阴性,其中以 ASC-US 最为常见。因此,不宜单独采用 TCT 筛查宫颈癌以判断是否存在 CIN 或癌变,对于 TCT 阴性但肉眼可见宫颈严重糜烂或阳性病例,需行三阶梯技术的下一步检查以确诊。

阴道镜检查属于一种非侵入性诊断技术,具有易于操作、无创且可重复性强等优点,可通过电子放大系统观察宫颈鳞状上皮细胞特征,同时配以醋酸染色和碘试验,动态观察病变区域进展,为手术进行提供参考。但阴道镜检查仍可漏诊 CIN,该情况多见于宫颈管部位病变,亦与操作者的熟练程度有关。经统计相比于组织病理学,阴道镜检查中 CIN Ⅱ、Ⅲ 诊断符合率分别为 93.6%、96.5%,对 CIN Ⅰ 诊断符合率相对较低(87.3%),其原因为区别 CIN Ⅰ 病变与正常生理转化及炎性病变难度较大,且阴道镜检查存在一定的主观性。

综上所述,组织病理学是筛查宫颈癌的金标准,可从组织学角度对病变程度进行评价;TCT 细胞学检查通过显微镜观察宫颈脱落细胞的形态学,仅作为临床诊断的参考;阴道镜则是搭建组织病理学与细胞学关联的重要技术手段。采用以上三种技术筛查宫颈癌有助于降低漏诊率及误诊率,促进宫颈癌的早期诊断与治疗。

二、宫腔镜检查

宫腔镜检查(hysteroscopy)是应用膨宫介质扩张宫腔,通过插入宫腔的光导玻璃纤维窥镜直视观察子宫颈管、子宫颈内口、子宫腔及输卵管开口的生理与病理变化,并通过摄像系统将所见图像显示在监视屏幕上放大观看,可对病变组织直观准确取材并送病理检查;同时也可在宫腔镜下直接进行手术治疗。

【适应证】

1. 异常子宫出血。

2. 原因不明的不孕或反复流产者。

3. 宫腔内异物(节育器、流产残留物等)的定位及取出。

4. 疑宫腔异常者,如宫腔粘连、内膜息肉、子宫畸形、占位病变等的诊断及治疗。

5. 宫腔镜引导下输卵管通液,注液及绝育术。

6. 子宫内膜切除或子宫黏膜下肌瘤及部分突向宫腔的肌壁间肌瘤的切除。

【禁忌证】

1. 急性、亚急性生殖道感染。

2. 严重的心肺功能不全及其他不能耐受手术者。

3. 3 个月内有子宫穿孔史或子宫手术史者。

4. 宫颈瘢痕、宫颈裂伤或松弛者。

【用物准备】

宫腔镜（包括照明系统、成像系统和膨宫系统），阴道窥器 1 个，宫颈钳 1 把，卵圆钳 1 把，宫颈扩张器 1 套，无齿镊 1 把，探针 1 把，弯盘 1 个，纱布棉球若干。地塞米松 1 支（5mg）及膨宫液。宫腔镜双极电能的膨宫液可为电解质液体，如生理盐水；宫腔镜单极电能的膨宫液为非电解质液体，如 5% 葡萄糖液体、5% 甘露醇等。

【操作方法】

1. 嘱受检者排空膀胱后，将无菌垫单置于臀部下方，协助其取膀胱截石位。消毒外阴、阴道，铺无菌巾。

2. 放置阴道窥器，充分暴露阴道、宫颈，再次消毒阴道、宫颈，宫颈处涂抹局部浸润性麻药，使宫颈尽量松弛，宫颈钳夹持住宫颈，探针了解宫腔方向、宫腔大小，扩宫棒扩张宫颈外口至大于镜体外鞘直径半号。

3. 接通液体膨宫泵，调整压力，膨宫液膨开子宫颈，宫腔镜在直视下缓慢插入宫腔，调整出水口液体流量，使宫腔内压达到所需压力。

4. 移动镜体按顺序检查宫腔及宫颈管，先观察宫腔全貌，宫底、宫腔前后壁、双侧输卵管开口，在退出的过程中观察宫颈内口及宫颈管，退出宫腔镜。

5. 快速、简单的宫内手术操作，可在确诊后立即施行，如宫内节育器嵌顿、易切除的内膜息肉、内膜活检等。需时间较长、较复杂的宫腔镜手术需在手术室麻醉下进行。

【护理配合】

1. 检查前的评估

（1）检查前应告知受检者尽量选择月经干净后的 3~7d 检查，如持续阴道流血者应选择在血量减少时检查（必要时遵医嘱应用止血药物）。

（2）护士应认真询问受检者的月经史、孕产史（剖宫产史）、避孕方式、既往病史（包括心脏病史、糖尿病史、宫颈物理治疗史、生殖道炎症史等）、现病史（阴道流血情况），传染病史，检查前需筛查乙肝表面抗原、梅毒抗体以及尿妊娠试验，如尿妊娠试验阳性者，不宜进行检查，及时通知医生。

（3）检查当日嘱受检者进食，但应避免进食刺激性食物。备卫生纸和卫生巾，排空膀胱。

（4）检查前测量体温、血压、脉搏，并记录。如有异常，立即通知医生，必要时停止检查。

2. 检查中的配合

（1）准备无菌器械，消毒物品，配合医生连接宫腔镜的膨宫管道，冷光源以及摄像系统，传递检查过程中所需器械。

（2）根据检查需要调节膨宫压力、液体流速、冷光源亮度，以达到最佳的检查效果。

（3）检查中测量受检者的血压、脉搏，注意观察受检者的反应，给予心理支持。如出现面色发白、寒战、呼吸困难等情况，应立即停止检查，必要时给予对症处理。

3. 检查后的注意事项

（1）检查结束后需使用卫生巾，避免膨宫液流出染湿衣物。

（2）检查结束后休息 30min，少部分受检者可能出现头晕、恶心、呕吐、下腹隐痛等不适，休息后症状可好转，经医生同意，症状消失后可离开。

（3）检查当日开始遵医嘱应用抗生素 3~5d，预防感染。

（4）2 周内禁止性生活、游泳、盆浴（可洗淋浴），保持外阴清洁，勤换内裤。

（5）术后 1 周内出现少量流血属正常现象，如出现腹痛、发热、出血量超过月经量时，应及时就诊。

（6）进行定位活组织病理检查者，须待病理结果回报后复诊。

宫腔镜内镜清洗消毒技术操作规范

宫腔镜检查属于进入人体无菌组织、器官或经外科切口进入人体无菌腔室的检查，因此宫腔镜检查所使用的进入人体器官、脏器的硬式内镜及附件必须灭菌。其中硬式内镜及附件的清洗、消毒或者灭菌必须遵照以下原则：

【硬式内镜的清洗步骤、方法及要点】

1.使用后立即用流动水彻底清洗，除去血液、黏液等残留物质，并擦干。

2.将擦干后的内镜置于多酶洗液中浸泡，时间按使用说明。

3.彻底清洗内镜各部件，管腔用高压水枪彻底冲洗，可拆卸部分必须拆开清洗，并用超声清洗器清洗5~10min。

4.器械的轴节部、弯曲部、管腔内用软毛刷彻底刷洗，刷洗时注意避免划伤镜面。

【硬式内镜的消毒或灭菌方法及要点】

1.适用压力蒸汽灭菌的内镜或内镜部件应当采用压力蒸汽灭菌，注意按内镜说明书要求选择温度和时间。

2.环氧乙烷灭菌方法适用于各种内镜及附件的灭菌。

3.不能采用压力蒸汽灭菌的内镜及附件可以使用2%碱性戊二醛浸泡10h灭菌。

4.用消毒液进行消毒、灭菌时，有轴节的器械应当充分打开轴节，带管腔的器械腔内应充分注入消毒液。

5.采用其他消毒剂、消毒器械必须符合规定，具体操作方法按使用说明。

【采用化学消毒剂浸泡消毒的硬式内镜】

消毒后应当用流动水冲洗干净，再用无菌纱布擦干。采用化学消毒剂浸泡灭菌的硬式内镜，灭菌后应当用无菌水彻底冲洗，再用无菌纱布擦干。

三、腹腔镜检查

腹腔镜检查（laparoscopy）是将接有冷光源照明和摄像系统的腹腔镜经腹壁进入腹腔，连接摄像系统，通过显示器观察盆、腹腔内脏器的形态以及有无病变，完成疾病的诊断或疾病的手术治疗。随着腹腔镜设备、器械不断更新，技术不断成熟，腹腔镜已普遍用于妇科疾病的检查及治疗。

【适应证】

1.急腹症（如异位妊娠、卵巢囊肿破裂、卵巢囊肿蒂扭转等）。

2.子宫内膜异位症的诊断及治疗。

3.不明原因的急、慢性腹痛和盆腔痛。

4.不孕症病人明确或排除盆腔疾病，判断输卵管通畅程度、观察排卵状况。

5.盆腔包块。

6.计划生育手术和并发症的治疗。

7.有手术指征的各种妇科良性疾病。

8.早期子宫内膜癌和宫颈癌的全子宫切除手术治疗。

【禁忌证】

1.严重心肺功能不全者。

2.绞窄性肠梗阻。

3.严重的腹壁疝或膈疝者。

4. 凝血系统功能障碍。

5. 腹腔内大出血者。

【用物准备】

腹腔镜，充气装置，气腹针，套管穿刺针，转换器，举宫器，阴道拉钩，各种钳类（弯分离钳、无损伤钳等），剪刀，旋切器，持针器，电外科设备（高频电刀、超声刀、血管闭合器等），阴道窥器，子宫探针，带有刻度的拔棒，缝线，缝针，刀片，刀柄，棉球，纱布，敷贴，注射器等。生理盐水，利多卡因、罗哌卡因等。

【操作方法】

1. **术区消毒** 腹部常规消毒，必要时消毒外阴及阴道，对于有性生活者拟行复杂腹腔镜手术者经阴道可放置举宫器便于手术操作。

2. **人工气腹** 根据套管针外鞘直径切开脐孔下缘皮肤 10~12mm，用布巾钳向上提起腹壁，用气腹针与腹部皮肤成 90° 沿切口穿刺进入腹腔，连接自动 CO_2 气腹机，以 CO_2 充气流量 1~2L/min 的速度充入 CO_2，充气 1L 后调整病人体位至头低臀高位，继续充气，使腹腔压力达 12~15mmHg，机器停止充气，拔去气腹针。

3. **放置腹腔镜** 提起腹壁，沿皮肤切口置入穿刺器，当穿刺入腹壁筋膜层及腹膜层后有突破感，去除套管内针芯，打开摄像系统及冷光源，将腹腔镜沿套管放入腹腔，可见盆腔脏器后连接 CO_2 气腹机，开始镜下操作。

4. **腹腔镜探查** 按顺序常规检查盆、腹腔。

5. **腹腔镜手术** 在腹腔镜的监测下，根据不同的手术种类选择下腹部不同部位的第 2、第 3 或第 4 穿刺点，分别置入穿刺器，插入恰当的器械操作。穿刺时应避开下腹壁血管。

6. **手术操作基础** 必须具备以下操作技术条件方可进行腹腔镜手术治疗：①用腹腔镜跟踪、暴露手术野；②熟悉镜下解剖；③熟悉镜下组织分离、切开、止血技巧；④熟悉各种电能源手术器械的使用方法；⑤熟悉取物袋取出组织物的技巧。

7. **手术操作原则** 遵循微创原则，根据解剖间隙进行镜下手术。

8. **手术结束** 用生理盐水冲洗盆腔，检查无出血，无内脏损伤，停止充入 CO_2 气体，并放尽腹腔内 CO_2，再取出腹腔镜及各穿刺点的套管针鞘，缝合穿刺口。

【护理配合】

1. **术前护理**

(1) 备皮：详见第五章第一节妇科腹部手术的配合及护理。

(2) 肠道、泌尿道、阴道准备：手术前 1d 肥皂水灌肠。如有涉及肠道手术，则提前 3d 行肠道准备（口服抑肠道菌抗生素 3d，无渣半流饮食 2d，手术前 1d 禁食并补液 2 500~3 000ml，手术当日禁食）。术前留置导尿管。

(3) 腹部皮肤准备：尤其应注意脐孔的清洁。

(4) 心理护理：由于病痛和手术涉及个人隐私，影响家庭和夫妻生活，因此病人思想顾虑多，出现焦虑情况，故应注意心理 - 社会因素对病人康复的影响。解释检查的必要性、方式和方法；向病人及家属介绍检查目的和方法，消除病人紧张和恐惧心理，使其积极配合手术。

(5) 嘱术前排空膀胱。

2. **术中护理**

(1) 协助医生帮病人摆好体位。

(2) 术中关心病人，指导病人配合操作。

(3) 为医生提供术中用品，密切观察病人生命体征，协助医生顺利完成操作。

(4) 管理好术中取出的病理标本，及时按要求送检。

3. 术后护理

(1) 评估病人的心理状况,做好心理护理。

(2) 用无菌创可贴覆盖穿刺口,安置病人休息,按麻醉要求采取必要体位。

(3) 严密观察病人脉搏、呼吸、血压、血氧饱和度等情况,如发现异常,应立即报告医生及时进行处理。

(4) 观察穿刺口情况。嘱术后2周内禁止盆浴和性生活,按医嘱给予抗生素预防感染,术后如放置有腹腔引流管时,应注意观察引流量、颜色以及性质,并准确记录。

(5) 鼓励病人早期活动,以尽早排空腹腔内气体,因腹腔残留气体而引起的肩痛和上腹部不适,一般无须处理,必要时可采取床尾抬高位以缓解不适。

第十节 妇科影像学检查

现代科技的飞速发展给传统的影像学注入了巨大活力,超声检查以对人体损伤小、可重复性、实时、诊断准确而被广泛应用于妇产科领域,而其他影像学检查如X线(如本章第六节"二、子宫输卵管造影术")、计算机体层成像(CT)、磁共振成像(MRI)、正电子发射体层成像(PET)等,已逐渐成为妇产科领域的重要检测方法。

一、超声检查

妇产科常用的超声检查主要有B超和彩色多普勒超声检查,检查途径有经腹及经阴道两种。超声检查无痛、无创伤,对胎儿基本安全,诊断相对准确、迅速,可以重复检查,便于随访观察,已成为妇产科首选的影像学诊断方法。

【常用超声检查类型】

(一) B超检查

B超检查是应用二维超声诊断仪,在荧光屏上以强弱不等的光点、光团、光带或光环,显示探头所在部位脏器或病灶的断面形态及其与周围器官的关系,并可做实时动态观察和照相。

1.经腹部B超 检查前适度充盈膀胱,形成良好的"透声窗",便于观察盆腔内脏器和病变。探测时受检者取仰卧位,暴露下腹部,检查区皮肤涂耦合剂,进行检查。

2.经阴道B超 检查前探头需常规消毒,套上一次性使用的橡胶套(常用避孕套),套内外涂耦合剂。受检者需排空膀胱,取膀胱截石位,进行检查。经阴道B超,受检者不必充盈膀胱,适用于对急诊、肥胖病人或盆腔深部器官的观察,无性生活史者不宜选用。

(二) 彩色多普勒超声检查

彩色多普勒超声一般指用相关技术获得的血流多普勒信号经彩色编码后实时地叠加在二维图像上,形成的彩色多普勒超声血流图像。彩色多普勒具有频谱多普勒功能,在妇产科领域用于评估血管收缩期和舒张期血流状态的常用三个指数为阻力指数(RI)、搏动指数(PI)和收缩期、舒张期比值(S/D)。彩色超声探头包括腹部和阴道探头,受检前的准备体位同B超检查。

(三) 三维超声检查

三维超声检查(three-dimension ultrasonography imaging, 3-DUI)可显示出超声的立体图像,构成立体图像的方法有数种,目前应用的仪器多为在二维图像的基础上利用计算机进行三维重建,有静态三维超声和动态三维超声两种。

【护理配合】

1.向受检者说明检查的意义,消除其紧张心理。注意遮挡,保护病人隐私。

2.经腹B超检查需要在膀胱充盈的情况下进行。指导在检查前半小时至1h饮水1 000ml左右,最大限度憋尿,使膀胱充盈,如果检查的人多,难以忍受的情况下应告知医生,争取提前检查。

3.经阴道超声检查无须憋尿,但无性生活史和阴道有出血者(如月经期、阴道不规则出血)及生殖道传染病病人(如阴道炎、性病)禁用。对其他一些宫颈、阴道、外阴疾病者也要谨慎选用,避免感染、出血。

4.检查完毕帮助受检者擦去耦合剂,整理衣物,膀胱充盈者嘱其尽快排尽尿液。

【超声检查在妇科领域的应用】

1.B超检查 利用B超检查进行妇科常见疾病的诊断与鉴别,如子宫肌瘤、子宫内膜异位症、子宫腺肌病、盆腔炎、卵巢肿瘤等。也可用于监测卵泡发育,探测宫内节育器的形态和位置。随着介入超声的应用,可在阴式超声引导下对成熟卵泡进行采卵;对盆腔囊性肿块穿刺,判断囊肿性质,并可注入药物进行治疗。随着助孕技术的发展,介入超声还可用于减胎术。

2.彩色多普勒超声检查 利用彩色多普勒超声能很好地判断盆、腹腔肿瘤的边界以及肿瘤内部血流的分布,尤其对滋养细胞肿瘤及卵巢恶性肿瘤(其内部血流信息明显增强)有助于诊断。

3.三维超声检查 可以较清晰显示组织结构或病变的立体结构,呈现二维超声难以达到的立体逼真的图像,有助于胎儿畸形的检查以及盆腔脏器疾患的诊断,特别是良、恶性肿瘤的诊断和鉴别诊断。

二、计算机体层成像

计算机体层成像(computerized tomography,CT)是利用X线对人体不同密度组织的穿透能力不同,接收信号产生差异,由计算机对数字信息进行处理,显示成图像。CT的特点是分辨率高,可显示肿瘤的结构特点、周围侵犯及远处转移等情况,用于各种妇科肿瘤治疗方案的制订、预后评估、疗效观察和术后复发的诊断。在妇产科领域主要用于卵巢肿瘤的鉴别诊断,CT检查的缺点是卵巢实性病变直径<2cm时难以检出,腹膜转移癌灶直径1~2cm也易漏诊,也可用于子宫畸形的鉴别诊断。

三、磁共振成像

磁共振成像(magnetic resonance imaging,MRI)检查是利用氢原子核(质子)在磁场内共振所产生的信号经重建成像的一种影像技术。MRI图像和CT图像不同,它反映不同的弛豫时间T_1和T_2的长短和MRI信号的强弱。MRI检查无放射性损伤,可以清晰地显示肿瘤信号与正常组织的差异,因此能准确判断肿瘤大小及转移情况和直接区分流空的血管和肿大的淋巴结,是恶性肿瘤术前分期方面的最佳影像学诊断手段。对浸润性宫颈癌的分期精确率可达95%。

四、正电子发射体层成像

正电子发射体层成像(positron emission tomography,PET)是通过示踪原理,以显示体内脏器或病变组织生化和代谢信息的影像技术,为功能成像。目前PET最常用的示踪剂为^{18}F标记的脱氧葡萄糖(^{18}F-FDG),其在细胞内的浓聚程度与细胞内糖代谢水平呈正相关。由于恶性肿瘤细胞内糖代谢率明显高于正常组织和良性肿瘤,因此PET被用于妇科恶性肿瘤的诊断、鉴别诊断、预后评价及复发诊断等。PET可发现10mm以下的肿瘤,诊断实体肿瘤的准确率达90%以上,高于传统的结构成像技术。

(张莹莹)

1. 王女士,44岁,已婚,既往月经规律,孕产史:2-0-1-2,近半年出现阴道血性分泌物和接触性出血。妇科检查:外阴阴道正常,宫颈表面欠光滑,宫颈上唇见柱状上皮移位样改变Ⅱ度,宫颈质硬,接触出血。子宫正常大,活动好,无宫旁增厚、无压痛。双附件未触及明显异常。

请思考:

(1) 该病人应做哪些检查?

(2) 护士应指导该病人在月经周期的何时为最佳检查时间?

(3) 护士应建议王女士多长时间进行一次宫颈癌筛查?

2. 王女士的检查报告结果为:高级别鳞状上皮内病变(HSIL)。行阴道镜检查:宫颈上唇醋酸白试验阳性,碘着色欠佳。

ER 2-3

练习题

请思考:

(1) 该病人可采用什么方法确诊?

(2) 取材应选在什么部位?

(3) 术后护理指导应注意哪些问题?

第三章 | 女性生殖系统炎症病人的护理

教学课件

思维导图

学习目标

知识目标：

1. 掌握滴虫阴道炎、外阴阴道假丝酵母菌病、细菌性阴道病、子宫颈炎及盆腔炎性疾病的护理评估、护理诊断及护理措施。

2. 熟悉滴虫阴道炎、外阴阴道假丝酵母菌病、老年性阴道炎、细菌性阴道病、子宫颈炎及盆腔炎性疾病的临床表现、治疗原则。

能力目标：

1. 应用所学知识对各类女性生殖系统炎症病人实施护理操作。

2. 分析各类女性生殖系统炎症病人的健康需求，针对性地提供健康指导。

素质目标：

通过学习女性生殖系统炎症的护理知识，引导女性关注自己的身体健康，养成良好的生活习惯和健康的生活方式，树立正确的健康观念和自我保健意识。

第一节 概 述

女性生殖系统炎症是妇科常见病、多发病，可发生于各年龄阶段，但以育龄期妇女多见。

一、女性生殖系统自然防御功能

女性生殖系统具有比较完善的自然防御功能，包括：①双侧大阴唇自然合拢，遮盖阴道口、尿道口。②盆底肌肉的作用使阴道口闭合，阴道前后壁紧贴，可以防止外界感染。③阴道复层鳞状上皮在雌激素作用下增生变厚，上皮细胞内糖原含量增加，糖原在阴道乳酸杆菌的作用下分解产生乳酸，使阴道维持酸性环境（pH≤4.5），可抑制适应于弱碱性环境中生长繁殖的病原体，称为阴道自净作用。④宫颈阴道部覆盖复层鳞状上皮，具有较强的防御损伤和抗感染能力。⑤宫颈内口紧闭，宫颈黏膜分泌碱性黏液栓堵塞宫颈管，可防止病原体侵入。⑥育龄期妇女子宫内膜周期性剥脱，有利于及时清除宫腔内的感染。⑦输卵管蠕动及黏膜上皮细胞的纤毛向子宫腔方向摆动，有利于阻止病原体的入侵和生长繁殖。

虽然女性生殖系统在解剖和生理方面具有较强的自然防御功能，但由于外阴前与尿道、后与肛门毗邻，育龄期性活动频繁，且阴道是性交、分娩及各种宫腔操作的必经之道，容易受到损伤及病原体感染。绝经后妇女和婴幼儿雌激素水平低下，或在女性特殊的生理时期如月经期、妊娠期、分娩期及产褥期自身防御功能下降，病原体容易侵入生殖道造成炎症。常见女性生殖系统炎症有外阴炎、阴道炎、子宫颈炎、盆腔炎性疾病等，其中以阴道炎和子宫颈炎最为多见。

二、病原体

正常阴道内兼有需氧菌与厌氧菌,两者共同形成阴道正常菌群。需氧菌包括棒状杆菌、非溶血性链球菌、表皮葡萄球菌等;厌氧菌主要有革兰阳性消化链球菌、消化球菌、类杆菌、梭杆菌等;兼性厌氧菌主要有阴道乳酸杆菌(优势菌)、加德纳菌和大肠埃希菌。此外,阴道内还寄居有支原体和假丝酵母菌。正常情况下,这些菌群在阴道内形成一种菌群平衡。

临床上,引起女性生殖系统感染的病原体可单独存在,亦可混合感染。常见的有①细菌:大多为化脓菌,如葡萄球菌、链球菌、厌氧菌、大肠埃希菌、淋病奈瑟菌、结核分枝杆菌等。②原虫:以阴道毛滴虫最为常见,其次是阿米巴原虫。③真菌:以假丝酵母菌(白色念珠菌)为主。④病毒:以人乳头瘤病毒(HPV)和疱疹病毒为多见。⑤螺旋体:以苍白密螺旋体多见。⑥衣原体:以沙眼衣原体常见。⑦支原体:以人型支原体和解脲支原体多见。

三、传播途径

女性生殖系统感染有四种常见的传播途径。

1.沿生殖道黏膜上行蔓延 病原体侵入外阴、阴道后,沿生殖器黏膜上行,经子宫颈管、子宫内膜、输卵管黏膜至卵巢及盆腔。淋病奈瑟菌、沙眼衣原体及葡萄球菌多沿此途径蔓延(图3-1)。

2.经淋巴系统蔓延 病原体经生殖道创伤处的淋巴管侵入盆腔结缔组织及内生殖器的其他部分,是产褥感染、流产后感染和宫内节育器放置术后感染的主要感染途径,多见于链球菌、大肠埃希菌、厌氧菌感染(图3-2)。

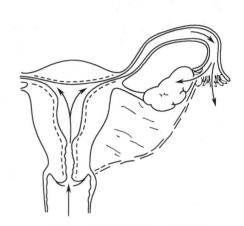

图3-1 炎症经黏膜上行蔓延

3.经血液循环蔓延 病原体先侵入人体的其他器官组织,再经血液循环感染生殖器官,多见于结核分枝杆菌感染(图3-3)。

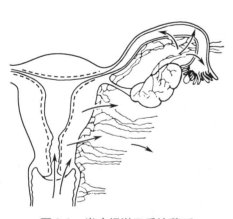

图3-2 炎症经淋巴系统蔓延

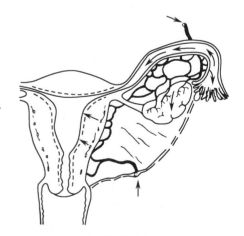

图3-3 炎症经血行蔓延

4.直接蔓延 盆腔、腹腔其他脏器感染可直接蔓延到内生殖器官,如阑尾炎可引起右侧输卵管炎。

四、炎症的发展与转归

女性生殖系统炎症通常有三种发展与转归:

1. **痊愈**　病人的机体抵抗力强,病原体的致病力较弱,或抗生素应用恰当,病原体被完全消灭,坏死的组织及炎性渗出物被吸收,则为痊愈。若炎症轻微,破坏不大,坏死组织及炎性渗出物完全被吸收,组织的结构及功能都可恢复正常,可不留任何痕迹。如果炎症反应的坏死组织及炎性渗出物发生机化,形成瘢痕或粘连,使组织结构及功能不能完全恢复正常。

2. **转为慢性**　炎症未治疗或治疗不及时、不彻底,或病原体对药物不敏感,身体的防御功能与病原体的作用处于相持状态,使得炎症长期存在。如机体的抵抗力增强,病原体可逐渐被消灭,炎症被控制并逐渐好转;一旦机体抵抗力降低,慢性炎症可急性发作。

3. **扩散与蔓延**　病人的机体抵抗力下降或病原体的致病力强,则炎症可沿淋巴和血液循环扩散,或蔓延到邻近器官。严重时可形成败血症或脓毒血症而危及生命。

第二节　外阴部炎症

外阴部炎症是妇科常见病,可发生于任何年龄。常见有非特异性外阴炎、前庭大腺炎。

一、非特异性外阴炎

非特异性外阴炎(non-specific vulvitis)是指外阴部皮肤与黏膜的炎症,其中以大、小阴唇最多见。阴道分泌物增多或炎性分泌物、大小便刺激外阴皮肤,糖尿病病人糖尿刺激,穿化纤内裤或紧身衣致局部透气性差,局部使用药物过敏,外阴不洁致病菌感染等均可引起外阴炎。

【护理评估】

(一) 健康史

询问病人的年龄、可能的诱因,有无白带增多、粪便刺激皮肤等。

(二) 身体状况

1. **症状**　外阴部瘙痒、灼热感、疼痛,在排尿、排便、性交、活动时加重。

2. **体征**　检查外阴充血、肿胀、糜烂,常有抓痕,严重时形成溃疡或湿疹。慢性炎症时,外阴局部皮肤增厚、粗糙、皲裂,可有苔藓样改变。

(三) 心理-社会支持状况

因外阴局部不适影响工作、睡眠和性生活而产生情绪低落、焦虑、烦躁不安等。

(四) 辅助检查

应常规行阴道分泌物检查了解有无特殊感染,如滴虫、假丝酵母菌、阿米巴原虫等。必要时查尿糖、寄生虫卵等,以明确引起外阴炎的病因。

(五) 治疗原则及主要措施

1. **病因治疗**　除去病因,消除刺激来源。如治疗糖尿病、肠道蛲虫病等。

2. **局部治疗**　可选用1:5 000高锰酸钾溶液坐浴,每日2次,每次15~30min,也可用清热解毒、杀虫止痒的中草药煎水熏洗、坐浴。若有皮肤黏膜破溃可涂抗生素软膏。

【常见护理诊断/问题】

1. **皮肤完整性受损**　与炎症刺激引起的局部瘙痒有关。

2. **舒适度减弱**　与外阴瘙痒、疼痛、分泌物增多有关。

【护理目标】

1. 病人皮肤完整性受到保护。

2. 病人自诉舒适感增加。

【护理措施】

（一）治疗配合

告知病人坐浴的目的，教会其坐浴的方法。注意药液的浓度和温度，月经期和分娩后 10d 内禁止坐浴。

（二）心理护理

炎症位于病人的隐私处，病人常因羞怯心理不愿及时就医。因此要关心体贴病人，了解病人心理变化，耐心倾听其诉说，鼓励病人及其家属参与制订治疗与护理方案，减轻其焦虑情绪。

（三）健康指导

加强卫生知识宣教，使病人了解外阴炎的发病特点，纠正不良卫生习惯，保持外阴清洁、干燥，穿透气性好的棉质内裤。急性期卧床休息，减少活动时的摩擦。治疗期间忌饮酒及进食辛辣刺激性的食物。局部严禁搔抓、热水洗烫等，勿用刺激性药物，避免外阴破溃合并细菌感染。

【护理评价】

1. 病人皮肤完整性是否受到保护。

2. 病人舒适感是否增加。

二、前庭大腺炎

前庭大腺炎（bartholinitis）是指病原体侵入前庭大腺而引起的炎症。前庭大腺位于两侧大阴唇后 1/3 深部（阴道口两侧黏膜深部，左右各一），腺体大小似黄豆粒。前庭大腺腺管细长（1~2cm），向内侧开口于小阴唇与处女膜之间的沟内。在性交、月经、分娩等情况污染外阴部时易发生炎症。本病多见于育龄期妇女。病原体多为化脓菌混合感染，如葡萄球菌、链球菌、大肠埃希菌等，目前淋病奈瑟菌、沙眼衣原体感染亦见增多。前庭大腺感染时常累及腺管，腺管口因炎症充血水肿而阻塞，脓液积存形成前庭大腺脓肿（abscess of bartholin gland）。急性炎症消退后，腺管口粘连堵塞，分泌物不能排出，脓液逐渐转清则形成前庭大腺囊肿（bartholin cyst）。

【护理评估】

（一）健康史

询问月经期卫生情况，了解有无不洁的性生活史。

（二）身体状况

1. 症状 急性期可有发热、全身不适，患侧外阴部疼痛引起行走不便。初期大阴唇下 1/3 处红肿、灼热、疼痛明显；形成脓肿时，局部包块触之具波动感，可自行破溃，引流畅则自愈，引流不畅则反复发作。前庭大腺囊肿是因炎症后腺管堵塞，分泌物排出不畅或前庭大腺脓肿脓液吸收而形成，局部触及椭圆形囊性包块。囊肿小者无症状，大者外阴坠胀、性交不适、行走不便。

2. 体征 妇科检查见局部皮肤红肿，压痛明显，患侧前庭大腺开口处有时可见白色脓点，脓肿形成时，局部可触及波动感。

（三）心理-社会支持状况

因外阴疼痛不适影响工作、睡眠和性生活而产生情绪低落、焦虑。病人因前庭大腺脓肿易复发，久治不愈，担心被人歧视而忧虑。

（四）治疗原则和主要措施

1. 急性期应卧床休息，保持外阴部清洁，根据细菌学检查选用敏感抗生素治疗。未形成脓肿时，局部可热敷或坐浴、涂抗生素软膏。

2. 脓肿形成或囊肿较大时可切开引流或行造口术，囊肿小无症状者不须处理。

【护理诊断/问题】

1. 疼痛 与局部炎性刺激、前庭大腺脓肿形成有关。

2. 皮肤完整性受损 与手术或脓肿破溃有关。

【护理目标】

1. 病人疼痛减轻或消失。

2. 病人皮肤完整性受到保护。

【护理措施】

（一）一般护理

急性炎症期卧床休息，健侧卧位，减少活动时的摩擦。监测体温，观察外阴局部皮肤颜色、有无脓肿形成等，及时给药并做好局部护理，减轻病人疼痛。

（二）协助病人用药

告知坐浴的目的，指导其坐浴液的配制、坐浴的方法及注意事项。

（三）手术护理

需行脓肿切开引流者，做好术前准备、术中配合和术后护理。术后每日更换引流条，擦洗外阴，每日 2 次，伤口愈合后可坐浴。

（四）心理护理

关心理解病人，了解病人心理变化，耐心安抚，消除其焦虑情绪。

（五）健康指导

加强卫生知识宣教，使病人了解前庭大腺炎的发病特点，纠正不良的卫生习惯。保持外阴清洁、干燥，穿透气性好的棉质内裤。外阴瘙痒时禁用刺激性药物或肥皂擦洗，避免搔抓、热水洗烫等。注意月经期、妊娠期、分娩期及产褥期卫生，月经期使用消毒透气的会阴垫。注意性生活时的卫生，增强预防意识。

【护理评价】

1. 病人疼痛是否减轻或消失。

2. 病人皮肤完整性是否受到保护。

第三节　阴道炎症

案例导入

王女士，25 岁，因阴道分泌物增多伴瘙痒 1 周来妇科门诊就医。假如你是接诊王女士的护士。

请思考：

1. 在对王女士进行护理评估时，应收集哪些方面的资料？

2. 如何指导她配合医生检查和治疗？怎样对她进行健康指导？

常见的阴道炎症有滴虫阴道炎、外阴阴道假丝酵母菌病、老年性阴道炎、细菌性阴道病。

一、滴虫阴道炎

滴虫阴道炎（trichomonal vaginitis）由阴道毛滴虫引起。阴道毛滴虫（图 3-4）是厌氧性原虫，适宜在温度为 25~40℃，pH 为 5.2~6.6 的潮湿环境中生长。阴道毛滴虫不仅寄生于阴道，还可侵入尿道、尿道旁腺、膀胱、肾盂以及男性的包皮皱褶、尿道及前列腺中。月经前后、产后等引起阴道酸性减弱，隐藏在腺体及阴道皱襞中的滴虫易生长繁殖导致炎症发生。

传播途径主要有：①经性生活直接传播；②通过公共浴池、浴具、游泳池、坐式马桶，或通过污染的妇科检查器具、敷料等间接传播。

【护理评估】

（一）健康史

询问既往病史，发作与月经周期的关系；了解既往治疗经过、个人卫生习惯；询问性伴侣的健康状况及有无不洁性生活史。

（二）身体状况

1. 症状 主要症状是白带增多及外阴瘙痒，伴外阴灼痛、性交痛或有蚁行感。若泌尿系感染，可有下腹痛、尿频、尿急、尿痛；阴道毛滴虫能吞噬精子，影响精子在阴道内存活，可导致不孕。少数病人检查有滴虫存在，但无明显临床症状，称为带虫者。

2. 体征 阴道检查时可见阴道壁充血，严重者有散在出血点，外观似草莓样；后穹隆有大量的分泌物，典型的分泌物为灰黄色、稀薄泡沫状，可有腥臭味，当合并化脓菌感染时呈黄色脓性白带，严重者阴道黏膜出血为血性白带。

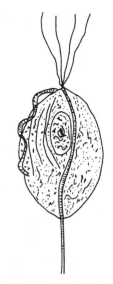

图 3-4 阴道毛滴虫

（三）心理 - 社会支持状况

病人有接受盆腔检查的顾虑，如治疗效果不佳致反复发作易生烦恼，出现无助感。了解性伴侣是否愿意同时治疗。

（四）辅助检查

1. 悬滴法 取 0.9% 氯化钠温溶液 1 滴放于玻片上，在阴道侧壁取典型分泌物混于其中，立即在低倍镜下检查，可见到呈波状运动的滴虫及增多的白细胞被推移。阳性率达 60%~70%。

2. 培养法 适于有典型症状而悬滴法未找到滴虫者，可进行阴道分泌物培养，其准确率可达 98%。

（五）治疗原则及主要措施

切断传播途径，提高阴道酸度，给予全身和局部抗滴虫治疗。

1. 全身用药 口服甲硝唑每次 200mg，每日 3 次，7d 为一个疗程。性伴侣同时治疗。

2. 局部用药 先用 1% 乳酸或 0.1%~0.5% 醋酸溶液阴道灌洗或坐浴，改善阴道内环境，然后阴道用药，如甲硝唑泡腾片 200mg 置阴道后穹隆每日 1 次，7~10 次为一个疗程。

【护理诊断/问题】

1. 皮肤黏膜完整性受损 与阴道炎症刺激有关。

2. 舒适度减弱 与外阴、阴道瘙痒，分泌物增多有关。

3. 知识缺乏：缺乏性卫生的相关知识。

【护理目标】

1. 病人局部炎症消退，受损组织痊愈，黏膜完整。

2. 病人阴道分泌物转为正常性状，瘙痒症状减轻。

3. 病人能叙述该病的有关知识并积极配合治疗，配偶同时接受治疗。

【护理措施】

（一）一般护理

注意个人卫生，保持外阴清洁、干燥，避免搔抓外阴部致皮肤破损。治疗期间禁止性交、勤换内裤。内裤、擦洗外阴的毛巾、浴巾应煮沸消毒 5~10min 以消灭病原体，避免交叉和重复感染。坐便器和外阴用盆应注意隔离消毒。

（二）指导病人配合检查

告知病人做分泌物检查之前 24~48h 避免性交、阴道灌洗以及局部用药。分泌物取出后应及时送检并注意保暖，否则滴虫活动力减弱，造成辨认困难。

（三）指导病人正确阴道用药

告知病人阴道灌洗要注意温度、浓度、方法，酸性药液冲洗阴道后再放药，各种剂型阴道用药的使用方法。月经期间应暂停坐浴、阴道灌洗及阴道用药。

（四）观察用药反应

口服甲硝唑后可出现胃肠道反应，如食欲缺乏、恶心、呕吐，偶见头痛、皮疹、白细胞减少等，一旦发现应立即报告医生并停药。甲硝唑可透过胎盘到达胎儿体内，亦可从乳汁中排泄，故孕 20 周前或哺乳期妇女禁用。甲硝唑用药期间及停药 24h 内、替硝唑用药期间及停药 72h 内禁止饮酒。

（五）健康指导

1. 强调治愈标准　滴虫阴道炎常于月经后复发，应向病人解释坚持按照医嘱规范治疗的重要性，故治疗后滴虫检查阴性者仍应每次月经后复查白带，连续 3 个月检查均阴性为治愈。

2. 滴虫阴道炎主要由性行为传播，性伴侣应同时进行治疗，治疗期间禁止性交。

【护理评价】

1. 病人局部炎症是否消退，受损组织是否痊愈，黏膜是否完整。

2. 病人阴道分泌物是否恢复正常性状，瘙痒是否缓解。

3. 病人能否正确叙述预防及治疗疾病的相关知识。

二、外阴阴道假丝酵母菌病

外阴阴道假丝酵母菌病（vulvovaginal candidiasis，VVC）是由假丝酵母菌引起的外阴阴道炎症，曾称为念珠菌性阴道炎。发生率高，国外资料显示，约 75% 的妇女一生中至少患过 1 次外阴阴道假丝酵母菌病，其中 45% 妇女经历过 2 次或以上的发病。

80%~90% 的病原体为白假丝酵母菌，10%~20% 为光滑假丝酵母菌、近平滑假丝酵母菌、热带假丝酵母菌等。酸性环境适宜假丝酵母菌生长，假丝酵母菌感染的病人阴道 pH 多在 4.0~4.7，通常 <4.5。假丝酵母菌对热的抵抗力不强，加热至 60℃ 后 1h 即可死亡，但对于干燥、日光、紫外线及化学制剂等抵抗力较强。

白假丝酵母菌属机会致病菌，正常情况下存在于人体口腔、肠道、阴道黏膜，因菌量极少，并不引起症状。当机体免疫力下降或阴道酸性增强时发病。常见诱因有：①妊娠、糖尿病及大量雌激素治疗时。②长期应用广谱抗生素改变了阴道内微生物环境。③使用免疫抑制剂、皮质激素治疗致机体抵抗力下降。④其他诱因如肥胖、穿紧身化纤内裤可使会阴局部的温度及湿度增加。

主要传播途径有①自身感染：为主要感染方式，寄生于阴道、口腔、肠道的假丝酵母菌可自身传播，一旦局部环境条件适宜可引起感染。②直接传播：少数病人可通过性交直接感染。③间接传播：极少通过接触感染的衣物间接感染。

【护理评估】

（一）健康史

询问发病与月经周期的关系，了解既往阴道炎病史，了解病人有无糖尿病史、是否使用抗生素与激素类药物。

（二）身体状况

1. 症状　主要症状是外阴奇痒、灼痛，严重时坐立不安，可伴有尿频、尿痛及性交痛。急性期阴道分泌物增多，典型的分泌物为白色凝乳状或豆渣样。

2. 体征　妇科检查可见外阴抓痕，小阴唇内侧及阴道黏膜红肿并附有白色膜状物，擦除后露出红肿、糜烂或溃疡的黏膜。

（三）心理-社会支持状况

了解疾病对病人生活质量的影响。外阴严重瘙痒不适使病人痛苦不堪，影响其休息睡眠而感精神压力,反复发作心理负担加重。

（四）辅助检查

1. 阴道分泌物悬滴法 玻片上滴 10% 氢氧化钾溶液,阴道后穹隆取少许分泌物混于其中,置显微镜下观察,找到假丝酵母菌的孢子和假菌丝即可确诊。

2. 培养法 若有症状而多次阴道分泌物悬滴法检查为阴性,或为顽固病例,可采用培养法。

3. 阴道 pH 测定 如阴道 pH < 4.5,可能为单纯假丝酵母菌感染;若 pH > 4.5,且涂片中有大量白细胞,可能存在混合感染。

（五）治疗原则及主要措施

消除诱因,改变阴道酸碱度,杀灭致病菌。

1. 消除诱因 应积极治疗糖尿病,及时停用广谱抗生素、皮质激素、雌激素及免疫抑制剂。

2. 局部用药 用 2%~4% 碳酸氢钠溶液坐浴或阴道灌洗后,选用咪康唑、克霉唑或制霉菌素栓剂塞入阴道深处,每晚 1 次,连用 7~10d。

3. 全身用药 适用于局部治疗效果差,未婚女性及反复发作者。常用药物有氟康唑、伊曲康唑、酮康唑等。如氟康唑 150mg,顿服;伊曲康唑每次 200mg,每日 1 次,连用 3~5d。

【护理诊断/问题】

1. 皮肤黏膜完整性受损 与阴道炎症刺激有关。

2. 舒适度减弱 与外阴、阴道瘙痒,分泌物增多有关。

3. 知识缺乏:缺乏外阴阴道假丝酵母菌病的相关知识。

【护理目标】

1. 病人局部炎症消退,受损组织痊愈,黏膜完整。

2. 病人阴道分泌物转为正常性状,舒适感增加。

3. 病人能叙述该病的相关知识并积极配合治疗。

【护理措施】

（一）一般护理

保持外阴清洁、干燥,着棉质内裤,尽量避免搔抓外阴。勤换内衣裤,内裤、外阴用盆及毛巾用开水烫洗。消除诱因,如治疗糖尿病,停用广谱抗生素及免疫抑制剂等。

（二）治疗配合

1. 阴道灌洗 注意阴道灌洗药液的浓度,灌洗药物要充分溶解,温度一般 41~43℃,切忌温度过高,以免烫伤。

2. 局部用药 指导病人不同剂型阴道用药的方法,坐浴或阴道灌洗后将药物放置于阴道后穹隆效果更好。

3. 全身用药 局部治疗效果差、未婚女性、拒绝局部用药者、性伴侣可选用口服药物治疗,指导病人遵医嘱服药。

4. 复发性外阴阴道假丝酵母菌病(recurrent vulvovaginal candidiasis, RVVC)**治疗** 1 年内有症状并经真菌学证实的 VVC 发作 4 次或以上,称为 RVVC。抗真菌治疗分为初始治疗和巩固治疗。①初始治疗:若为局部治疗,延长治疗时间 7~14d;如口服氟康唑 150mg,则第 4 日、第 7 日各加服 1 次。②巩固治疗:氟康唑 150mg,每周 1 次,共 6 个月;克霉唑栓剂 500mg 或酮康唑栓剂 200mg,每周 1 次,连用 6 个月。治疗期间定期监测药物疗效及副作用。

5. 妊娠合并感染 局部治疗为主,以 7d 疗法效果为佳。禁用口服康唑类药物。

（三）心理护理

耐心解释疾病的原因及预防措施,鼓励病人积极配合并坚持治疗,解答病人及家属的疑问,减轻其思想顾虑,增强其战胜疾病的信心。

（四）健康指导

1. 养成良好的卫生习惯，保持外阴清洁、干燥，每日清洗外阴、更换内裤。

2. 加强健康宣教，积极治疗糖尿病，正确合理使用抗生素、皮质激素、雌激素。

3. 对性伴侣无须进行常规治疗，但对有症状男性应进行假丝酵母菌检查，阳性者应积极治疗。性交时使用避孕套，以防疾病传播。

4. 向病人解释坚持按照医嘱规范治疗的重要性。治疗后检查假丝酵母菌阴性者仍应每次月经后复查白带，连续 3 个月检查均阴性为治愈。若症状持续存在或诊断后 2 个月内复发，须再次就诊。

【护理评价】

1. 病人局部炎症是否消退，受损组织是否痊愈，黏膜是否完整。

2. 病人外阴瘙痒是否缓解，舒适感是否增加。

3. 病人能否正确叙述预防及治疗疾病的相关知识。

三、老年性阴道炎

老年性阴道炎（atrophic vaginitis）亦称萎缩性阴道炎，常见于自然绝经及卵巢去势后妇女。因雌激素水平低下，阴道黏膜变薄，嗜酸性的乳酸杆菌不再为优势菌，阴道酸度减弱，局部抵抗力降低，其他病原体大量繁殖或入侵引起炎症。

【护理评估】

（一）健康史

了解病人的年龄、月经史，是否绝经、绝经时间。询问病人有无卵巢手术史或盆腔放射治疗史。

（二）身体状况

1. **症状**　主要症状为外阴灼热不适、瘙痒及阴道分泌物增多。阴道分泌物呈稀薄、淡黄色，感染严重时呈脓血性白带，有臭味。可伴尿频、尿痛、尿失禁。

2. **体征**　阴道检查可见阴道呈萎缩性改变，上皮皱襞变薄、消失。阴道黏膜充血、伴有散在小出血点或浅表溃疡。慢性炎症、溃疡可导致阴道粘连、狭窄甚至闭锁。

（三）心理–社会支持状况

病人因外阴局部不适影响生活而产生情绪低落、焦虑，血性白带常引起紧张恐惧。

（四）辅助检查

1. **阴道分泌物检查**　排除滴虫阴道炎和外阴阴道假丝酵母菌，清洁度多为Ⅲ度或Ⅳ度，正常乳酸杆菌减少。

2. **宫颈刮片细胞学检查或分段诊刮**　排除生殖道恶性肿瘤。

（五）治疗原则及主要措施

增强阴道抵抗力，抑制细菌生长。

1. **增加阴道的酸度**　用 1% 乳酸或 0.1%~0.5% 醋酸溶液灌洗阴道，增强阴道酸度后局部用抗生素，如甲硝唑 200mg 或诺氟沙星 100mg 置于阴道深部，每日 1 次，7~10d 为 1 个疗程。

2. **增强局部抵抗力**　补充雌激素是治疗老年性阴道炎的主要方法。雌激素制剂可局部给药，也可全身用药。可用雌激素软膏局部涂抹，每日 1~2 次，连用 14d。全身用药可口服尼尔雌醇或小剂量的己烯雌酚。

【护理诊断/问题】

1. **舒适度改变**　与外阴阴道瘙痒、灼热及分泌物刺激有关。

2. **知识缺乏**：缺乏对老年性阴道炎的认识和有效的保健知识。

3. **有感染的危险**　与局部分泌物增多、破溃有关。

【护理目标】

1. 病人瘙痒、灼热的症状减轻,舒适感增加。

2. 病人能叙述该病的相关知识并积极配合治疗。

3. 病人受损组织好转,黏膜完整,未出现感染。

【护理措施】

(一)一般护理

保持外阴清洁、干燥,勤换内衣裤,着棉质内裤,严禁搔抓外阴部。

(二)治疗配合

告知病人严格遵医嘱规范用药,并教会病人阴道灌洗和阴道放药的方法;自己用药有困难者指导其家属协助用药或由医务人员帮助使用。用药前注意洗净双手和消毒器具,使用酸性溶液灌洗阴道。

(三)心理护理

耐心给病人讲解围绝经期保健知识,鼓励其积极配合治疗。告知病人坚持治疗后症状会逐渐减轻,消除其焦虑、恐惧心理。

(四)健康指导

1. 向病人讲解围绝经期的生理变化和卫生常识,使其掌握相应的应对技巧。

2. 告知病人雌激素治疗的适应证和禁忌证,如不正确使用会增加子宫内膜癌和乳腺癌发生的危险,指导病人遵医嘱规范用药。

3. 年轻病人卵巢切除或盆腔放射治疗后,及时给予激素替代治疗的指导。

【护理评价】

1. 病人瘙痒是否缓解,舒适感是否增加。

2. 病人能否正确叙述治疗疾病的相关知识。

3. 病人受损组织是否痊愈,黏膜是否完整。

四、细菌性阴道病

细菌性阴道病(bacterial vaginosis,BV)是阴道内正常菌群失调所致的一种混合感染,主要表现为阴道分泌物增多,有鱼腥臭味,但临床及病理特征无炎症变化。引起阴道菌群失调的原因不清,可能与频繁性交、多个性伴侣、频繁的阴道灌洗使阴道内环境碱化有关。细菌性阴道病时,阴道内的乳酸杆菌减少,其他细菌如加德纳菌、厌氧菌及人型支原体等大量繁殖,破坏了正常阴道菌群之间的相互平衡。妊娠期细菌性阴道病可引起绒毛膜羊膜炎、胎膜早破、早产;非孕妇女可引起子宫内膜炎、盆腔炎性疾病、子宫切除术后阴道残端感染。

【护理评估】

(一)健康史

询问病人个人卫生习惯及性生活情况,使用女性护理液者应了解护理液的酸碱性及使用方法。

(二)身体状况

1.症状 10%~40% 病人无临床症状,有症状者主要表现为阴道分泌物增多并有难闻的臭味或鱼腥味,尤其在性交后加重,可伴有轻度外阴瘙痒或烧灼感。

2.体征 分泌物特点为均匀一致,稀薄,灰白色,常黏附于阴道壁,容易将分泌物从阴道壁拭去,阴道黏膜无红肿、充血等炎症表现。

(三)心理-社会支持状况

阴道分泌物可致病人局部不适,影响工作、生活及睡眠,性生活受影响时可导致夫妻关系紧张,病人常出现明显的焦虑、烦躁不安。

（四）辅助检查

1. 线索细胞（clue cell）阳性 取少许阴道分泌物放在玻片上，加 1 滴 0.9%氯化钠溶液混合，于高倍显微镜下寻找线索细胞。当线索细胞＞20% 时为阳性。线索细胞是阴道脱落的表层细胞边缘贴附的颗粒状物，即各种厌氧菌、加德纳菌，细胞边缘不清。

2. 胺试验（whiff test）阳性 取少许阴道分泌物涂在玻片上，滴 1~2 滴 10% 氢氧化钾溶液，产生烂鱼肉样腥臭气味，系胺遇碱释放氨所致。

3. 阴道 pH 检查 pH＞4.5。

（五）治疗原则和主要措施

恢复并维持阴道内酸性环境，抑制阴道内致病菌的生长。

1. 全身用药 首选甲硝唑 400mg，每日 2 次，7 日为一疗程。甲硝唑可抑制厌氧菌生长，但对支原体效果差。克林霉素 300mg，每日 2 次，连服 7 日。

2. 局部用药 用 1% 乳酸溶液或 0.1%~0.5% 醋酸溶液灌洗阴道或坐浴，以改善阴道内环境，然后将甲硝唑栓剂置于阴道内，每晚 1 次，连用 7 日。

【护理诊断 / 问题】

1. 舒适度减弱 与外阴、阴道瘙痒，分泌物增多有关。

2. 知识缺乏：缺乏生殖卫生的相关知识。

【护理目标】

1. 病人阴道分泌物明显减少、无异味，外阴、阴道瘙痒减轻，舒适感增加。

2. 病人能叙述该疾病相关的治疗知识。

【护理措施】

（一）一般护理

指导病人注意个人卫生，保持外阴部清洁、干燥，尽量避免搔抓外阴部致皮肤破损。勤换内裤，出现症状应及时诊断并治疗。

（二）治疗配合

1. 协助病人做阴道分泌物检查，告知病人取分泌物前 24~48h 避免性生活、阴道灌洗和局部用药。

2. 告知病人坐浴液的配制、温度、浓度、坐浴时间及注意事项；阴道灌洗后，把药物放入阴道后穹隆处，月经期暂停用药。

3. 指导病人遵医嘱规范用药。服用甲硝唑后部分病人出现胃肠道反应，偶见头痛、白细胞减少，应立即报告医生并停药。任何有症状的细菌性阴道病孕妇及无症状的高危孕妇（有胎膜早破、早产史者）应指导其配合治疗。性伴侣不须常规治疗。

（三）心理护理

耐心解释疾病的原因及治疗方法，减轻病人的思想顾虑，积极配合治疗。

（四）健康指导

1. 指导病人注意个人卫生，外阴清洁干燥，不穿化纤内裤，勿用刺激性或碱性药液频繁清洗外阴、阴道。

2. 注意性卫生，避免不洁的性行为。

3. 治疗后无症状者不须常规随访，对症状持续或重复出现者应告知病人复诊、接受治疗，可选择与初次治疗不同的药物。

【护理评价】

1. 病人阴道分泌物是否减少，有无异味，舒适感是否增加。

2. 病人能否正确叙述该疾病相关的治疗知识。

第四节　子宫颈炎

案例导入

张女士,50 岁,已婚,近期发现白带增多、偶有血丝,平素月经规律,现绝经 1 年有余。21 岁结婚,否认近亲婚配,孕产史:G₂P₂。妇科检查:宫颈肥大、质稍硬。窥阴器接触后有出血。子宫正常大小,活动好,无宫旁增厚、无压痛。双附件未触及明显异常。

请思考:

1. 为确诊和同时筛查早期宫颈病变,常用哪种检查方法?如何取材?取材前 24h 应注意什么?

2. 可采用什么方法确诊?术后指导应注意哪些问题?

【概述】

子宫颈炎(cervicitis)多见于育龄期妇女,是常见的女性生殖道炎症,可呈急性和慢性。临床多见慢性子宫颈炎,本节仅叙述慢性子宫颈炎。

子宫颈炎的病原体主要为葡萄球菌、链球菌、大肠埃希菌和厌氧菌,其次为性传播疾病的病原体,如淋病奈瑟菌、沙眼衣原体。由于宫颈黏膜皱襞和腺体多,病原体侵入宫颈黏膜并在此处隐藏,不易彻底清除,易形成慢性炎症。慢性子宫颈炎常见的病理改变有①慢性子宫颈管黏膜炎:表现为子宫颈管黏液增多及出现脓性分泌物,且反复发作。②宫颈肥大(cervical hypertrophy):慢性炎症的长期刺激导致宫颈组织充血、水肿,腺体和间质增生,使宫颈呈不同程度的肥大,硬度增加,但表面多光滑。③宫颈息肉(cervical polyp):慢性炎症的长期刺激可使宫颈管局部黏膜增生,子宫有排除异物的倾向,使增生的黏膜逐渐自基底部向宫颈外口突出而形成息肉,息肉可为一个或多个、大小不等,呈舌形、蒂部细长、直径约 1cm,色红、质脆,易出血。由于炎症存在,息肉摘除后常有复发(图 3-5)。

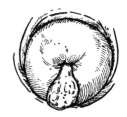

图 3-5　宫颈息肉

知识链接

宫颈腺体囊肿和宫颈柱状上皮异位

宫颈腺体囊肿是指在宫颈糜烂愈合过程中,新生的鳞状上皮覆盖宫颈管口或伸入颈管,腺管口阻塞致腺体分泌物引流受阻、潴留形成囊肿。宫颈腺囊肿大部分情况下是宫颈的生理改变,可不作处理。

宫颈柱状上皮异位(cervical ectropion)也称宫颈柱状上皮外翻,过去被称作"宫颈糜烂",2008 年之前出版的《妇产科学》教材中"宫颈糜烂"一直是作为一个标准的疾病存在的,在此之前把宫颈柱状上皮异位当作是一种病理现象。2008 年第 7 版《妇产科学》教材开始取消"宫颈糜烂"病名,以"宫颈柱状上皮异位"取代。宫颈糜烂样改变只是一种临床征象,可为生理性改变,也可为病理性改变。

深部子宫颈腺囊肿,表现为宫颈肥大,和宫颈糜烂样改变一样必须进一步检查才能与早期的宫颈癌进行鉴别。

【护理评估】

（一）健康史

了解病人婚育史、阴道分娩史；询问有无感染性流产、产褥感染、宫颈损伤等病史；了解性伴侣有无性传播疾病史；评估病人的日常卫生习惯。

（二）身体状况

1. **症状** 主要症状是阴道分泌物增多，淡黄色或脓性，偶有分泌物刺激引起外阴瘙痒或不适，或性交后出血，月经间期出血。部分病人可有腰骶部酸痛、下腹坠痛，常于月经期、排便或性交后加重。黏稠脓性白带不利于精子穿透而致不孕。

2. **体征** 妇科检查可发现子宫颈呈糜烂样改变，或有黄色分泌物覆盖子宫颈口或从子宫颈口流出，也可表现为宫颈息肉或宫颈肥大。

（三）心理-社会支持状况

因病程长、腹痛、白带多且有异味，病人思想压力大，精神状态不佳。宫颈息肉容易出血而使病人焦虑，拒绝性生活，因担心癌变而产生恐惧感。

（四）辅助检查

1. **宫颈刮片细胞学检查** 是妇科常规检查方法，用于鉴别早期宫颈癌。必要时行宫颈活体组织检查，以明确诊断。

2. **宫颈液基薄层细胞学检查**（TCT） 不仅能检测宫颈癌细胞，还能检测微生物如真菌、滴虫、病毒、衣原体等。

（五）治疗原则及主要措施

先筛查排除子宫颈鳞状上皮内病变和子宫颈癌；后针对不同病变采取不同的治疗方法。

1. 对持续性子宫颈管黏膜炎症者，需了解有无沙眼衣原体及淋病奈瑟菌的再次感染、性伴侣是否已进行治疗、阴道微生物群是否平衡，针对病因给予治疗。对病原体不明者，尚无有效治疗方法。

2. 对子宫颈糜烂样改变者，若为无症状的生理性柱状上皮异位，则无须处理。对子宫颈糜烂样改变、有接触性出血者且反复药物治疗无效者，可给予局部物理治疗，包括激光、冷冻、微波等方法，也可给予中药保妇康栓治疗或将其作为物理治疗前后的辅助治疗。

3. 宫颈息肉可行息肉摘除术。

4. 宫颈肥大一般无须治疗。

【护理诊断/问题】

1. **皮肤完整性受损** 与炎性分泌物刺激有关。

2. **舒适度减弱** 与阴道分泌物增多有关。

3. **焦虑** 与治疗效果不佳及病程长、担心恶变有关。

【护理目标】

1. 病人宫颈黏膜恢复正常。

2. 病人症状减轻或消失，舒适感增加。

3. 病人焦虑感消失，积极面对生活。

【护理措施】

（一）一般护理

加强会阴部护理，保持外阴清洁、干燥，减少局部摩擦。

（二）物理治疗注意事项

临床常用的物理治疗方法有激光、冷冻、红外线凝结及微波疗法等。其原理都是将宫颈糜烂面的单层柱状上皮破坏，结痂脱落后新的鳞状上皮覆盖创面，需3~4周，病变较深者，需6~8周，宫颈恢复光滑外观。接受物理治疗的病人应注意：①治疗前应常规做宫颈刮片行细胞学检查；②有急性生殖道炎症者列为禁忌；③治疗时间选择在月经干净后的 3~7d 内进行；④术后应每日清洗外阴 2 次，保持外阴清洁，在创面尚未愈合期间（4~8 周）禁盆浴、性交和阴道冲洗；⑤治疗后有阴道分泌物增多，甚至有大量黄水流出，术后 1~2 周脱痂时可有少许出血，如出血量多者需急诊处理；⑥一般于两次月经干净后的 3~7d 复查，了解创面愈合情况，同时注意观察有无宫颈管狭窄。

（三）心理护理

慢性子宫颈炎病程长，应耐心向病人及家属解释疾病的病因及治疗方法，强调物理治疗前宫颈刮片的必要性，使病人树立信心，积极主动配合治疗。

（四）健康指导

积极治疗急性子宫颈炎；定期做妇科检查，指导已婚妇女每年进行 1~2 次妇科检查，发现宫颈炎症积极接受治疗；避免分娩时或宫腔手术操作时损伤宫颈；产后发现宫颈裂伤应及时正确缝合。

【护理评价】

1. 病人宫颈黏膜是否恢复正常。

2. 病人阴道分泌物是否减少，舒适感是否增加。

3. 病人焦虑情绪是否减轻或消失。

第五节　盆腔炎性疾病

案例导入

> 林女士，26 岁，已婚一年未育，近半年经常感下腹部疼痛和腰部坠胀感，担心影响受孕，来医院咨询。
>
> **请思考：**
>
> 1. 对林女士进行护理评估前应收集哪些方面的资料？
>
> 2. 如何为其制订健康指导计划？

盆腔炎性疾病（pelvic inflammatory disease，PID）是女性上生殖道的一组感染性疾病，主要包括子宫内膜炎、输卵管炎、输卵管卵巢脓肿、盆腔腹膜炎。炎症可局限于一个部位或同时累及几个部位，最常见的是输卵管炎及输卵管卵巢炎。盆腔炎性疾病多发生在性活跃期、有月经的妇女，初潮前、无性生活和绝经后妇女很少发生盆腔炎性疾病，即使发生也往往是邻近器官炎症的扩散。若盆腔炎性疾病被延误诊断或未能得到有效治疗，可能会引发一系列后遗症，即盆腔炎性疾病后遗症（sequelae of PID）。

【病因】

女性生殖系统有较完整的自然防御功能，但当机体免疫力下降、内分泌发生变化及病原体侵入时，即可导致炎症的发生。年轻妇女、不良性行为、下生殖道感染、宫腔内操作、不注意性卫生保健、邻近器官炎症等是发生盆腔炎性疾病的高危因素。年轻妇女容易发生盆腔炎性疾病可能与频繁性活动、宫颈柱状上皮生理性异位、宫颈黏液机械防御功能较差有关。此外，不注意性卫生保健，如使用不洁的月经垫、经期性交或不恰当阴道冲洗者均可引起病原体侵入而导致炎症。

引起盆腔炎症性疾病的病原体有：①内源性病原体，来自寄居于阴道内的菌群，包括需氧菌（金黄色葡萄球菌、溶血性链球菌等）和厌氧菌（脆弱类杆菌、消化球菌等）。需氧菌或厌氧菌可以单独引起感染，但以需氧菌及厌氧菌混合感染多见。②外源性病原体，主要是性传播疾病的病原体，如淋病奈瑟菌、沙眼衣原体、支原体等。外源性和内源性病原体可单独存在，但通常为混合感染，可能是外源性的衣原体或淋病奈瑟菌感染造成输卵管损伤后，容易继发内源性的需氧菌或厌氧菌感染。

病原体可经生殖道黏膜上行蔓延，如刮宫术、输卵管通液术、子宫输卵管造影术、宫腔镜检查等，由于手术消毒不严格或手术所致生殖道黏膜损伤等，可导致下生殖道内源性菌群的病原体上行感染。病原体也可经外阴、阴道、宫颈及宫体创伤处的淋巴管经淋巴系统蔓延；或病原体先侵入人体的其他系统再经血液循环传播（结核），或因腹腔内其他脏器感染后直接蔓延到内生殖器，如阑尾炎、腹膜炎等蔓延至盆腔导致炎症发作，病原体以大肠埃希菌为主。

盆腔炎性疾病所致的盆腔广泛粘连、输卵管损伤、输卵管防御能力下降，容易造成再次感染，导致急性发作。

【病理】

1. **急性子宫内膜炎及子宫肌炎**　子宫内膜充血、水肿，有炎性渗出物，严重者内膜坏死、脱落形成溃疡。镜下见大量白细胞浸润，炎症向深部侵入形成子宫肌炎。

2. **急性输卵管炎、输卵管积脓、输卵管卵巢脓肿**　急性输卵管炎症因病原体传播途径不同而有不同的病变特点。

（1）炎症经子宫内膜向上蔓延者，首先引起输卵管黏膜炎，严重者引起输卵管黏膜粘连，导致输卵管管腔及伞端闭锁，若有脓液积聚于管腔内，则形成输卵管积脓。淋病奈瑟菌及大肠埃希菌、类杆菌及普雷沃菌除直接引起输卵管上皮损伤外，其细胞壁脂多糖等内毒素引起输卵管纤毛大量脱落，导致输卵管运输功能减退、丧失。衣原体感染后引起交叉免疫反应可损伤输卵管，导致严重输卵管黏膜结构及功能破坏，并引起盆腔广泛粘连。

（2）病原体经过宫颈的淋巴扩散，首先侵及浆膜层发生输卵管周围炎，然后累及肌层，而输卵管黏膜层可不受累或受累极轻，病变以输卵管间质炎为主，其管腔常可因肌壁增厚受压变窄，但仍能保持通畅。轻者输卵管仅有轻度充血、肿胀、略增粗，严重者输卵管明显增粗、弯曲，与周围组织粘连。卵巢很少单独发炎，常与发炎的输卵管伞端粘连而发生卵巢周围炎，称为输卵管卵巢炎，又称附件炎。炎症可通过卵巢排卵的破孔侵入卵巢实质形成卵巢脓肿，脓肿壁与输卵管积脓粘连并相通，形成输卵管卵巢脓肿。输卵管卵巢脓肿多位于子宫后方或子宫、阔韧带后叶及肠管间粘连处，可破入直肠或阴道，若破入腹腔则引起弥漫性腹膜炎。

3. **急性盆腔腹膜炎**　盆腔内器官发生严重感染时往往蔓延到盆腔腹膜，发炎的腹膜充血、水肿，并有少量含纤维素的渗出液，形成盆腔脏器粘连。当有大量脓性渗出液积聚于粘连的间隙内，可形成散在小脓肿，多见积聚于直肠子宫陷凹处形成盆腔脓肿，脓肿前面为子宫，后方为直肠，顶部为粘连的肠管及大网膜，脓肿可破入直肠而使症状突然减轻，也可破入腹腔引起弥漫性腹膜炎。

4. **急性盆腔结缔组织炎**　病原体经淋巴管进入盆腔结缔组织而引起结缔组织充血、水肿及中性粒细胞浸润，以宫旁结缔组织炎最常见。若形成盆腔腹膜外脓肿，可自发破入直肠或阴道。

5. **脓毒血症及败血症**　当病原体毒性强、数量多、病人抵抗力降低时常发生败血症。发生盆腔炎性疾病后，若身体其他部位发现多处炎症病灶或脓肿者，应考虑有脓毒血症存在，但需要经血培养证实。

6. **肝周围炎**（Fitz-Hugh-Curtis 综合征）　指肝包膜炎症而无肝实质损害的肝周围炎，淋病奈瑟菌及衣原体感染均可引起。由于肝包膜水肿，吸气时病人的右上腹疼痛。肝包膜上有脓性或纤维渗出物，早期在肝包膜与前腹壁腹膜之间形成松软粘连，晚期形成琴弦样粘连。5%~10% 输卵管炎病人可出现肝周围炎，临床表现为继下腹痛后出现右上腹痛，或下腹疼痛与右上腹疼痛同时出现。

7. **盆腔炎性疾病后遗症**　是指盆腔炎性疾病未得到及时正确的治疗，可能会发生的一系列后遗症。主要病理改变为组织破坏、广泛粘连、增生及瘢痕形成，导致输卵管阻塞、输卵管增粗、输卵管卵巢肿块、输卵管积水或输卵管卵巢囊肿，盆腔结缔组织炎的遗留改变表现为主韧带及宫骶韧带增生、变厚，若病变广泛，可使子宫固定（图3-6）。

【护理评估】

(一)健康史

了解病人月经史、生育史、手术史,月经期卫生习惯及性伴侣健康状况。了解是否为反复发作病人及既往治疗情况。

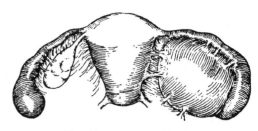

图 3-6 输卵管积水(左)、输卵管卵巢囊肿

(二)身体状况

1. 盆腔炎性疾病的临床表现

(1)**症状**:因炎症轻重及范围大小而有不同的临床表现。轻者无症状或症状轻微。常见症状为急性下腹痛伴发热、阴道分泌物增多、呈黄白色或脓性。若病情严重可出现寒战、高热、头痛、食欲缺乏等症状。若月经期发病,则可出现经量增多、经期延长。伴发腹膜炎时可有消化系统症状,如恶心、呕吐、腹胀、腹泻等。若有脓肿形成,可有下腹包块及局部压迫刺激征。包块位于子宫前方可出现排尿困难、尿频等膀胱刺激症状,若引起膀胱肌炎还可有尿痛等;包块位于子宫后方可有直肠压迫或刺激症状,如腹泻、里急后重感和排便困难;若包块在腹膜外,可破溃入直肠或阴道,流出脓性液体。病人若有输卵管炎的症状及体征并同时伴有右上腹疼痛者,应怀疑有肝周围炎。

(2)**体征**:轻者检查无明显异常发现,或妇科检查仅发现宫颈举痛、宫体压痛、附件区压痛等。严重病例呈急性病容,体温升高,心率加快,下腹部有压痛、反跳痛及肌紧张,叩诊鼓音明显,肠鸣音减弱或消失。

1)急性子宫内膜炎及子宫肌炎:阴道、宫颈充血水肿,可见大量脓性臭味分泌物从宫颈口流出;穹隆有明显触痛,宫颈举痛,宫体增大,有压痛,活动受限。

2)急性输卵管卵巢炎:子宫两侧压痛明显。若为单纯输卵管炎,可触及增粗的输卵管,压痛明显;若为输卵管积脓或输卵管卵巢脓肿,可触及包块且压痛明显,活动受限或粘连固定。

3)急性盆腔结缔组织炎:宫旁结缔组织炎时,可扪及宫旁一侧或两侧片状增厚,或两侧宫骶韧带高度水肿、增粗,压痛明显;若有盆腔脓肿形成且位置较低时,可扪及后穹隆或侧穹隆有肿块且有波动感。三合诊常能协助进一步了解盆腔情况。

4)急性盆腔腹膜炎:下腹压痛、反跳痛、肌紧张,抬举宫颈时更明显。

2. 盆腔炎性疾病后遗症的临床表现

(1)**症状**:全身症状多不明显,有时出现低热、乏力等,部分病人由于病程长而出现神经衰弱症状,如失眠、精神不振、全身不适等。临床多表现为不孕、异位妊娠、慢性盆腔痛或盆腔炎性疾病反复发作等症状。

(2)**体征**:妇科检查通常发现子宫大小正常或稍大,常呈后位、活动受限或粘连固定、触痛;宫旁组织增厚,宫骶韧带增粗,触痛;或在附件区可触及条索状物、囊性或质韧包块、活动受限,有触痛。如果子宫被固定或封闭于周围瘢痕化组织中则呈"冰冻骨盆"状态。

(三)心理–社会支持状况

病人因发热、疼痛而烦躁不安,同时由于病程长、反复发作甚至不孕,影响病人的健康、工作及家庭生活,病人容易出现焦虑、情绪低落,对治疗缺乏信心,治疗中要及时了解病人及家属对疾病的认识。

(四)辅助检查

1. 血常规检查 急性感染者可见白细胞总数及中性粒细胞数均增加,血沉增快。

2. 宫颈分泌物检查 取宫颈管分泌物行涂片检查、细菌培养及药敏试验。

3. 经阴道后穹隆穿刺检查 临床怀疑直肠子宫陷凹脓肿形成者行经阴道后穹隆穿刺检查,抽出脓液即可确诊。

4. B超 对盆腔脓肿、输卵管积水、输卵管卵巢囊肿有较好的诊断价值。

（五）治疗原则及主要措施

及时、足量及个体化的抗生素治疗，必要时手术治疗。抗生素应用原则是经验性、广谱、及时及个体化；给药途径的选择依据药物及疾病的严重程度。对于盆腔炎性疾病后遗症者多采用综合性治疗方案控制炎症，缓解症状，增加受孕机会，包括中西药治疗、物理治疗、手术治疗等，同时注意增强机体抵抗力。

【护理诊断 / 问题】

1. 疼痛 与盆腔炎性改变、组织粘连有关。

2. 睡眠型态紊乱 与长期疼痛影响睡眠有关。

3. 焦虑 与病程长、治疗效果不佳及担心预后有关。

【护理目标】

1. 病人疼痛减轻或消失。

2. 病人主诉睡眠时间延长，睡眠后精力充沛。

3. 病人的焦虑程度减轻，并能正确对待治疗。

【护理措施】

（一）一般护理

病情严重者或门诊治疗无效者应住院治疗，并提供相应的护理。

1. 卧床休息，给予半卧位，有利于脓液积聚于直肠子宫陷凹，使炎症局限。

2. 给予高热量、高蛋白、高维生素饮食，遵医嘱纠正电解质紊乱和酸碱平衡。

3. 高热时采取物理降温，若有腹胀可行胃肠减压。

4. 减少不必要的盆腔检查，避免炎症扩散。

（二）治疗配合

1. 根据病原体的特点及时选择高效的抗生素，诊断 48h 内及时用药将明显降低 PID 后遗症的发生。应配合医生选择给药途径：

（1）若病人一般状况好，症状轻，能耐受口服抗生素，并有随访条件，可给予口服或肌内注射抗生素。常用药物有头孢曲松钠、多西环素、氧氟沙星等。

（2）若病人一般状况差，病情重，不能耐受口服抗生素，或门诊治疗无效等，可给予静脉给药。常用的静脉给药方案有头霉素或头孢菌素类药物、克林霉素与氨基糖苷类联合方案；青霉素类与四环素类联合方案和氟喹诺酮类药物与甲硝唑联合方案。

2. 对于药物治疗无效、脓肿持续存在或脓肿破裂者，需要手术切除病灶。根据病人情况选择经腹手术或腹腔镜手术。需要手术治疗者，为其提供相应的护理。

（三）心理护理

耐心倾听病人的诉说，了解病人对疾病的心理感受；向病人解释引起疼痛的原因及缓解方法，与病人共同讨论制定治疗方案，增加病人的参与意识，解除病人的思想顾虑，增强其对治疗的信心。

（四）防治 PID 后遗症

1. 严格掌握手术指征 严格遵循无菌操作规程，为病人提供高质量的围手术期护理。

2. 及时诊断并积极正确治疗 PID。

3. 注意性生活卫生，减少性传播疾病 对于被确诊为 PID 后遗症的病人，要使其了解中、西医结合的综合性治疗方案可缓解症状，以减轻病人的焦虑情绪。综合治疗包括：

（1）**物理疗法**：能促进盆腔局部血液循环，改善组织营养状态，提高新陈代谢，有利于炎症吸收和消退，常用的有激光、短波、超短波、微波、离子透析。

（2）**中药治疗**：结合病人特点，通过清热利湿、活血化瘀或温经散寒、行气活血而达到治疗目的。

（3）**西药治疗**：针对病原体选择有效抗生素控制炎症，还可采用透明质酸酶等使炎症吸收。

（4）不孕妇女可选择辅助生育技术达到受孕目的。

（五）健康指导

1.嘱病人养成良好的个人卫生习惯,指导性生活卫生,减少性传播疾病。

2.对淋病奈瑟菌及沙眼衣原体感染的高危妇女进行筛查和治疗,可减少盆腔炎性疾病发生率。

3.若有盆腔炎性疾病者,须及时接受正规治疗,防止发生盆腔炎性疾病后遗症。

【护理评价】

1.病人疼痛有无减轻或消失。

2.病人睡眠质量是否提高。

3.病人焦虑感是否消失,能否积极面对生活。

知识拓展

盆腔炎性疾病的诊断标准（美国疾病预防控制中心诊断表现,2015年）

最低标准：
宫颈举痛或子宫压痛或附件区压痛。

附加标准：
体温超过38.3℃（口温）。
宫颈异常黏液脓性分泌物或宫颈脆性增加。
阴道分泌物湿片出现大量白细胞。
红细胞沉降率升高。
C反应蛋白升高。
实验室证实的宫颈淋病奈瑟菌或衣原体阳性。

特异标准：
子宫内膜活检组织学证实子宫内膜炎。
阴道超声或磁共振检查显示输卵管增粗,输卵管积液,伴或不伴有盆腔积液、输卵管卵巢肿块,或腹腔镜检查发现盆腔炎性疾病征象。

（胡蘅芬）

思考题

1.刘女士,40岁,自述白带增多,外阴瘙痒伴灼热感1周。妇科检查见阴道黏膜充血,有散在红色斑点,白带呈泡沫状,灰黄色,质稀薄,有腥臭味。

请思考：

（1）该病人最可能的临床诊断是什么？

（2）该病治愈的标准是什么？

（3）如何预防本病？

2.黄女士,27岁,46d前药物流产,1周前行清宫术,近2d感下腹部坠痛伴里急后重,外阴脓性分泌物。查体:腹部压痛、反跳痛,宫颈举痛。

请思考：

（1）该病人最可能的临床诊断是什么？

（2）本病主要的治疗方法是什么？主要护理措施有哪些？

ER 3-3

练习题

第四章 | 性传播疾病病人的护理

ER 4-1　ER 4-2

教学课件　　思维导图

学习目标

知识目标：

1. 掌握各种性传播疾病的传播途径及护理措施。

2. 熟悉性传播疾病的临床表现、治疗原则。

能力目标：

1. 应用所学知识对各类性传播疾病实施护理操作。

2. 分析各类性传播疾病妇女的健康需求，针对性地提供健康教育。

素质目标：

通过学习性传播疾病的护理知识，培养关爱女性的人文关怀精神，同时培养女性自尊、自爱、自立、自强的优秀品格，树立正确的世界观、人生观和价值观。

性传播疾病（sexually transmitted disease，STD）是指以性行为接触为主要传播途径的一组传染性疾病，近年来在我国发病率呈上升趋势。病原体包括细菌、病毒、螺旋体、衣原体、支原体、真菌、原虫及寄生虫 8 类。我国重点监测 8 种性病：淋病、梅毒、非淋病菌性尿道炎、尖锐湿疣、生殖器疱疹、软下疳、性病性淋巴肉芽肿和艾滋病。

第一节　淋　病

案例导入

孙女士，26岁，做销售工作，因为工作需要经常到外地出差，自述在一次去外地出差时发生不洁性行为。事后感觉外阴部瘙痒，尿频、尿急、尿痛、排尿困难等急性尿道炎症状，白带增多呈脓性，外阴部红肿、有烧灼样痛。

请思考：

1. 对孙女士如何按治疗原则进行用药指导？

2. 如何对孙女士进行健康教育？

淋病（gonorrhea）是由淋病奈瑟菌（简称淋菌）感染引起，主要侵犯泌尿生殖系统黏膜的性传播疾病，以泌尿生殖系统化脓性感染为主要临床表现。近年其发病率居我国性传播疾病首位。淋菌为革兰染色阴性双球菌，呈肾形，成双排列，离开人体不易生存，一般消毒剂易将其杀灭。淋病奈瑟菌对柱状上皮及移行上皮亲和力强，常隐匿于女性泌尿生殖道引起感染。本病的主要传染源是病人。绝大多数通过性交直接传染，多为男性感染淋菌后再传染给女性，可波及尿道、尿道旁腺、前庭大腺等处，以宫颈管感染最多见，病情继续发展可引起子宫内膜炎、输卵管黏膜炎、盆腔腹膜炎等。幼女可通过间接途径如接触被污染的衣物、被褥、浴盆等传染。新生儿、婴儿淋病多系母亲分娩时经软产道感染，所占比例很小。

【护理评估】

1. 健康史　详细询问病人的性生活史及性伴侣的情况，了解有无不洁性生活。询问发病时间、病情发展经过、程度、治疗经过及疗效等。

2. 身体状况　淋病的潜伏期 3~7 日，60%~70% 病人无症状，易被忽视或引起他人感染。感染初期病变局限于下生殖道、泌尿道，随病情发展可累及生殖道。按病理过程分为急性和慢性。

（1）**急性淋病**：早期症状为尿频、尿急、尿痛、排尿困难等急性尿道炎症状，白带增多呈脓性，外阴部红肿、有烧灼样痛。如病程继续发展，出现前庭大腺炎、急性宫颈炎、子宫内膜炎、急性输卵管炎及积脓、输卵管卵巢脓肿、盆腔脓肿、弥漫性腹膜炎，甚至脓毒性休克。淋菌侵入宫颈及卵巢后可致急性盆腔炎，病人表现为寒战、高热、恶心、呕吐、下腹两侧剧痛等。

（2）**慢性淋病**：急性淋病未治疗或者治疗不彻底可转为慢性，病人表现为慢性尿道炎、慢性宫颈炎、慢性输卵管炎及输卵管积水等。淋菌可长期潜伏在尿道旁腺、前庭大腺及宫颈腺体深处，导致病情迁延，反复发作。

（3）**妊娠合并淋病**：孕产妇感染淋菌占 1%~8%。妊娠早期淋菌性宫颈管炎，可导致感染性流产与人工流产后感染；妊娠晚期易因淋菌性宫颈炎使胎膜脆性增加，易发生胎膜早破，使孕妇发生羊膜腔感染综合征，导致滞产；分娩后产妇抵抗力低，若有损伤易发生淋菌播散，引起子宫内膜炎、输卵管炎，严重者可致播散性淋病。对胎儿的影响则是早产和胎儿宫内感染。早产发病率约为 17%，胎儿宫内感染易发生胎儿窘迫、胎儿生长受限，甚至导致死胎、死产。未治疗产妇分娩时约 1/3 新生儿经软产道感染淋菌，发生新生儿淋菌性结膜炎、肺炎，甚至出现淋菌败血症，使围生儿死亡率明显增加。

3. 心理 – 社会支持状况　淋病多因不洁性生活引起，病人易出现紧张、焦虑，不敢或延迟就医，失去了治疗时机而使疾病由急性转为慢性，迁延不愈，影响家庭关系，导致病人心理负担更加严重。

4. 辅助检查　取宫颈管分泌涂片检查发现革兰阴性双球菌，可初步诊断；对临床表现可疑，必要时行分泌物培养及药敏试验；有条件者可做淋菌核酸检测，PCR 检测淋病奈瑟菌 DNA 具有较高的敏感及特异性。

5. 治疗原则及主要措施　治疗应尽早、彻底，遵循及时、足量、规范用药原则。

（1）**急性淋病**：急性淋病病人以药物治疗为主，首选药物头孢曲松钠 250mg 单次肌内注射或头孢噻肟钠 1g 单次肌内注射，加用红霉素或阿奇霉素。性伴侣应同时治疗。

（2）**慢性淋病**：慢性淋病病人单纯药物治疗效果差，需要采用综合治疗方案，包括对症治疗、支持疗法、物理治疗、手术治疗等。

（3）**妊娠合并淋病**：妊娠期淋病严重影响母儿健康，应及时治疗，首选头孢曲松钠 1g，单次肌内注射，加用红霉素 0.5g，每日 4 次口服，连用 7~10d。淋病产妇娩出的新生儿，均用 1% 硝酸银溶液滴眼，预防淋菌性眼炎，并应预防用药，头孢曲松钠 25~50mg/kg（最大剂量不超过 125mg）肌内注射或静脉注射，单次给药。

【护理诊断 / 问题】

1. 有个人尊严受损的危险　与社会对性传播疾病的不认同有关。

2. 舒适度减弱　与分泌物增多、尿频、尿急、尿痛有关。

3. 焦虑　与担心疾病的预后有关。

【护理目标】

1. 自尊恢复。

2. 病人阴道分泌物转为正常，感觉舒适。

3. 焦虑减轻或消失。

【护理措施】

1. **一般护理**　嘱病人卧床休息,严格床边隔离。将病人接触过的生活用品进行严格的消毒灭菌,污染的手需用消毒液消毒等,防止交叉感染等。

2. **治疗配合**　遵医嘱给予急性淋病病人有效的抗生素治疗,指导病人及时、足量、规范用药,同时做好用药指导,提高病人的依从性,彻底控制急性炎症。

3. **妊娠合并淋病护理**　在淋病高发地区,指导孕妇应于产前常规筛查淋菌,最好在妊娠早、中、晚期各做 1 次宫颈分泌物涂片镜检淋菌,进行淋菌培养,以便及早确诊并得到彻底治疗。妊娠合并淋病者应及时给予有效抗生素彻底治疗,淋病孕妇娩出的新生儿应给予 1% 硝酸银溶液滴眼,预防淋菌性眼炎并应预防用头孢曲松钠肌内注射或静脉注射。

4. **心理护理**　尊重病人,给予适当的关心、安慰,解除病人求医的顾虑。用通俗易懂的语言与病人沟通,向病人强调急性期及时、彻底治疗的重要性和必要性,解释药物治疗的效果,以防疾病转为慢性,帮助病人树立治愈的信心。

5. **健康教育**　教会病人做好消毒隔离,病人内裤、浴盆、毛巾应煮沸 5~10min,病人所接触的物品及器具用 1% 苯酚溶液浸泡。治疗后 7d 复查分泌物,以后每月复查一次,连续 3 次阴性,方能确定治愈。性伴侣做淋病相关检查,并同时治疗。

【护理评价】

1. 病人自尊是否恢复。

2. 病人不适症状是否消失。

3. 病人焦虑感是否减轻或消失。

第二节　梅　毒

> **案例导入**
>
> 　　王女士,29 岁,2 个月前与网恋男友见面并同居,近 1 周自己发现外阴皮肤有硬下疳及大阴唇水肿,病原体检查梅毒螺旋体阳性。
>
> **请思考:**
>
> 1. 对王女士如何按治疗原则进行用药指导?
>
> 2. 如何指导王女士配合治疗?

梅毒(syphilis)是由苍白密螺旋体引起的慢性全身性的性传播疾病。苍白密螺旋体在体外干燥环境下不易生存,一般消毒剂及肥皂水可将其杀灭。性接触是最主要的传播途径,占 95%。未经治疗的病人在感染后 1 年内最具传染性,随病程延长,传染性逐渐减弱,病程超过 4 年者基本无传染性。梅毒孕妇即使病程超过 4 年,苍白密螺旋体仍可通过胎盘感染给胎儿,引起先天梅毒。新生儿也可在分娩时通过产道感染。此外,少数病人可通过污染衣物、浴具、哺乳、输血等间接感染。

> **知识拓展**
>
> ## 梅毒
>
> 　　15 世纪末梅毒开始在欧洲暴发,几年内就席卷了整个欧洲。如今梅毒仍在全世界流行,据 WHO 估计,全球每年约有 1 200 万新发病例。在我国,近年来梅毒增长迅速,已成为报告病

例数最多的性病。梅毒螺旋体在人体外很难存活，干燥、加热、消毒剂等都可杀死，所以共餐、握手、接吻等日常接触几乎不可能感染，除非存在开放性伤口或黏膜直接接触。接触过梅毒病人的东西，需要煮、晒或消毒。避免与治愈前的梅毒病人亲密接触。

【护理评估】

1. **健康史**　详细询问病人的性接触史，评估病人的感染途径，了解疾病的发病时间、病情发展及诊治经过。先天梅毒病人应询问其母亲的患病情况及妊娠、分娩过程。

2. **身体状况**　梅毒的潜伏期2~4周，早期主要表现为皮肤黏膜损害。一期梅毒潜伏期大概3~4周，女性典型损害为硬下疳。硬下疳由于性交感染，所以病变多发生在外阴部及性接触部位。女性硬下疳多见于大小阴唇、阴蒂、尿道口、阴阜，尤多见于宫颈，易于漏诊。硬下疳出现一周后，附近淋巴结肿大，其特点为不痛，皮表不红肿，不与周围组织粘连，不破溃，称为无痛性淋巴结炎。硬下疳若不治疗，经3~4周可自愈。经有效治疗后可迅速愈合，遗留浅在性萎缩瘢痕。硬下疳发生2~3周后，梅毒血清最初呈阳性。一期梅毒除发生硬下疳外，少数病人尚可在大阴唇等处出现硬韧的水肿，犹如象皮。若同时感染由杜克雷氏嗜血杆菌引起的软下疳，或由性病淋巴肉芽肿引起的崩蚀性溃疡，则称为混合下疳。晚期侵犯心血管、神经系统等重要器官，产生各种严重症状及体征，造成劳动能力丧失或死亡。患梅毒孕妇可通过胎盘将螺旋体传给胎儿引起晚期流产、早产、死产；若胎儿幸存，娩出先天梅毒儿，早期表现有皮肤大泡、皮疹、肝脾肿大等；晚期先天梅毒多出现在2岁以后，表现为楔状齿、鞍鼻、间质性角膜炎、神经性耳聋等，病死率及致残率明显升高。

3. **心理－社会支持状况**　梅毒进行性发展最终会累及全身，导致劳动力丧失甚至死亡，因此病人易出现焦虑、恐惧等心理反应，得不到家庭和社会的理解和帮助时可有绝望等。

4. **辅助检查**

(1) **病原体检查**：暗视野镜检：一期梅毒在硬下疳部位取少许血清渗出液或淋巴穿刺液放于玻片上，滴加生理盐水后置暗视野显微镜下观察，依据螺旋体强折光性和运动方式进行判断，可以确诊。

(2) **梅毒血清学检查**：包括密螺旋体抗原血清试验和非密螺旋体抗原血清试验。如荧光密螺旋体抗体吸收试验（FTA-ABS）、苍白密螺旋体血凝试验（TPHA）、快速血浆反应素环状卡片试验（RPR）等。

(3) **脑脊液检查**：淋巴细胞≥10×10^6/L，蛋白质>50g/L。性病研究实验室试验（venereal disease research laboratory test，VDRL）阳性为神经梅毒。

5. **治疗原则及主要措施**　早期明确诊断，及时治疗，用药足量，疗程规范。

(1) **梅毒孕妇**：首选青霉素治疗。①普鲁卡因青霉素80万U，肌内注射，每日1次，连用15~20d。②苄星青霉素240万U，两侧臀部肌内注射，每周1次，连续3次。若青霉素过敏，应改用红霉素0.5g，每6h 1次，连服15~30d。

(2) **先天梅毒儿**：已确诊先天梅毒的新生儿需进行治疗。普鲁卡因青霉素5万U/（kg·d），肌内注射，连用10~15d。若青霉素过敏，应改用红霉素7.5~12.5mg/（kg·d），分4次口服，连服30d。

【护理诊断/问题】

1. **有个人尊严受损的危险**　与社会对性传播疾病的不认同有关。

2. **恐惧**　与担心疾病发展与预后有关。

【护理措施】

1. **一般护理**　教会病人做好消毒隔离，内裤、毛巾应煮沸消毒5~10min，所接触的物品、器具用肥皂液及一般消毒剂浸泡。治疗期间禁止性生活，性伴侣也应进行梅毒检查及治疗。

2. 治疗配合 向病人讲解规范治疗必要性，首选青霉素治疗，若青霉素过敏，改用红霉素，禁用四环素类药物。抗梅毒治疗2年内梅毒血清学试验转为阴性，脑脊液检查阴性者为血清学治愈。

3. 心理护理 尊重病人，给予适当的关心、安慰，向病人强调彻底治疗的重要性，帮助病人树立治愈疾病的信心和生活的勇气。

4. 健康指导 治疗期间禁止性交，性伴侣同时进行检查和治疗，治疗后进行随访。第1年每3个月复查1次，以后每半年复查1次，连续2~3年，如发现血清由阴性变为阳性或滴度升高4倍或症状复发，应加倍量治疗。

第三节　尖锐湿疣

案例导入

刘女士，27岁，与男友同居半年，上周感觉为外阴瘙痒、烧灼痛或性交后疼痛。左侧大阴唇有散在的簇状粉色乳头状疣，疣体病理学检查为鳞状上皮增生。

请思考：

1. 指导刘女士如何配合治疗？

2. 如何对刘女士进行健康教育？

尖锐湿疣（condyloma acuminatum）是由人乳头瘤病毒（human papilloma virus，HPV）感染引起的鳞状上皮疣状增生病变的性传播疾病。近年发病率仅次于淋病，居第二位，常与多种性传播疾病同时存在。HPV属环状双链DNA病毒，目前已分离出100多个型别，其中有30多个型别与生殖道感染和恶性肿瘤有关。HPV感染的危险因素有过早性交，多个性伴侣，免疫力低下，高性激素水平和吸烟等。温暖和潮湿环境有利于HPV的生长，阴道分泌物增多、外阴湿热容易患尖锐湿疣。

HPV主要经性交直接传播，病人性伴侣中约60%发生HPV感染；也可通过污染的衣物、器械间接传播。新生儿可通过患病母亲的产道感染。

【护理评估】

1. 健康史 详细询问病人的性生活情况，评估其性伴侣的健康状态，是否存在HPV的感染，询问HPV的发病时间、病情发展及诊治经过。

2. 身体状况 尖锐湿疣潜伏期2周至8个月，平均3个月。病人以年轻女性居多。临床症状常不明显，部分病人表现为外阴瘙痒、烧灼痛或性交后疼痛。病灶特征为在外阴、阴道壁及宫颈等处可见散在或呈簇状增生的粉色或白色乳头状疣，柔软，其上有细小的指样突起。病灶增大后互相融合形成鸡冠状或菜花状，顶端可有角化和溃烂。妊娠期尖锐湿疣生长迅速，数目多，体积大，多区域，巨大尖锐湿疣可阻塞产道。此外，妊娠期尖锐湿疣组织脆弱，阴道分娩时容易引起大出血。孕妇患尖锐湿疣有垂直传播的危险。胎儿宫内感染极罕见，绝大多数是通过产道感染，在幼儿期有发生喉乳头状瘤的可能。

3. 心理－社会支持状况 病人多因不洁性生活而发病，易出现紧张和焦虑，年轻病人多担心疾病迁延，影响家庭关系及生育功能。

4. 辅助检查

（1）**病理学检查**：疣体的病理检查表现为鳞状上皮增生，呈乳头状生长，可见挖空细胞，角化不良细胞或角化不全细胞及湿疣外基底层细胞。

（2）**醋酸试验**：在病变区域涂以3%~5%醋酸液，3~5min后局部组织变白为阳性。

（3）**核酸检测**：可采用PCR及核酸DNA探针杂交检测HPV。

5.治疗原则及主要措施

(1)**非孕期和妊娠36周前**:病灶小、位于外阴者,选用局部药物治疗,如苯甲酸酊、50%三氯醋酸或5-氟尿嘧啶等;若病灶大、有蒂,可行物理及手术治疗,如激光、微波、冷冻、电灼等;巨大尖锐湿疣可直接行手术切除疣体,待创面愈合后再采用药物局部治疗。

(2)**妊娠近足月或足月**:病灶局限于外阴者,可行物理治疗或手术切除病灶,临产后可经阴道分娩;若病灶广泛,存在于外阴、阴道、宫颈时,经阴道分娩易发生软产道裂伤引起大出血;巨大病灶堵塞软产道,应行剖宫产术结束分娩。

【护理诊断/问题】

1.**舒适度减弱** 与外阴、阴道瘙痒有关。

2.**焦虑** 与担心疾病发展与预后有关。

【护理措施】

1.**一般护理** 保持外阴清洁,禁止性生活。病人使用的物品应严格消毒。严密隔离,防止交叉感染。瘙痒严重者可局部涂止痒药膏,避免搔抓引起局部感染。

2.**治疗配合** 妊娠期做好外阴护理,足月或近足月孕妇病灶大,影响阴道分娩者选择剖宫产术,并为其提供相应的手术护理。瘙痒明显者给予局部止痒药膏,避免搔抓引起局部感染。

3.**心理护理** 尊重病人,以耐心、热情、诚恳的态度对待病人,了解并解除其思想顾虑、负担,使病人做到患病后及早到医院接受正规诊断和治疗。

4.**健康教育** 加强性知识教育,避免混乱的性关系,注意性生活卫生。病人接触过的衣物、生活用品要及时消毒,严格隔离,防止交叉感染。WHO推荐性伴侣进行尖锐湿疣检查及治疗,性生活推荐使用避孕套。

第四节 生殖器疱疹

> **案例导入**
>
> 韦女士,23岁,半年内与两任男友同居,上周性生活后感到外阴不适,有明显的烧灼感和刺痛,外阴及肛周丘疹发现散在多簇水疱。取皮损处标本进行病毒检测HSV阳性。
>
> **请思考:**
> 1.指导韦女士如何配合抗病毒治疗?
> 2.如何对韦女士进行健康教育?

生殖器疱疹(genital herpes)是由单纯疱疹病毒(herpes simplex virus,HSV)引起的性传播疾病。生殖器疱疹病毒属于双链DNA病毒,分为HSV-Ⅰ和HSV-Ⅱ两型,均可致人类感染。HSV-Ⅱ称为生殖型,主要引起生殖器(阴唇、阴蒂、宫颈等)、肛门及腰以下皮肤疱疹,性接触传播占70%~90%,以青年女性居多。HSV在体外不宜存活,其主要传播途径是性交传播。孕妇合并HSV感染,传染胎儿的方式以通过软产道感染多见,少数可通过胎盘传染胎儿。

【护理评估】

1.**健康史** 询问病人有无不洁性生活史,评估有无机体免疫力下降等因素,反复发作者询问疾病的发生发展过程及诊治经过。

2.**身体状况**

(1)**原发性疱疹**:潜伏期为3~14d,一般2~3周缓慢消退,多数无症状的HSV-Ⅱ感染者成为病毒携带者。病人通常在不洁的性生活后感到外阴不适,多为明显的烧灼感和刺痛。检查可发现外阴及肛周丘疹，单簇或散在多簇，继之形成水疱（疱液中含病毒）。原发性疱疹多发部位为大阴唇、阴道口、尿道口、阴道肛门周围、大腿或臀部，约 90% 累及宫颈。也有原发疱疹仅累及宫颈者，表现为宫颈表面溃烂而产生大量排液。发病前可有全身症状如发热、头痛或全身不适等。几乎所有病人均出现腹股沟淋巴结肿大、触痛。部分病人出现尿急、尿频、尿痛等尿道刺激征。

（2）复发性疱疹：50%~60% 原发性感染病人在半年内复发。发病前局部烧灼感、针刺感或感觉异常，随后群簇小水疱很快破溃形成糜烂或浅溃疡。复发病人症状较轻，水疱和溃疡数量少、面积小，愈合时间短，病程 7~10d，较少累及宫颈，腹股沟淋巴结一般不肿大，无明显全身症状。

（3）妊娠合并生殖器疱疹：妊娠 20 周前患生殖器疱疹可感染胎儿，流产率高达 34%。妊娠 20 周后患病感染胎儿，以低体重居多，也可发生早产。宫内感染、严重病例罕见，极少发生先天发育异常儿。产道感染常见占 80% 以上，由于新生儿细胞免疫功能未成熟，病变常扩散全身，多于出生后 4~7d 发病，表现为发热、出血倾向、吸吮能力差、黄疸、水疱疹等，新生儿病死率高达 70% 以上。

3. 心理 - 社会支持状况　生殖器疱疹多由不洁性生活引起，疼痛明显，病人易出现紧张、恐惧等心理反应，病程较长、反复发作者心理负担更为明显。

4. 辅助检查

(1)**细胞学检查**：以玻片在疱疹基底部做印片，采用瑞氏或吉姆萨染色，显微镜下见到特征性的多核巨细胞或核内嗜酸性包涵体。此种方法敏感性低。

（2）**病毒抗原检测**：从皮损处取标本，以单克隆抗体直接免疫荧光试验或酶联免疫吸附测定检测 HSV 抗原，是临床快速诊断方法。

（3）**病毒培养**：取皮损处标本进行病毒培养、分离、鉴定、分型，是诊断 HSV 感染的金标准。

（4）**核酸检测**：已有报道应用核酸杂交技术 PCR 诊断生殖器疱疹，可提高诊断的敏感性并进行分型。

5. 治疗原则及主要措施　目前尚无彻底治愈方法，治疗原则是减轻症状、缩短病程，以对症和抗病毒治疗为主。

（1）**抗病毒治疗**：以全身抗病毒药物为主，选用阿昔洛韦干扰其 DNA 聚合酶，抑制 HSV-DNA 合成。阿昔洛韦口服，每日 5~6 次，每次 200mg，连用 7~10d，复发者同样剂量，连用 5d。

（2）**局部治疗**：保持患部清洁干燥，皮损处涂 1% 阿昔洛韦乳膏或酞丁胺霜等。

（3）**妊娠合并疱疹感染**：疱疹病毒可通过胎盘导致宫内感染，妊娠早期患生殖器疱疹应终止妊娠；妊娠晚期感染 HSV 者宜行剖宫产手术；新生儿出生后应监护 7d 以上。

【护理诊断 / 问题】

1. 有个人尊严受损的危险　与社会对性传播疾病的不认同有关。

2. 舒适度减弱　与外阴疼痛有关。

【护理措施】

1. 一般护理　加强休息，避免劳累，保持外阴清洁、干燥，必要时可选择特殊护理液清洗外阴，避免搔抓，禁用刺激性强的药品。治疗期间禁止性交。复发性生殖器疱疹病人性生活时使用避孕套。

2. 治疗配合　遵医嘱给予抗病毒药物，指导病人正确的用药方法，用药后应注意药物疗效和不良反应。

3. 心理护理　向病人讲解疾病相关知识，介绍病毒感染病程特点，尊重病人，解除病人心理负担。

4. 健康教育　开展与疾病相关知识的宣传，向育龄病人解释新生儿 HSV 感染的危险性，加强孕前指导。给予病人性伴侣正确咨询和指导，并教会安全套的使用方法及注意点。

第五节　获得性免疫缺陷综合征

案例导入

林女士,28岁,离异后与现男友同居一年,上周感觉颈、腋窝淋巴结肿大,有发热、咳嗽、胸痛、呼吸困难、乏力、不适、消瘦等,HIV 检测结果阳性。

请思考:

1. 指导林女士如何配合抗病毒治疗?
2. 如何对林女士进行健康教育?

获得性免疫缺陷综合征(acquired immune deficiency syndrome,AIDS)又称艾滋病,是由人类免疫缺陷病毒(human immunodeficiency virus,HIV)引起的性传播疾病。HIV 可引起 T 淋巴细胞损害,导致持续性免疫缺陷,多个器官出现机会性感染及罕见恶性肿瘤,最后导致死亡。HIV 属逆转录 RNA 病毒,有 HIV-I 和 HIV-II 两型。

HIV 存在于感染者的血液、精液、阴道分泌物、眼泪、尿液、乳汁和脑脊液中。艾滋病病人及 HIV 携带者均有传染性。其传播途径有:①主要经性接触直接传播,包括同性接触及异性接触;②经血液传播,见于吸毒者共用注射器,接受 HIV 感染的血液、血制品、体液等;③垂直传播,孕妇感染 HIV 能通过胎盘传染给胎儿,或分娩时经软产道及出生后母乳喂养感染新生儿。

【护理评估】

1. 健康史　询问病人有无不洁性生活史,输血史,评估有无机体免疫力下降等因素,反复发作者询问疾病的发生发展过程及诊治经过。

2. 身体状况　潜伏期不等,6 个月至 5 年或更长,儿童最短,妇女最长。艾滋病病人早期常无明显异常,部分病人有原因不明的淋巴结肿大,颈、腋窝最明显。发病后表现为全身性、进行性病变,主要表现为:

(1)**机会性感染**:感染范围广,发生率高,病原体多为正常宿主中罕见的、对生命威胁大的病原体。主要病原体为肺孢子菌、弓形虫、隐球菌、假丝酵母菌、巨细胞病毒、疱疹病毒等。病人起病缓慢,全身表现为原因不明的发热、乏力、不适、消瘦;呼吸系统表现为发热、咳嗽、胸痛、呼吸困难等;中枢神经系统表现为头痛、人格改变、意识障碍及运动神经障碍;消化系统表现为慢性腹泻、体重下降,严重者电解质紊乱,酸中毒死亡。

(2)**恶性肿瘤**:卡氏肉瘤最常见,多见于青壮年,肉瘤呈多灶性,除皮肤广泛损害外,常累及口腔、直肠和淋巴。

(3)**皮肤表现**:口腔、咽喉、食管、腹股沟、肛周等部位感染。

(4)**妊娠合并 HIV 感染**:约 82% 的 HIV 感染孕妇无临床症状,12% 有 HIV 相关症状,仅 6% 为艾滋病。宫内感染为 HIV 垂直传播的主要方式。孕妇感染 HIV 可通过胎盘传染给胎儿。无论分娩方式为剖宫产或经阴道分娩的新生儿,25%~33% 受 HIV 感染,HIV 感染的儿童中有 85% 为受 HIV 感染母亲传播。

3. 心理-社会支持状况　HIV 感染目前尚无有效的治疗方法,病人易出现恐惧、悲观,甚至绝望的心理。部分病人不敢及时去医院治疗,担心遭到社会和家人的歧视,致使病情恶化、心理负担加重。

4. 辅助检查

(1)**HIV 抗体检测**:初筛试验酶联免疫吸附测定和颗粒凝集试验,确认试验有免疫印迹试验。

(2)**病毒培养**:病毒分离培养是诊断 HIV 感染最可靠的方法,但敏感度低。

（3）**核酸检测**：PCR 技术检测血浆中 HIV-RNA。

艾滋病检测最准确的方式

疑似艾滋病感染初期可以选择初筛检测，如果初筛检测呈阴性，一定要在三个月内进行多次检查，如果都是阴性的结果，才可以排除。如果艾滋病的初筛结果是阳性，这时候需要进行艾滋病的确诊试验，可检查艾滋病的病毒载量，也可以检查艾滋病的核酸，如果检测到人类免疫缺陷病毒，可以确诊为艾滋病感染。

5. 治疗原则及主要措施　目前尚无治愈方法，多为对症治疗，目的是攻击和破坏 HIV 及改善宿主的免疫缺陷。

（1）**抗病毒治疗**：核苷酸转录酶抑制剂，如齐多夫定（ZDV）200mg 每日 3 次，或 300mg 每日 2 次，或司坦夫定 40mg 每日 3 次。

（2）**免疫调节药物**：干扰素 300 万 U，皮下注射或肌内注射，每周 3 次，3~6 个月一疗程。丙种球蛋白定期使用，减少细菌性感染的发生。

（3）**妊娠合并 HIV 感染**：HIV 阳性孕妇应定期产前检查，注意有无生殖道感染，给予积极的预防和治疗。进行胎儿宫内情况检测和艾滋病病情监测等；HIV 感染的孕产妇若在产前、产时或产后正确应用抗病毒药物治疗，其新生儿 HIV 感染率有可能显著下降（<8%）；关注孕妇及其家人的心理问题，提供健康教育和咨询。

【**护理诊断/问题**】

1. **有个人尊严受损的危险**　与社会对性传播疾病的不认同有关。

2. **恐惧**　与担心疾病发展与预后有关。

【**护理措施**】

1. **一般护理**　嘱病人加强休息和营养，劳逸结合，加强保护性隔离措施，避免传染给他人，根据病人的病情对症处理，如发热病人给予物理降温，抗生素控制感染等。

2. **治疗配合**　积极配合医生，根据病人的病情给予有效的处理。观察病人的病情变化情况，注意免疫功能检查及病毒载量的测定。

3. **心理护理**　解释艾滋病的相关知识，满足病人的合理需求，理解、尊重病人，开展心理疏导，消除其恐惧感，帮助病人正确认识和面对艾滋病，建立自尊。

4. **健康教育**

（1）健康行为的宣传教育被认为是当今艾滋病最有效的预防方法。科学地宣传艾滋病的防治知识，针对普通人群、高危人群、病人及家属开展健康教育和行为干预工作，帮助人们建立健康的生活方式，遏止艾滋病的传播。

（2）谨慎使用血制品，供使用的血液制品须经 HIV 检测，高危人群禁止献血，对供血者进行 HIV 抗体检测，抗体阳性者禁止供血。

（3）采取自我保护措施，用 1:100~1:10 的次氯酸钠溶液擦拭物品表面。医护人员避免针头、器械刺伤皮肤。

（4）艾滋病病人和 HIV 抗体阳性者均不宜妊娠；妊娠早期感染者应终止妊娠；哺乳期感染者 HIV 者不能哺乳，采取人工喂养，以减少 HIV 垂直传播的危险性。

（莫洁玲）

1. 刘女士,41岁,主诉其配偶半年前被检出患有淋病,其配偶为某外企的采购员,经常出差在外,不慎患上淋病,未到正规医院就诊,而是选择了个体诊所,病情一直反反复复。刘女士近一周感觉阴道分泌物增多,呈脓性,外阴部不适。

请思考:

(1) 该病人目前最主要的护理问题是什么?

(2) 应指导病人及配偶做哪些辅助检查?

(3) 在治疗过程中,应对病人进行哪些方面的健康指导?

2. 陈女士,47岁,在2017—2022年期间先后献血5次,2023年6月开始出现发热、乏力、咽痛、腹泻、全身不适等感冒样症状,给予对症治疗,上述症状缓解。2023年10月又出现发热、乏力、周身肌肉关节酸痛,伴严重腹泻,同时出现颈部、腋下、腹股沟淋巴结肿大。1个月后,上述症状加重,皮肤表面出现大面积皮疹,瘙痒严重,腋下和腹股沟出现脓疱,食欲缺乏,体重明显减轻。

练习题

请思考:

(1) 该病人最可能的疾病诊断是什么?应考虑的治疗措施是什么?

(2) 如何对病人及家属开展疾病预防的宣传教育?

第五章 | 妇科手术配合及护理

ER 5-1
教学课件

ER 5-2
思维导图

学习目标

知识目标：

1. 掌握腹部、外阴、阴道手术的术前及术后护理措施。

2. 熟悉腹部、外阴、阴道手术病人的护理评估。

3. 了解妇科腹部、外阴、阴道手术的范围及种类。

能力目标：

1. 能识别妇科腹部、外阴、阴道手术病人术后常见的并发症，并提出预防及处理措施。

2. 运用所学知识对妇科腹部、外阴、阴道手术病人进行围手术期护理和提供个性化的健康教育。

素质目标：

具有良好的职业素质和较强的责任心，能对各类手术病人进行心理 - 社会评估，并给予人文关怀。

妇科手术是妇科疾病尤其是妇科肿瘤的主要治疗方法，手术既是治疗手段也是创伤过程，做好术前准备和术后护理是手术顺利进行、病人快速康复的有力保证。

第一节 妇科腹部手术的配合及护理

案例导入

李女士，40 岁，因诊断为多发性子宫肌瘤住院，拟次日在全身麻醉腹腔镜下实施子宫全切术，护士巡视病房时发现病人因担心切除子宫后会加快衰老、担心手术风险，心情沉重而哭泣。

请思考：

1. 该病人可能存在哪些护理问题？针对可能存在的护理问题，应采取哪些护理措施？

2. 责任护士如何为该病人行术前准备？

3. 责任护士如何进行行术后观察？

妇科腹部手术依据急缓程度可分为择期手术、限期手术和急诊手术三种。按手术的范围主要分为卵巢囊肿剥除术、附件切除术、子宫肌瘤剥除术、全 / 次子宫切除术、次广泛性子宫切除术、广泛性子宫切除及盆腔淋巴结清扫术、剖腹探查术、卵巢肿瘤细胞减灭术等。其中子宫切除术也可经由阴道实施。

近年来，随着微创理念的普及，腹腔镜及宫腔镜手术大量开展，机器人手术也逐渐在临床实施,手术更加微创和精准。作为护理人员应具备新业务、新技术的知识,做好病人的术前评估、宣教及术后的护理工作。

一、腹部手术术前准备及护理配合

【护理评估】

（一）健康史

了解病人的一般情况、月经史、性生活史、婚育史,既往疾病史、手术史、过敏史,饮食及生活习惯等。

（二）身体状况

1. 症状 依据疾病种类、发生部位、疾病的发展和转归评估病人出现的不同症状。如子宫肌瘤病人可出现的症状有月经改变、腹部包块和继发性贫血等;而子宫颈癌病人可出现的症状有接触性出血、月经改变和恶病质等。

2. 体征 评估病人生命体征,一般状况,心、肺、肝、肾等重要器官的功能,了解子宫附件情况,评估宫颈有无肥大、子宫软硬度、有无硬结、包块等改变。

（三）心理-社会支持状况

住院及手术疼痛可使病人日常生活方式发生改变,由于手术部位涉及女性生殖器官,可能对女性特征造成一定影响,而使病人对手术产生焦虑、恐惧、自卑等悲观情绪,对未来生活失去信心。评估病人的心理状况,了解其对手术的认知程度,是否有恐惧与焦虑,是否因担心切除生殖器官失去女性功能产生失落感。

（四）辅助检查

血、尿常规,肝、肾功能测定,血型鉴定及交叉配血试验,病毒（HIV、HCV、TP、HBsAg）检测,心电图、B超、X线检查等。依据病情选择其他特殊辅助检查。

【护理诊断/问题】

1. 焦虑、恐惧 与担心手术危险及手术效果有关。

2. 知识缺乏:缺乏对手术方式及生殖器官功能的认识。

【护理目标】

1. 病人焦虑、恐惧减轻或消失。

2. 病人对疾病及手术的相关知识逐渐了解。

【护理措施】

（一）心理护理

护理人员应主动与病人及家属沟通,提供多形式的专业性指导,了解病人的心理状态,耐心解答病人及家属的疑问,减轻他们的思想顾虑、消除其恐惧心理。可通过个别谈话或集体谈话的方式,向病人讲解疾病的相关知识,说明手术的必要性,介绍手术、麻醉方式及手术过程、手术中可能遇到的情况,术前、术后的注意事项及护理配合,告知病人术后可能需要继续输液,必要时吸氧、留置引流管、安置监护设施等,消除病人的紧张情绪,保证病人充分的休息和睡眠。部分病人错误地认为切除子宫会提前进入更年期、影响夫妻生活等,这些往往是病人和家属最担心、最迫切想知道的问题。针对这些情况,护理人员需要采用通俗易懂的语言耐心解答病人的提问,为其提供相关的信息资料,使病人安全度过手术过程。向病人介绍手术方式及配合要点,讲解疾病相关知识及手术治疗效果。术前指导可采用团体小讲课的方式进行,鼓励病人多和其他病友沟通交流,以利于病人相互分享自我感受,让病人家属参与其中,增强病人的治疗信心,安心配合治疗。

（二）术前准备

术前监测体温、脉搏、呼吸、血压,每日3次,如发现病人有发热,体温超过37.5℃应及时报告医生。遵医嘱做好术前各项检查,密切观察生命体征。协助医生告知病人及家属麻醉及手术方式,以及术中、术后可能出现的相关问题,争取家属的理解、配合,并签署手术知情同意书。手术当日再次了解病人是否月经来潮、体温升高等情况变化。完成药物过敏试验并作好记录。遵医嘱术前30min注射基础性麻醉药,常用苯巴比妥和阿托品,术前让病人取下义齿、发夹、首饰等物品。依据手术类型和麻醉方式铺好麻醉床及做好相关准备。核查交叉配血结果,术前1d备好血源。当病人有贫血、营养不良、高血压、糖尿病等合并症时,应在术前积极纠正,使病人术前具备良好的生理条件来迎接手术。同时也针对术后可能发生的并发症进行积极的预防指导工作,包括床上主动运动、早期下床活动,促进肠道功能恢复及预防下肢深静脉血栓,术后深呼吸、有效咳嗽、床上使用便器等的指导,提高病人术后的依从性,促进早期康复。

(三)手术配合

1. 皮肤准备 包括淋浴和剃毛备皮。术前沐浴可降低手术部位感染发生率。目前尚未有明确证据表明剃毛可减少手术部位感染的发生。因此,应尽可能避免剃毛,若必须剃毛,应在当天实施。备皮范围上自剑突下,下至两侧大腿上1/3处及外阴部,两侧至腋中线,操作应当轻柔,避免皮肤损伤。腹腔镜手术的病人,应特别注意脐部的清洁。

2. 肠道准备 妇科手术涉及肠道不多,但由于手术部位位于盆腔,与肠道毗邻,肠道准备可以防止术中肠管膨胀而误伤肠管,也可以防止术中麻醉引起肛门括约肌松弛,导致病人排便而污染手术;还有一些手术直接涉及肠道。最理想的肠道准备应安全、有效,不良反应小,病人乐于接受。肠道准备分为机械性肠道准备和饮食管理,有时也会根据手术要求及个体情况给予肠道抑菌药物。

(1)机械性肠道准备:包括口服导泻剂(顺行)和灌肠(逆行)。常用的导泻剂有50%硫酸镁、20%甘露醇、复方聚乙二醇电解质散。灌肠常用溶液有0.1%~0.2%肥皂水、甘油灌肠剂、等渗盐水。肠道准备对于病人是应激因素,特别是老年人,可致脱水及电解质失衡。因此,在未涉及肠道的妇科手术中,推荐取消术前肠道准备;若手术范围涉及肠道,如深部浸润型子宫内膜异位症及晚期卵巢恶性肿瘤,可遵医嘱给予肠道准备。

(2)饮食管理:饮食管理包括无渣饮食、流质饮食以及术前禁食禁饮。主要原因之一是为了防止麻醉插管引起逆流窒息,也使术后肠道得以休息,促使肠功能恢复。随着快速康复医学的发展,术前禁食禁饮的时间也有所改变。缩短术前禁食禁饮时间,有利于减少手术前病人的饥饿、口渴、烦躁、紧张等不良反应,有助于减少术后胰岛素抵抗,甚至可以缩短术后住院时间。除合并胃排空延迟、胃肠蠕动异常和急诊手术等病人外,建议术前2h禁饮,之前可口服清饮料,包括清水、糖水、无渣果汁、碳酸类饮料、清茶及黑咖啡,不包括含酒精类饮品;术前6h禁食,之前可进食淀粉类固体食物,但油炸、脂肪及肉类食物则需要更长的禁食时间。

3. 阴道准备 经腹子宫切除术的病人,术前3d阴道冲洗,每日1次。常用的消毒液有0.2%的聚维酮碘(碘伏)或1:1 000苯扎溴铵。

4. 膀胱准备 预防尿潴留,术前指导病人练习床上大小便,以免术后排尿困难;术前安置无菌导尿管,妥善固定,保持引流通畅,防止术中损伤膀胱。为减轻病人的不适,近年来逐渐实行在手术室病人麻醉后放置硅胶尿管,病人麻醉后肌肉放松,无插管痛苦。

5. 镇静剂 为缓解病人术前焦虑,保证充足睡眠,手术前1d晚按医嘱可给病人适量镇静剂,如地西泮(安定)、异戊巴比妥(阿米妥)等。如病人服药后仍难以入睡,可按医嘱第二次给镇静剂,但应在手术用药前4h,以减轻药物的协同作用,防止呼吸抑制的发生。使用镇静剂后,护理人员需要为病人提供安静舒适有助于病人睡眠和休息的环境。经常巡视病人,注意说话低声、操作轻巧、开关门轻,以免影响病人休息。

6. 其他 手术前1d,护士应认真核对病人生命体征、药物敏感试验及交叉配血结果,必要时与血库联系,保证术中血源供给。核对各项辅助检查报告,发现异常及时报告医生。术前指导病人掌握深呼吸、咳嗽、翻身、收缩和放松肌肉的技巧等。告知病人术后要在护理人员的指导下尽早下床活动,预防坠积性肺炎、肠粘连及深静脉血栓等并发症的发生。

【护理评价】

1.病人焦虑及恐惧感是否减轻或消失。

2.病人对手术方式及生殖器官功能的相关知识是否知晓。

二、腹部手术术后护理

【护理评估】

（一）术中情况

病人术后由麻醉师和参加手术的护士一同送回术后恢复室,护士应与其进行床边交接班并记录,了解术中情况。包括生命体征、伤口情况、麻醉方法、手术方式、手术范围、手术经过、术中有无出现异常情况,输血、输液、用药情况,尿量,是否安置引流管及引流情况、有无特殊护理注意事项等。

（二）身体状况

评估基本生命体征;观察病人神志是否清醒;了解导尿管及引流管位置是否正常、引流是否通畅,评估引流液的量、性状和颜色;观察手术部位伤口敷料是否干燥、有无渗血、渗液;评估阴道出血情况。一般术后 4~6h 可出现伤口疼痛,术后 24h 内最明显,及时评估病人术后疼痛的部位、性质、程度及使用止痛剂后疼痛的缓解程度。

（三）心理-社会支持状况

病人在麻醉作用消除后往往因术后疼痛和其他不适产生不安、焦虑、恐惧、失眠等反应。也常因为担心术后效果、有无并发症而产生焦虑等心理反应。

（四）辅助检查

依据病情选择相应检查。

【护理诊断/问题】

1. **自理缺陷**　与手术后伤口疼痛、留置尿管及引流管有关。

2. **急性疼痛**　与手术创伤有关。

3. **有感染的危险**　与手术创伤及机体抵抗力降低有关。

4. **焦虑**　与担心手术效果及术后康复有关。

5. **身体意象紊乱**　与手术切除部分生殖器官有关。

【护理目标】

1.病人生活自理能力逐渐恢复。

2.手术后病人疼痛减轻,并逐步消失。

3.病人体温及血常规指标正常,未发生感染。

4.病人能描述自己的焦虑,并能找到减轻焦虑症状的方法。

5.病人能用语言表达对丧失生殖器官的看法,并积极接受治疗。

【护理措施】

（一）病情观察

1. **体位**　遵医嘱按手术及麻醉方式决定病人术后的体位。全身麻醉尚未清醒的病人应有专人守护,平卧,头偏向一侧,以免呕吐物、分泌物呛入气管,引起吸入性肺炎或窒息。麻醉清醒后可取低半卧位,头颈部垫枕并抬高头部 15°~30°。硬膜外麻醉者,术后可睡软枕平卧 4~6h,生命体征平稳后即可采取半卧位。蛛网膜下腔麻醉者（腰麻）,去枕平卧 4~6h,以防头痛。

2. **病情监测**　依据手术大小、病情,认真观察并记录生命体征。通常术后每 15~30min 观察一次血压、脉搏、呼吸并记录,直到病情稳定后改为每 4h 一次,持续 24h,病情稳定者可改为每日 4 次测量并记录，直至正常后 3d。注意观察病人的意识、面色、末梢循环及切口情况、阴道有无出血等，发现异常应及时通知医生。

（二）留置管道的护理

1. 引流管的护理　妥善固定引流管，避免受压、折叠、弯曲。为利于引流液的排出，留置阴道引流管的病人应采取半卧位，留置腹腔引流管的病人应采取患侧卧位，注意观察引流液的颜色、量、性状等，准确记录 24h 引流量。一般负压引流液 24h 不超过 200ml。引流液应为淡血性或淡黄色浆液性，引流液的颜色应逐渐变浅，量逐渐减少。

2. 导尿管的护理　病人术后每小时尿量应大于 50ml，若每小时尿量小于 30ml，伴烦躁不安、血压下降、脉搏细速、病人自述肛门坠胀感、腰背部疼痛，应考虑有腹腔内出血的可能，需要及时报告医生。除根治性子宫切除术外，应避免使用导尿管，或在术后 24h 内拔除尿管。妥善固定尿管，避免受压、折叠、弯曲，防止逆行感染。保持引流装置密闭、通畅和完整，及时倾倒集尿袋。留置尿管期间，应注意保持会阴部清洁、干燥，每日擦洗会阴 2 次。鼓励病人多饮水，防止发生泌尿系统感染。宫颈癌、卵巢癌等疾病的手术范围较大，神经损伤难以短期恢复，影响膀胱功能，导尿管常需保留 7d 或更长时间。拔除导尿管后，应注意病人第一次排尿的时间和量，以观察膀胱功能恢复情况，必要时检查残余尿量。若残余尿量超过 100ml，必须重新插入导尿管。

（三）饮食护理

手术当日禁食，术后 24h 可进流质饮食，应避免牛奶、豆浆等产气食物，防止肠胀气。待肛门排气后予半流质饮食，再逐渐过渡到普食。涉及肠道手术者，术后禁食至肛门排气后进流质饮食，逐渐过渡到半流质、普食。术后病人应加强营养，进食高热量、高蛋白、高维生素的食物，以促进伤口愈合。

（四）活动与休息

术后早期下床活动可减少呼吸系统并发症，促进胃肠道功能恢复，增进食欲，帮助伤口愈合，减少肌肉萎缩，降低静脉血栓栓塞症（VTE）风险，预防腹胀，缩短住院时间。病人术后首次下床应做好跌倒、坠床的风险评估，指导病人进食后、在护士或家属的陪伴下按照"下床三部曲"下床活动，避免因直立性低血压等原因发生跌倒、坠床事件。鼓励病人在术后 24h 内尽早离床活动。护士应帮助病人制订合理的活动计划，记录每日累计活动时间、活动量。在医护人员的指导及家属的陪伴下，逐渐增加活动量。

（五）腹胀的护理

通常术后 48h 恢复正常肠蠕动，一经排气，腹胀即可缓解。若术后 48h 腹胀仍未减轻者，应排除麻痹性肠梗阻、机械性肠梗阻的可能。缓解腹胀、刺激肠蠕动的措施很多，如采用生理盐水低位灌肠，"1、2、3"灌肠，热敷下腹部等。若肠蠕动已恢复，但仍不能排气，可针刺足三里、肛管排气或遵医嘱皮下或肌内注射新斯的明等。术后早期下床活动可改善胃肠功能，预防或减轻腹胀。若腹胀因炎症所致，需按医嘱给予抗生素治疗，形成脓肿者则应尽早切开引流；若因缺钾导致腹胀，则遵医嘱补钾。

（六）疼痛的护理

疼痛是术后常见的问题，在术后 24h 内最明显。持续的疼痛会使病人产生焦虑不安，失眠、食欲缺乏甚至保持被动体位，拒绝翻身、检查和护理等。护理人员应在评估病人疼痛的基础上给予适当止痛处理。可按医嘱术后 24h 内可用哌替啶（杜冷丁）等止痛药物止痛。理想的术后镇痛目标包括：好的镇痛效果，运动相关性疼痛的视觉模拟评分（VAS）≤3 分；减少止痛药物使用的相关不良反应；促进病人术后肠道功能恢复；促进术后早期经口进食及离床活动。鼓励病人主动表达疼痛感受；根据实际情况综合选择"VAS 评分法"以及"面部表情评分"等多种方法持续性动态评估；准确记录病人疼痛感受，为医生进行无痛治疗提供依据。病人使用止痛药物后，建议静脉给药

15~30min 后和口服用药 1~2h 后评估疼痛缓解情况。联合使用多模式镇痛方法即多种镇痛方式、多种非阿片类药物联合使用。

多模式镇痛的方法有：口服非甾体抗炎药、静脉用药内注射以及外周神经阻断等，前两种方法与护理相关。采用镇痛泵者则根据医嘱或病人的痛感调节镇痛泵的流速，保证病人舒适。术后 48h 后止痛剂的使用应逐渐减少。手术次日病人可取半卧位，有利于呼吸及腹腔、盆腔引流；可使腹壁肌肉松弛，缓解伤口疼痛。各项护理操作应集中，动作应轻柔，减少移动病人。

（七）预防感染

注意腹部切口有无渗血、渗液及红、肿、热、痛等，保持切口敷料清洁、干燥，及时更换敷料。子宫全切术后病人阴道残端有伤口，应注意观察阴道分泌物的性质、量、颜色，以便判断阴道残端伤口的愈合情况。由于受阴道残端缝线反应的影响，术后有少许浆液性阴道分泌物流出属正常现象。每日需行会阴护理两次，保证会阴部清洁、干燥，预防感染的发生。手术后 1~3d 体温可稍有升高，一般不超过 38℃，此为术后正常反应。若术后持续出现体温升高或体温正常后再次升高，则提示可能有感染存在。

（八）心理护理

术后 3d 病人的疼痛和不适是引起不良心理反应的主要原因，护士应积极采取措施，减轻病人疼痛，缓解不适。告知病人手术情况及术后恢复情况，应用医学知识耐心解答病人及家属的疑问，消除其思想顾虑。

（九）健康指导

1. 可与病人共同制订术后康复指导计划，进行术后日常生活料理、饮食、用药、门诊复诊时间等健康指导。

2. 指导病人观察可能出现的异常情况，如子宫颈癌病人术后出现不明原因的阴道流血应及时就诊。

3. 若术后有定期放疗、化疗、随访的病人，也须做好相应健康指导。

【护理评价】

1. 病人自理能力是否逐渐恢复。

2. 病人疼痛感是否逐渐减轻或消失。

3. 病人有无感染征象。

4. 病人焦虑感是否减轻或消失。

5. 病人是否能用语言表达对丧失生殖器官的看法，并积极接受治疗。

第二节 外阴、阴道手术的配合及护理

案例导入

病人，女，20 岁。处女膜切开术后第一日，神志清醒，有合作能力，主诉伤口疼痛，为缓解疼痛及促进恢复。

请思考：

1. 病人应采取何种体位？为什么？

2. 应对病人进行哪些健康指导？

外阴、阴道手术是妇科常用手术，如外阴癌根治术、前庭大腺脓肿切开引流术、处女膜切开术、会阴裂伤修补术、经阴道子宫切除术、阴道成形术、尿瘘修补术等。其与腹部手术不同在于其手术

部位神经血管较为丰富,前方有尿道,后方邻近肛门等特点,导致病人容易出现与疼痛、感染和出血等相关的护理问题,由于手术部位涉及女性生殖系统,隐私性强,故对病人的心理问题也应予重视。

一、外阴、阴道手术术前准备和护理配合

【护理评估】

（一）健康史

了解病人的一般情况,月经史、性生活史、婚育史、既往疾病史、手术产史,以及其他手术史、过敏史等,饮食及有无吸烟或酗酒等生活习惯等;评估患病的部位,拟施行的麻醉方法、手术方式、手术范围及手术时间等。

（二）身体状况

临床表现评估方式同腹部手术。

（三）心理-社会支持状况

手术涉及区域神经血管丰富且为较隐私部位,病人可能因为担心暴露身体的隐私部位、手术顺利与否及术后疼痛而产生焦虑心理。其家属也可能对手术康复及性生活的恢复表示担忧。

（四）辅助检查

血、尿常规,肝、肾功能、病毒四项的测定,血型鉴定及交叉配血试验,B超、心电图、X线检查等。

【护理诊断/问题】

1. 恐惧与焦虑 与担心手术及治疗效果有关。

2. 知识缺乏：缺乏疾病及手术相关知识。

【护理目标】

1. 病人焦虑、恐惧减轻或消失。

2. 病人对疾病及手术的相关知识逐渐了解。

【护理措施】

（一）心理护理

护理人员应理解病人对保护隐私的要求,尽可能提供有利于保护病人隐私的环境,在进行术前准备、检查和手术时注意用屏风遮挡,尽量减少暴露部位,减轻病人羞怯感。做好家属,特别是丈夫的心理疏导工作,让其充分理解病人,给病人提供心理支持积极配合治疗和护理。可通过个别谈话或集体谈话等方式,向病人讲解疾病的有关知识,说明手术的必要性和重要性,介绍手术方式、麻醉方式、手术过程、手术中可能遇到的情况,术前术后的注意事项和护理配合。让病人在术前心理上做好充分的准备,消除其紧张情绪。

（二）术前准备

1. 皮肤准备 保持局部皮肤清洁干燥,每日清洗外阴。若皮肤有破溃、炎症者应治愈后再行手术。术前1d备皮,范围为上自耻骨联合上10cm,下至会阴部、肛门周围、腹股沟和大腿上1/3处。去除阴毛并洗净皮肤,会阴部宜采用剪毛的方法替代备皮,避免皮肤的损伤及细菌的入侵。病人备皮时间离手术时间愈近愈好。

2. 肠道准备 由于外阴、阴道手术部位与肛门解剖位置很近,术后排便易污染手术视野,因此,手术前做好肠道准备十分重要。可能涉及肠道的手术,病人术前3d进少渣饮食,每日肥皂水洗肠一次或20%甘露醇250ml加等量水口服,术前1d禁食,给予静脉补液,术前1d晚及术日晨行清洁灌肠。若手术不涉及肠道,仅于术前1d下午给予洗肠液洗肠。

3. 阴道准备 术前3d开始阴道准备,一般行阴道冲洗或坐浴,每日2次。常用0.2%的聚维酮碘液或1:1 000苯扎溴铵。术日晨用消毒液行阴道消毒,特别注意消毒阴道穹隆部。

4. 膀胱准备 病人术前一般不留置尿管,嘱其术前排空膀胱。根据需要,术中或术后留置导尿管。

5. 特殊物品准备　根据手术类型做好物品准备,如软垫、支托、阴道模型、丁字带、绷带等。其他术前准备同妇科腹部手术前准备。

【护理评价】

1. 病人焦虑、恐惧症状是否减轻或消失。

2. 病人对疾病及手术的相关知识是否逐渐了解。

二、外阴、阴道手术术后护理

【护理评估】

同妇科腹部手术病人。

【护理诊断/问题】

1. 急性疼痛　与手术创伤有关。

2. 有感染的危险　与伤口部位特殊、留置导尿等有关。

3. 焦虑　与担心手术效果及术后康复有关。

4. 身体意象紊乱　与手术切除外阴或对阴道疾病的认识不足有关。

【护理目标】

1. 手术后病人疼痛减轻,并逐步消失。

2. 病人体温及血常规指标正常,未发生感染。

3. 病人能描述自己的焦虑,并能找到减轻焦虑症状的方法。

4. 病人能用语言表达对手术切除外阴或对阴道疾病的看法,并积极接受治疗。

【护理措施】

术后护理与腹部手术病人相似,要特别注意加强外阴部的护理。

(一) 体位与活动

术后根据不同手术采取不同的体位。处女膜闭锁及有子宫的先天性无阴道病人,术后应采取半卧位,利于引流;而外阴癌根治术的病人术后采取平卧位,双腿外展屈膝,腘窝垫软枕,减少腹股沟及外阴部的张力,有利于伤口愈合;尿瘘修补术的病人采取健侧卧位,使瘘孔居于高位,以减少尿液对伤口的浸泡。行阴道前后壁修补或盆底修补术后的病人应采取平卧位,禁止半卧位,以降低外阴阴道张力。术后为防止下肢静脉血栓的形成,应鼓励病人尽早进行床上四肢肌肉收缩和放松的活动,有条件者可以为病人进行物理治疗预防血栓。

(二) 预防感染

注意保持外阴部清洁、干燥,每日擦洗外阴 2 次,便后清洁外阴。手术时阴道内填塞止血纱条或纱布应在术后 12~24h 内取出,核对纱布数目,并观察有无出血。严密观察切口的情况,有无渗血、红肿、化脓等炎症反应,注意阴道分泌物的量、颜色和气味。若发现切口有感染,应通知医生进行清创及局部、全部应用抗炎药治疗。

(三) 伤口的护理

外阴阴道肌肉组织少、张力大,切口不易愈合,护理人员要特别注意观察会阴伤口的情况。观察包括观察局部皮肤的颜色、温度、湿度,有无局部皮肤或皮下组织坏死;注意有无渗血、红肿热痛等炎症反应;嘱病人勤换内裤,保持外阴清洁、干燥;每日行会阴擦洗 2 次,排便后用同清洁外阴。若伤口有炎症表现,可局部行烤灯治疗,保持伤口干燥,促进血液循环,有利于伤口的愈合。若伤口有渗液,应进行引流,护理有引流的病人时,要保持引流通畅,严密观察并记录引流物的量及性质。

(四) 导尿管的护理

根据手术范围及病情尿管留置时间一般为 2~14d。需每日 2 次进行尿道口护理。注意保持尿管的通畅,特别是尿瘘修补术的病人,观察尿色、尿量,若发现尿管不通畅,需及时查找原因并予以处理。拔除尿管后,应嘱病人尽早排尿,若有排尿困难,给予热敷、诱导等措施帮助排尿,必要时重新留置尿管。

(五)肠道护理

为防止术后大便污染伤口及排便时对伤口的牵拉,术后应控制首次排便的时间。涉及肠道的手术应在病人排气后抑制肠蠕动,遵医嘱给予药物,常用药物为鸦片酊 5ml,加水至 100ml 口服,每日 3 次,每次 10ml。于术后第 5 日给予缓泻剂或液体石蜡,软化大便,避免排便困难。尿瘘及会阴Ⅲ度裂伤修补术后,5d 内进少渣半流质饮食,一般控制 5~7d 内不解大便。

(六)避免增加腹压

告知病人增加腹压会影响伤口的愈合,应避免增加腹压的动作,如长时间下蹲、用力大便、咳嗽等。

(七)疼痛管理

会阴部血管神经丰富,受损时疼痛明显。当病人疼痛时不能主动配合治疗与护理操作,护理人员应在尊重理解病人的基础上,正确评估病人的疼痛评分,指导病人采取有效的方法控制疼痛,如:改变体位,分散注意力,指导自控式镇痛泵的使用方法以及按照医嘱给予镇痛药物来帮助病人缓解疼痛,同时注意观察和评估用药后的止痛效果。

(八)健康指导

外阴部伤口常需间断拆线,回家后应保持外阴部清洁;一般休息 3 个月;禁止性生活及盆浴;避免重体力劳动,预防便秘、慢性咳嗽、久蹲等增加腹压的危险因素。出院 1 个月后回医院复查了解术后康复及伤口愈合情况,于术后 3 个月再次到门诊复查,经医生检查确认伤口完全愈合后方可恢复性生活。若发现异常出血或分泌物异常等情况应及时就诊。

【护理评价】

1. 病人疼痛感是否逐渐减轻或消失。
2. 病人是否出现发热,未发生感染。
3. 病人是否能描述造成焦虑的原因,并表示用积极的方式面对现实健康问题。
4. 病人是否能以平和心态接受自身形象的改变。

(王 琴)

思考题

1. 张女士,54 岁,G_2P_1,慢性咳嗽 10 余年,阴道口脱出肿物 2 年余。妇科检查:阴道前壁膨出,宫颈脱出于阴道外,宫体仍在阴道内,子宫略小,水平位,两侧附件未触及。

请思考:

(1)该病人目前最主要的护理问题是什么?

(2)病人拟行手术治疗,如何进行术前准备?

2. 张女士,49 岁,自觉下腹包块 6 个月余,到门诊就诊。病人面色苍白,主诉月经规则,周期 28d,持续时间长,量大,无痛经。妇科检查:宫体前位,增大如孕 3 个月大小。B 型超声提示:子宫增大,形态不规则,子宫前壁肌层中低回声 70mm×65mm×76mm,双侧卵巢正常。

血常规示:血红蛋白 74g/L。为求进一步治疗,收治入院。

请思考:

(1)该病人可能存在的护理诊断有哪些?

(2)病人拟在全身麻醉下行腹腔镜下子宫肌瘤剥除术,如何进行术前准备?

ER 5-3

练习题

第六章 ｜ 外阴色素减退性疾病病人的护理

ER 6-1

教学课件

ER 6-2

思维导图

学习目标

知识目标：

1. 熟悉外阴色素减退性疾病的症状、体征及护理措施。

2. 了解外阴色素减退性疾病的治疗。

能力目标：

1. 应用所学知识对外阴色素减退性疾病病人实施护理操作。

2. 分析外阴色素减退性疾病病人的健康需求，针对性地提供健康教育。

素质目标：

通过学习外阴色素减退性疾病的护理知识，培养关爱女性的人文关怀精神，同时培养学生自尊、自爱、自立、自强的优秀品格，树立正确的世界观、人生观和价值观。

案例导入

吴女士，外阴部瘙痒久治不愈，肛周及外阴部皮肤逐渐出现粗糙和白色改变。近2个月外阴瘙痒加重以致影响睡眠，同时伴有性交困难遂来我院就诊。

请思考：

1. 该病人目前存在的护理诊断/问题有哪些？

2. 如何对该病人进行护理干预？

第一节　概　述

外阴色素减退性疾病是一组以瘙痒为主要症状、外阴皮肤色素减退为主要体征的外阴皮肤疾病。为外阴部位的非肿瘤性皮肤病变之一，病理组织学分类包括棘层细胞增生型、苔藓样型、均质化或硬化型等，棘层细胞增生和苔藓样变多伴有外阴皮肤和黏膜的色素减退，也称外阴白色病变。该病依靠组织学检查确诊，主要治疗手段为局部药物治疗结合物理治疗。

本章主要学习妇科临床常见的白色病变，包括外阴慢性单纯性苔藓、外阴硬化性苔藓。

一、外阴慢性单纯性苔藓

外阴慢性单纯性苔藓（lichen simplex chronicus of vulva）是鳞状上皮表层细胞角化过度和不全、棘层细胞增生，真皮浅层纤维化并伴有不等量炎症细胞浸润的外阴疾病。镜下可见病变部位上皮细胞层次排列整齐，极性保持，细胞大小及核形、染色正常。

该病病因不明，可能与外阴局部潮湿、分泌物刺激和慢性摩擦出现外阴瘙痒，病人反复搔抓刺激等因素有关。该病主要表现为外阴奇痒难忍,严重者坐立不安,影响生活。搔抓虽使瘙痒症状暂时得到缓解,但同时可加重皮损反使瘙痒加重,造成恶性循环。病变主要累及阴蒂包皮、大阴唇、阴唇间沟、阴唇后联合等处,可为孤立、多发或左右形态对称性病灶。早期病变较轻时,外阴皮肤多为暗红或粉红色,加重后则呈现白色。病变晚期表现为皮肤增厚,色素沉着,皮肤纹理明显,呈苔藓样改变。严重者可见表皮抓痕、皲裂、溃疡等。

二、外阴硬化性苔藓

外阴硬化性苔藓(lichen sclerosus)是以外阴及肛周皮肤萎缩变薄、色素减退呈白色病变为主要特征的疾病,其病因尚未明确,可能与以下因素有关:①自身免疫疾病;②感染;③基因遗传疾病;④性激素缺乏:临床睾酮药物治疗有效。

该病主要病理特征为表皮萎缩,角化过度,上皮脚变钝或消失,毛囊角质栓塞,基底层细胞水肿,黑色素细胞减少,少数病例伴有炎症和溃疡。2%~5%的病例有恶变可能。

硬化性苔藓可发生于任何年龄,但以 40 岁左右妇女及幼女多见。主要表现为外阴瘙痒、性交痛及外阴烧灼感,晚期可出现性交困难。病损常位于大阴唇、小阴唇、阴蒂包皮、阴唇后联合及肛周,多呈对称性。早期可见皮肤发红肿胀,出现粉红、象牙白色或有光泽的多角形小丘疹,丘疹融合成片后呈紫癜状;进一步发展可见外阴萎缩,大阴唇变薄,小阴唇变小甚至消失,皮肤颜色变白、发亮、皱缩、弹性差,常伴有皲裂及脱皮,病变通常对称,并可累及会阴及肛周而呈蝴蝶状。晚期病变皮肤菲薄,阴道口挛缩狭窄。幼女瘙痒症状多不明显,可能仅在排尿或排便后外阴及肛周有不适感,至青春期多数病变可自行消失。

第二节　外阴色素减退性疾病病人的护理程序

【护理评估】
(一)健康史
了解有无外阴瘙痒、分泌物增多等症状,同时询问病人的个人卫生习惯,详细询问治疗过程。另外需了解有无其他如性激素水平不足等相关病史。

(二)身体状况
病人主要表现为外阴严重瘙痒、烧灼感,早期皮肤发红肿胀,出现粉红或白色有光泽的小丘疹,丘疹融合成片后呈紫癜状。进一步发展,皮肤和黏膜变白、变薄,干燥易皲裂。硬化性苔藓极少发展为浸润癌。

【护理诊断/问题】
1. **皮肤完整性受损**　与病灶局部瘙痒及搔抓有关。
2. **舒适度减弱**　与外阴严重瘙痒影响生活有关。
3. **焦虑**　与疾病影响性生活及长期治疗效果不佳有关。
4. **知识缺乏**:缺乏外阴色素减退性疾病的相关知识。

【护理措施】
1. **生活护理**　注意保持外阴皮肤干燥清洁,禁用肥皂或其他刺激性药物擦洗外阴,避免用手或器械搔抓患处。衣着宜宽大舒适,忌穿紧身不透气的化纤内裤。饮食忌辛辣,忌酒,避免食用过敏食物。对部分精神紧张或瘙痒明显以致失眠的病人,可加用镇静、安眠和抗过敏药物。

2. **用药护理**

(1)**外阴慢性单纯性苔藓**:以控制外阴局部瘙痒为目的。可先用温水坐浴,促进血液循环有利于药物的吸收,并可以暂时缓解瘙痒症状,每日 2~3 次,每次 10~15min。坐浴后切忌用毛巾擦拭患处，避免机械性摩擦或刺激加重病损。坐浴后可局部应用糖皮质激素。可用 0.01% 曲安奈德软膏、0.025% 氟轻松软膏或 1%~2% 氢化可的松软膏或霜剂，局部涂擦患处，每日 3~4 次。长期连续使用高效糖皮质激素类药物可致局部皮肤萎缩，所以瘙痒症状控制后应停用高效糖皮质激素，改为影响较小的 1%~2% 氢化可的松软膏继续治疗，每日 1~2 次，连用 6 周。待瘙痒症状消失后，增生变厚的皮肤仍须经过较长时间的恢复，才有明显改善或完全恢复正常。也可采用聚焦超声、CO_2 激光等局部物理治疗。

（2）**外阴硬化性苔藓**：局部药物治疗有效率约为 80%。可选用 2% 丙酸睾酮油膏或水剂，或 0.5% 黄体酮油膏涂擦患部，每日 2~4 次，用药达 1 个月左右出现疗效，症状缓解后逐渐减少用药次数。根据治疗反应及症状持续情况决定用药次数及时间。一般需长期用药，次数可逐渐减少至每周 1~2 次的维持量。若瘙痒症状较重，亦可将上述丙酸睾酮制剂与 1% 或 2.5% 氢化可的松软膏混合涂擦，瘙痒缓解后可逐渐减量至停用氢化可的松软膏。瘙痒顽固、局部药物治疗无效者可用 5mg 曲安奈德混悬液用 2ml 生理盐水稀释后皮下注射。治疗期间密切观察其副作用，一旦出现男性化征象或疗效欠佳时应停药，改用其他药物。也可选用阿维 A 进行全身用药治疗或采用聚焦超声、CO_2 激光等局部物理治疗。

幼女硬化性苔藓至青春期有可能自愈，不宜采用丙酸睾酮制剂以免引起男性化。可局部应用 1% 氢化可的松软膏或 0.5% 黄体酮油膏，症状多能缓解，但应定时长期随访。

3. 心理护理　耐心与病人交流，向病人及家属介绍相关知识、目前病情及所采取治疗及护理措施的目的，解除病人的顾虑，给予安慰并告知遵医嘱坚持治疗可以改善病情，帮助病人树立治愈该病的信心。

【护理评价】

1. 病人是否在接受治疗后诉说局部瘙痒、灼痛感减轻。

2. 病人的焦虑感是否缓解或消失。

3. 病人是否能说出疾病的相关知识。

（李　琴）

思考题

李女士，52 岁，绝经 3 年，G_3P_2。因外阴瘙痒、性交困难 6 个月入院。妇科检查：外阴萎缩，大阴唇变薄，小阴唇变小，皮肤菲薄，颜色变白、皱缩、弹性差，伴有皲裂，阴道口挛缩狭窄，阴道内无分泌物，黏膜皱襞变浅，子宫及双附件无异常。

ER 6-3

练习题

请思考：

（1）该病人目前的护理诊断 / 问题有哪些？

（2）该病人应如何进行护理？

第七章 | 外阴肿瘤病人的护理

教学课件　　思维导图

学习目标

知识目标：
1. 掌握外阴恶性肿瘤病人的多发人群、临床表现及护理措施。
2. 熟悉外阴鳞状上皮内病变的临床表现及护理措施。

能力目标：
1. 学会运用所学知识对外阴肿瘤病人进行术前、术后护理。
2. 分析外阴肿瘤病人的健康需求，针对性地提供健康教育。

素质目标：
通过学习外阴肿瘤的护理知识，培养学生严谨求实的学习态度，学会关心、爱护、尊重病人，同时树立正确的世界观、人生观和价值观。

外阴肿瘤包括良性肿瘤和恶性肿瘤。鳞状上皮内病变与外阴鳞状细胞癌关系密切，其中高级别鳞状上皮内病变为癌前病变，故本章亦一并介绍。

第一节　外阴良性肿瘤

外阴良性肿瘤临床上较少见。主要有来源于上皮的外阴乳头瘤、汗腺瘤及来源于中胚叶的纤维瘤、平滑肌瘤、神经纤维瘤、脂肪瘤等，淋巴管瘤及血管瘤等较为罕见。肉眼观多呈小结节状，临床症状多不显著，但为避免恶变，均应及时切除并做病理活检。

1. 外阴乳头瘤（vulvar papillomatosis）　常见于围绝经期及绝经后妇女，是一种以上皮增生为主的病变。病变多发生在两侧大阴唇，呈单个或多个指状或乳头状凸出于皮肤表面，需与尖锐湿疣、外阴癌等鉴别。由于瘙痒病变处常伴有破溃可合并出血或感染。由于2%~3%可发生癌变，故应手术切除，术中行冷冻切片病理检查，若有恶变应扩大手术范围。

2. 纤维瘤（fibroma）　为外阴最常见的良性肿瘤。由成纤维细胞增生而成，恶变率低。常累及大阴唇，病变初期多为单发的皮下硬结，生长缓慢，后期可增大，形成带蒂的实质肿块，大小不一，表面可有坏死或溃疡。治疗常选用沿肿瘤根部切除术。

3. 汗腺瘤（hidradenoma）　是一种由汗腺上皮增生而成的表皮内的汗腺肿瘤，临床少见。常见于青春期，可伴有下眼睑或颧骨部位病变。病变常隆起于皮肤表面，呈多发的淡黄色丘疹样隆起，直径常在1~2cm内，边界清晰，生长缓慢，活动度好。确诊需活检，恶变率极低。小病灶可行激光治疗，较大的病灶可行手术切除。

4. 脂肪瘤（lipoma）　发病率低，病变来自大阴唇或阴阜脂肪组织，可呈分叶状，大小不等、质软的肿块，也可形成带蒂肿物。位于皮下组织内，边界清晰，有包膜，由于恶变率低，临床症状轻，故病变较小时无须切除，病变较大时影响日常行动及性生活，常需手术切除。

5. 平滑肌瘤（leiomyoma）　来源于外阴平滑肌、毛囊立毛肌或血管平滑肌。好发于育龄期妇女。病变多累及大阴唇、阴蒂及小阴唇。病灶质硬，表面光滑，有蒂或突出于皮肤表面。治疗常选择肌瘤切除术。

第二节　外阴鳞状上皮内病变

案例导入

刘女士，66岁，55岁绝经，自述1年前自觉外阴部皮肤有隆起，伴有瘙痒、出血，近1个月来出现持续性疼痛，入院治疗。妇科检查：外阴部出现乳头状赘生物，基底皮肤变硬，可见抓痕并伴有血性分泌物。

请思考：

1. 刘女士主要的护理诊断有哪些？

2. 针对刘女士的护理问题，如何对刘女士进行护理？

外阴鳞状上皮内病变（vulvar squamous intraepithelial lesion）指与HPV感染相关的临床和病理改变，或有进展为浸润癌潜在风险的局限于外阴鳞状上皮内的一组病变。以往称为外阴鳞状上皮内瘤变、原位癌、外阴鲍文病和凯拉增生性红斑。此病常见于45岁左右妇女，但近年来年轻妇女中发病率有增多趋势。约50%的病人伴有其他部位的上皮内病变，约38%病人的病变可自行消退，仅2%~4%进展为浸润癌。

【病理】

2014年世界卫生组织（WHO）女性生殖器肿瘤分类将外阴鳞状上皮内病变分为低级别鳞状上皮内病变、高级别鳞状上皮内病变和分化型外阴上皮内瘤变。其主要病理特征为上皮层内细胞有不同程度的增生伴核异型、核分裂增加，排列紊乱。

1. 低级别鳞状上皮内病变（low-grade squamous intraepithelial lesion, LSIL）　以往称为普通型VINI、轻度不典型增生、扁平湿疣、不典型挖空细胞等。与低危和高危型HPV感染均相关，是HPV感染所致的临床表现和病理改变。多见于年轻女性，超过30%的病例合并下生殖道其他部位上皮内病变（以宫颈部位最常见）。病变常常自行退化，进展为浸润癌的风险极低。

2. 高级别鳞状上皮内病变（high-grade squamous intraepithelial lesion, HSIL）　包括以往所称的VINⅡ（中度不典型增生）、VINⅢ（重度不典型增生）、原位癌、鲍文病、鲍文样不典型增生等。多发生于绝经前女性，绝大部分为HPV16型感染所致，若不治疗，进展为浸润癌的风险很高。局部完全切除后的复发率为15%；若切缘受累，则复发率高达50%。

3. 分化型外阴上皮内瘤变（differentiated-type vulvar intraepithelial neoplasia）　以往称为分化型VIN、单纯性原位癌。和HPV感染无关，可能系p53突变所致。多发生于老年女性，常伴硬化性苔藓、扁平苔藓，有时伴有角化型鳞癌。虽然进展为浸润癌的风险尚不清楚，但一旦发生，常在半年以内进展为浸润癌。

【护理评估】

（一）健康史

详细询问病人的性生活情况，评估其性伴侣的健康状态，是否存在HPV的感染，询问HPV的发病时间、病情发展及诊治经过。

（二）身体状况

症状常无特异性，常表现为外阴部瘙痒、皮肤破损、烧灼感及溃疡等。病变可发生在外阴的任何部位,常表现为外阴丘疹、斑点、斑块或乳头状赘疣,可单发或多发,融合或散在,呈灰白色或粉红色;少数表现为隆起于皮肤表面的色素沉着,严重者可弥漫状覆盖整个外阴。

(三)心理-社会支持状况

因病变部位涉及隐私,病人往往存在就医心理障碍,亦不愿与同事、朋友交流自己的不适感,心情烦躁甚至焦虑。通过与病人交谈,了解病人的情绪状态,评估病人的心理健康状况。

(四)辅助检查

对任何可疑病灶应作多点活组织病理检查,也可在阴道镜下定点活检。取材时应注意避免遗漏浸润癌,采用局部涂抹 3%~5% 醋酸或 1% 甲苯胺蓝,有助于提高病灶活检的准确率。生殖道HPV 检测可协助诊断。

(五)治疗原则及主要措施

治疗原则为消除病灶、缓解症状及阻断浸润癌发生。临床需根据病人年龄、症状、病变位置及大小、病理类型、病变级别、对外阴形态及功能的影响等因素综合考虑,制定个性化的治疗方案。

1. LSIL 的处理 若无明显症状可暂不予治疗,定期随访。有症状者,可选择局部用药,如咪喹莫特软膏、5- 氟尿嘧啶软膏、1% 西多福韦。激光治疗适用于病灶广泛的年轻病人。

2. HSIL 的处理 病灶局限的病变可采用病灶局部表浅切除术,切缘超过病灶外至少 0.5cm。较大融合型病灶或病变较广泛或为多灶性,尤其疑为浸润癌时,可考虑行外阴皮肤切除术。病变累及阴蒂周围或肛周可采用 CO_2 激光消融术。

3. 分化型外阴上皮内瘤变的处理 由于病变会迅速发展为浸润癌,需彻底切除病灶,老年、病灶广泛的病人可采用单纯外阴切除术。合并外阴浸润癌者,则按外阴癌处理。

【护理诊断 / 问题】

1. 焦虑 与担心疾病的预后有关。

2. 舒适度减弱 与外阴瘙痒有关。

3. 知识缺乏:缺乏外阴鳞状上皮内病变相关知识。

【护理目标】

1. 焦虑减轻或消失。

2. 病人经治疗后外阴瘙痒减轻或消失,感觉舒适。

3. 病人初步了解外阴鳞状上皮内病变的相关随访及治疗知识。

【护理措施】

(一)一般护理

外阴鳞状上皮内病变病人需合理安排休息,保证充足睡眠。保持良好的生活习惯,少吃辛辣刺激性食物。适当体育锻炼,增强机体抵抗力。注意外阴部清洁卫生,勤洗勤换内裤。

(二)治疗配合

遵医嘱用药,了解药物的用法、不良反应,出现不适及时咨询医生。

(三)心理护理

为病人提供心理支持。讲解相关知识,鼓励病人表达内心感受,耐心解释并取得病人的配合。

(四)健康指导

1. 注射 HPV 疫苗,可减少女性宫颈、阴道、外阴癌前病变的发生。

2. 发现外阴鳞状上皮内病变时,应及时消除病灶,缓解临床症状,预防向恶性转变,早发现,早治疗,预后较好。

3. 积极治疗外阴瘙痒。注意外阴卫生,勤洗勤换内裤,避免外阴部处于封闭潮湿的环境,减少搔抓等机械性刺激。

4. 各类外阴鳞状上皮内病变治疗后均有不同程度的复发率,治疗后应定期随访。

【护理评价】

1.病人焦虑感是否减轻或消失。

2.病人不适症状是否消失。

3.病人是否初步了解外阴鳞状上皮内病变的相关随访及治疗知识。

第三节 外阴恶性肿瘤

案例导入

　　孙女士,68 岁,绝经 18 年,十多年前无诱因出现外阴瘙痒明显,未给予治疗。半年前病人发现外阴肿物大小如蚕豆粒,同时伴轻微疼痛,未予治疗,近 1 个月肿物增大,活动后多因摩擦出现疼痛,阴道流少量分泌物。于 2020 年 12 月 11 日到我院妇科住院,行活检取病理确诊为外阴鳞状细胞癌。

请思考:

1.对孙女士如何按治疗原则进行用药指导?

2.如何对孙女士进行健康教育?

　　外阴恶性肿瘤相对妇科其他肿瘤而言发病率低,但近年来发病率有逐渐增高的趋势,占女性生殖道原发恶性肿瘤 3%~5%。好发于 60 岁以上妇女。本病组织学类型较多,其中 90% 为外阴鳞状细胞癌,此外还有恶性黑色素瘤、基底细胞癌、腺癌、疣状癌、肉瘤及其他罕见的外阴恶性肿瘤。约 2/3 外阴癌发生在大阴唇,其余的 1/3 发生在小阴唇、阴蒂及会阴等部位。

一、外阴鳞状细胞癌

　　外阴鳞状细胞癌(vulvar squamous cell carcinoma)最常见,占全部外阴恶性肿瘤的 80%~90%,好发于绝经后妇女,近年来年轻女性发病率有增高趋势。

【病因】

发病与以下因素相关。

(一)与 HPV 感染

40%~60% 的外阴癌与 HPV 感染相关,其中 16 型感染超过 50%。

(二)非 HPV 感染相关病变

如外阴鳞状上皮增生及外阴硬化性苔藓,分化型外阴鳞状上皮内病变等。

【转移途径】

外阴鳞状细胞癌的转移以直接浸润和淋巴转移为主。由于癌肿逐渐增大,可沿皮肤及邻近黏膜直接浸润至尿道、阴道、肛门,晚期可累及膀胱、直肠等。外阴部有丰富的淋巴管,且两侧淋巴管相互交织成网状,癌细胞常沿淋巴管扩散,汇至腹股沟浅淋巴结,再至腹股沟深淋巴结,并经此汇入盆腔内髂外、闭孔及髂内淋巴结,最终转移至主动脉旁淋巴结及锁骨下淋巴结。血行转移仅发生于晚期。

知识链接

HPV 病毒

　　HPV 病毒即人乳头瘤病毒,与外阴癌、宫颈癌等妇科常见恶性肿瘤有着密切的联系。尽管外阴、阴道、阴茎和肛门的癌症和癌前期病变相对罕见,但至少 80% 肛门癌和至少 40%~60%

外阴癌、阴道癌和阴茎癌是由 HPV 诱发的。HPV 基因型的分布因地理区域而不同，但在所有区域中占主导地位的致癌基因型均为 HPV16 亚型。世界上第一个可预防由 6 型、11 型、16 型和 18 型人乳头瘤病毒（HPV）引起的宫颈癌及癌前病变、生殖器疣的疫苗已获批准。

2019 年 12 月，国产 HPV 疫苗获批上市，适用于 9~45 岁女性。

【分期】

目前采用 2009 年的国际妇产科联盟（FIGO）分期法（表 7-1）。

表 7-1　外阴癌分期（FIGO，2009 年）

分期	肿瘤累及范围
Ⅰ期	肿瘤局限于外阴和 / 或会阴，淋巴结无转移
ⅠA 期	肿瘤最大径线≤2cm，且间质浸润≤1.0mm*
ⅠB 期	肿瘤最大径线 > 2cm 或间质浸润 > 1.0mm*
Ⅱ期	肿瘤侵犯下列任何部位：下 1/3 尿道、下 1/3 阴道、肛门，无淋巴结转移
Ⅲ期	肿瘤有或无侵犯下列任何部位：下 1/3 尿道、下 1/3 阴道、肛门，有腹股沟 - 股淋巴结转移
ⅢA 期	1 个淋巴结转移（≥5mm）；或 1~2 个淋巴结转移（<5mm）
ⅢB 期	≥2 个淋巴结转移（≥5mm）；或≥3 个淋巴结转移（<5mm）
ⅢC 期	淋巴结阳性伴淋巴结囊外扩散
Ⅳ期	肿瘤侵犯其他区域（上 2/3 尿道、上 2/3 阴道）或远处转移
ⅣA 期	肿瘤侵犯至下列任何部位：上尿道和 / 或阴道黏膜、膀胱黏膜、直肠黏膜，或固定于骨盆壁；或腹股沟 - 股淋巴结出现固定或溃疡形成
ⅣB 期	包括盆腔淋巴结的任何部位远处转移

注：* 浸润深度指从肿瘤邻近的最表浅真皮乳头的表皮 - 间质连接处至浸润最深点之间的距离。

【护理评估】

（一）健康史

评估病人年龄、是否有高血压、糖尿病等相关疾病史，既往有无外阴瘙痒及外阴赘生物。应注意收集与发病相关的高危因素，如既往是否有性传播疾病感染史，相关疾病家族史，既往是否吸烟及有无引起免疫抑制的诱因等。

（二）身体状况

无特异性，最常见的症状是外阴瘙痒、局部肿块或溃疡，合并感染或较晚期可出现疼痛、渗液和出血。癌灶以大阴唇最多见，其次为小阴唇、阴蒂及会阴部等。若已转移至腹股沟淋巴结，可扪及增大、质硬、固定淋巴结。

（三）心理 - 社会支持状况

外阴瘙痒、破溃及晚期的疼痛症状常常困扰病人的日常生活。病人往往出现悲观、抑郁甚至绝望的情绪，以及因手术可能造成的身体结构的变化而出现预感性悲哀的负面心理。

（四）辅助检查

1. **细胞学检查**　病灶出现糜烂、溃疡或色素沉着者，可做细胞学涂片或印片，阳性检出率约为 50%。

2. **活体组织学检查**　对可疑病变处作外阴多点活组织检查。为提高准确性，避免因取材不准而发生误诊，可先用 1% 甲苯胺蓝染色病变部位，待干后用 1% 醋酸擦洗脱色，在蓝染部位取材活检，或用阴道镜观察外阴皮肤定位活检，以提高活检阳性率。

3. 其他 B超、CT、MRI、膀胱镜检查及直肠镜检查等有助于判断是否有局部或远处转移。

（五）治疗原则及主要措施

治疗方式以手术治疗为主，辅以放射治疗及化学药物综合治疗。

1. 手术治疗 手术范围及方式的选择取决于病人的临床分期、病变部位、肿瘤细胞的分化程度、浸润深度、身体状况及年龄等因素，强调个体化原则，即在不影响病人预后的前提下，最大限度地缩小手术范围，以保留外阴部的解剖结构，达到提升生活质量的目的。常采用外阴根治术及双侧腹股沟深浅淋巴结清扫术。

2. 放射治疗 因外阴部正常皮肤组织对放射线耐受能力差，易产生严重放射反应，故放射治疗仅为辅助治疗手段。适用于：①术前辅助治疗；②转移淋巴结区域照射；③术后辅助治疗。

3. 化学药物或靶向治疗 多用于同步放化疗及晚期癌或复发癌的综合治疗。

【护理诊断/问题】

1. **舒适性改变** 与难以治愈的外阴瘙痒有关。

2. **疼痛** 与恶性肿瘤晚期侵犯神经及手术创伤有关。

3. **自我形象紊乱** 与外阴部手术有关。

4. **有感染的危险** 与病人年龄大、抵抗力差、手术创面大且邻近肛门、尿道等有关。

【护理目标】

1. 病人瘙痒减轻，感觉舒适。

2. 病人诉说疼痛减轻。

3. 能面对现实，主动询问有关手术问题，对今后的生活有信心。

4. 治疗期间无感染发生。

【护理措施】

（一）皮肤护理

1. 局部用药 指导病人涂抹氧化锌软膏或凡士林软膏，以保护局部组织。教育病人尽量避免搔抓癌肿部位。

2. 放疗病人皮肤护理 放疗病人常在治疗后 8~10d 出现皮肤反应。若皮肤出现红斑或脱屑可在观察下继续放疗；若皮肤出现水疱或溃疡应立即停止放疗，保持局部皮肤干燥、清洁，避免刺激，必要时遵医嘱涂抹 1% 甲紫或抗生素软膏。

（二）预防感染

1. 手术部位皮肤伴炎症或溃疡的病人，应在治愈后方可进行手术。伴高血压、冠心病或糖尿病病人，应协助做好相关的检查和治疗。

2. 按外阴、阴道手术护理常规进行术前准备及术后护理，具体护理措施详见本教材第五章"妇科手术配合及护理"相关内容。需进行外阴植皮病人，应将供皮区备皮、消毒并用治疗巾包裹。

（三）缓解疼痛

向病人及家属解释疼痛的原因，教会病人缓解疼痛的方法。必要时遵医嘱给予镇痛药。

（四）心理护理

术前与病人沟通，帮助病人表达自己的不适，针对具体问题给予耐心的解答、帮助及支持；指导病人采取积极的应对方式；给病人及家属讲解疾病的相关知识，让病人体会到家庭的温暖；做好病人的术前指导，增加病人对手术的信心，积极配合治疗。

（五）健康指导

1. 保持外阴清洁，避免长期使用刺激性的药液清洗外阴。养成良好的生活习惯，戒烟限酒。

2. 及时发现病变，外阴瘙痒难以治愈时或发现外阴赘生物或白色病变时，应及时就医。

3. 指导病人出院后定期随访并告知随访时间。

【护理评价】

1. 病人瘙痒症状是否得到控制,舒适度是否增加,溃疡处是否好转。

2. 病人疼痛感是否减轻。

3. 病人术后是否能接受身体的变化。

4. 病人手术创面有无红、肿、热、痛等感染征象,体温、白细胞计数及分类是否维持在正常范围内。

二、外阴恶性黑色素瘤

外阴恶性黑色素瘤(vulvar malignant melanoma)较少见,居外阴恶性肿瘤第 2 位(2%~4%),恶性程度高,预后差。多见于 65~75 岁妇女。本病的主要临床表现为外阴部瘙痒、出血及色素沉着范围增大。病灶常位于小阴唇,其次是阴蒂周围,呈结节状生长、伴有色素沉着(肿瘤多为棕褐色或蓝黑色),诊断需活组织病理检查。治疗方法包括①手术治疗:确诊后应立刻根据肿瘤浸润深度及生长、扩散范围选择合适的手术方式,早期或低危病人常选用局部病灶扩大切除(切缘距肿瘤 2~3cm),晚期或高危病人常选用广泛性外阴切除及腹股沟淋巴结清扫。②免疫治疗:是首选的术后辅助治疗方法。常选用 α- 干扰素、免疫检测点抑制剂等。③化疗:一般用于晚期病人的姑息治疗或综合治疗。

(王丙娟)

思考题

1. 刘某,女,69 岁,自述 1 年前自觉外阴部皮肤有隆起,伴有瘙痒、出血,近 1 个月来出现持续性疼痛,入院治疗。妇科检查:外阴部出现乳头状赘生物,基底皮肤变硬,可见抓痕并伴有血性分泌物。

请思考:

(1)该病人目前最主要的护理问题是什么?

(2)针对护理问题,护理人员应采取哪些护理措施?

(3)如何对该病人进行健康指导?

2. 张某,女,77 岁,已婚,农民。一年余前自行触及右侧外阴肿物,约黄豆大小,无触痛,偶有外阴瘙痒,未重视。一年来肿物进行性增大,现约 3.5cm×3cm 大小,有触痛,质地偏硬。来我院门诊就诊,行外阴肿物活检,病理提示"右侧外阴赘生物中分化鳞状细胞癌"。门诊拟"右侧外阴鳞癌"收入院。

请思考:

(1)该病人目前最主要的护理问题是什么?

(2)针对护理问题,护理人员应采取哪些护理措施?

(3)如何对病人及家属开展疾病预防的宣传教育?

ER 7-3

练习题

第八章 | 子宫颈肿瘤病人的护理

教学课件　　思维导图

学习目标

知识目标:

1. 掌握子宫颈鳞状上皮内病变、子宫颈癌的护理评估、护理诊断和护理措施。

2. 熟悉子宫颈鳞状上皮内病变、子宫颈癌的病理特点、辅助检查方法和治疗要点。

3. 了解子宫颈癌的护理目标和护理评价。

能力目标:

能够运用所学知识为子宫颈肿瘤病人提供健康教育。

素质目标:

具有良好的职业素质,能对子宫颈肿瘤病人进行心理-社会评估,并制订与病人病情相符的护理计划,有效施行护理措施。

子宫颈肿瘤包括良性肿瘤和恶性肿瘤。子宫颈癌是最常见的妇科恶性肿瘤,起源于子宫颈鳞状上皮内病变,两者病因相同,均为高危型 HPV 感染所致。

第一节　子宫颈鳞状上皮内病变

案例导入

小王是妇产科门诊的护士,下午 1 点来了一位取液基细胞学检查报告的李女士,病人的报告上写着"LSIL"。

请思考:

1. 李女士对报告上的描述很紧张,认为自己得了子宫颈癌,小王该如何对李女士进行解释与安慰?

2. 医生即将针对李女士的情况进行诊治,小王该如何对李女士进行指导?

子宫颈鳞状上皮病变(cervical squamous intraepithelial lesion, SIL)是与子宫颈浸润癌密切相关的一组子宫颈病变,常发生于 25~35 岁妇女,大部分低级别鳞状上皮内病变(low-grade squamous intraepithelial lesion, LSIL)可自然消退,但高级别鳞状上皮内病变(high-grade squamous intraepithelial lesion, HSIL)具有癌变可能性,可能发展为浸润癌,宫颈上皮内病变反映了子宫颈癌发生发展中的连续过程,通过筛查发现宫颈病变,是预防宫颈癌的有效措施。

【病因及发病机制】

(一)病因

SIL 和子宫颈癌与人乳头瘤病毒(human papilloma virus, HPV)感染、性行为及分娩次数等因素有关。

1. HPV 感染　目前已在近 90% 的子宫颈上皮内病变和子宫颈癌组织中发现高危型 HPV 感染。目前已知的 HPV 病共有 160 多种型别，40 余种和生殖道感染有关，其中 13~15 种与 SIL 和子宫颈癌发病密切相关，最常见的高危型为 HPV16 型和 HPV18 型。

2. 性行为及分娩次数　多个性伴侣，初次性生活时间 <16 岁、早年分娩、多产与子宫颈癌的发生有关，与有阴茎癌或其性伴侣曾患子宫颈癌的高危男子有性接触的妇女也易患子宫颈癌。

3. 其他　吸烟、地理位置、种族、经济情况不同，SIL 的发病率也不同，屏障避孕法有一定保护作用。

（二）发病机制

子宫颈上皮由子宫颈阴道部的鳞状上皮和子宫颈管柱状上皮共同组成，两者交接部称鳞 - 柱交接部（squamo-columnar junction, SCJ）。鳞 - 柱交接部会随着妇女年龄、性激素分泌状态、分娩情况和避孕药物的使用等情况而不断发生变化。胎儿期的原始鳞 - 柱交接部位于宫颈外口附近，此交接部并非固定不变，雌激素水平的变化可以改变交接部的范围。这种随着体内雌激素水平变化而移位的鳞 - 柱状交接部称为生理鳞 - 柱交接部，在原始鳞 - 柱状交接部和生理鳞 - 柱状交接部（图 8-1）之间所形成的区域，称为转化区（transformation zone），也称移行带区。

转化区表面覆盖的柱状上皮被鳞状上皮替代的机制有两种，①鳞状上皮化生：暴露于子宫颈阴道部的柱状上皮受阴道酸性环境影响，柱状上皮下未分化储备细胞开始增殖，并逐渐转化为鳞状上皮，继之柱状上皮脱落；②鳞状上皮化：子宫颈阴道部鳞状上皮直接长入柱状上皮与其基底膜之间，直至柱状上皮完全脱落而被鳞状上皮替代。

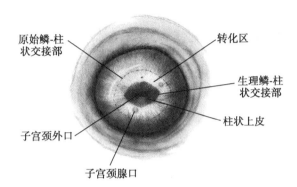

图 8-1　子宫颈转化区部和生理鳞 - 柱状交接部

转化区成熟的化生鳞状上皮对致癌物的刺激相对不敏感，但未成熟的化生鳞状上皮却代谢活跃，在人乳头瘤病毒等作用下，发生细胞异常增生、分化不良、排列紊乱、细胞核异常、有丝分裂增加，最后形成 SIL。

【病理学诊断和分级】

SIL 既往称为"宫颈上皮内瘤变"（cervical intraepithelial neoplasia, CIN），分为 3 级。WHO 女性生殖器肿瘤分类（2014）建议采用与细胞学分类相同的二级分类法（即 LSIL 和 HSIL）

LSIL：鳞状上皮基底及副基底样细胞增生，细胞核极性轻度紊乱，有轻度异型性，核分裂象少，局限于上皮下 1/3 层，HPV16 染色阴性或在上皮内散在点状阳性（图 8-2）。

HSIL：细胞核极性紊乱，核质比例增加，核分裂象增多，异型细胞扩展到上皮下 2/3 层甚至全层，HPV16 在上皮 >2/3 层面内呈弥漫连续阳性（图 8-3）。

【临床表现】

SIL 一般无特殊症状。偶有阴道排液增多，伴或不伴臭味。也可在性生活或妇科检查时发生接触性出血。检查子宫颈可光滑，或仅见局部红斑、白色上皮或子宫颈糜烂样表现，未见明显病灶。

【预防和筛查】

由于 HPV 的持续感染是导致宫颈癌发生的主要因素，目前全球范围内已经开展宫颈癌及其癌前病变的预防，包括一级预防和二级预防。

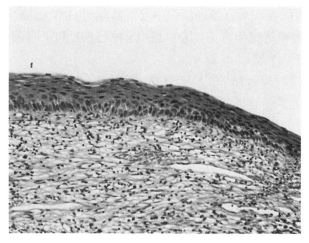

图 8-2 LSIL

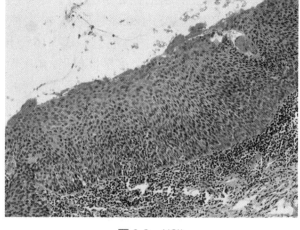

图 8-3 HSIL

（一）一级预防

HPV 疫苗的使用。

（二）二级预防

宫颈病变的筛查。

1. 子宫颈细胞学检查 是 SIL 及早期子宫颈癌筛查的基本方法，细胞学检查特异性高，但敏感性较低。一般选用巴氏涂片法或液基细胞涂片法。筛查应在性生活开始 3 年后开始，或 21 岁以后开始，并定期复查。

2. HPV 检测 敏感性较高，特异性较低。可与细胞学检查联合应用于 25 岁以上女性的子宫颈癌筛查；也可用于 21~25 岁女性细胞学初筛为轻度异常的分流，当细胞学检查为意义未明的不典型鳞状细胞（ASC-US）时进行高危型 HPV 检测，阳性者行阴道镜检查，阴性者 12 个月后行细胞学检查；也可作为 25 岁以上女性的子宫颈癌初筛，阳性者用细胞学分流，阴性者常规随访。

3. 阴道镜检查 在前期筛查中若发现异常，如细胞学 ASC-US 伴 HPV 检测阳性、细胞学 LSIL 及以上、HPV 检测高危 16/18 型阳性者，可行阴道镜检查。

4. 子宫颈活组织检查 是确诊子宫颈鳞状上皮内病变的可靠方法。任何肉眼可疑病灶，或阴道镜诊断为高级别病变者均应行单点或多点活检。若需要了解子宫颈管的病变情况，应行子宫颈管搔刮术（endocervical curettage，ECC）。

【治疗原则】

（一）LSIL 约 60% 会自然消退，细胞学检查为 LSIL 及以下者可观察随访

在随访过程中病变发展或持续存在 2 年者宜进行治疗。细胞学为 HSIL 阴道镜检查充分者可采用冷冻和激光等消融治疗；若阴道镜检查不充分或不能排除 HSIL 或 ECC 阳性者可采用子宫颈锥切术。

（二）HSIL 可发展为浸润癌，需要治疗

阴道镜检查充分者可用子宫颈锥切术或消融治疗；阴道镜检查不充分者宜采用子宫颈锥切术，包括宫颈环形电切术（loop electrosurgical excision procedure of cervix，LEEP of cervix）和冷刀锥切术。经子宫颈锥切确诊、年龄较大、无生育要求、合并有其他妇科良性疾病手术指征的 HSIL 也可行筋膜外全子宫切除术。

（三）妊娠合并子宫颈鳞状上皮内病变

妊娠期间，增高的雌激素使柱状上皮外移至子宫颈阴道部，转化区的基底细胞出现不典型增生改变；妊娠期免疫功能可能低下，易发生 HPV 感染。应注意妊娠时转化区的基底细胞可有核增大深染等表现，细胞学检查易误诊，但产后 6 周可恢复正常。大部分妊娠期病人为 LSIL，仅约 14% 为 HSIL。妊娠期 SIL 仅作观察，产后复查后再处理。

【护理评估】

1. 健康史　几乎所有有性生活的女性都有发生子宫颈鳞状上皮内病变的可能，故在询问病人时要注意了解病人的不良生育史、性生活史、吸烟史、性病史以及是否应用避孕药，同时应详细记录既往妇科检查阳性发现、子宫颈刮片细胞学检查情况及治疗经过。

2. 身体状况　病人常无自觉症状，偶有阴道分泌物增多，伴或不伴异味。亦可在性交后或妇科检查后出现接触性出血。妇科检查：子宫颈表面可光滑，或见子宫颈柱状上皮异位表现，或见局部红斑、白色上皮，但未见明显病灶。

3. 心理 - 社会支持状况　由于对子宫颈鳞状上皮内病变缺乏了解，故几乎所有女性在接到检查报告时都会出现紧张、恐惧的心理，并往往认为自己已患有"子宫颈癌"。其家庭成员也会出现担忧的心理表现。

【护理诊断 / 问题】

1. **焦虑**　与担心疾病恶变有关。

2. **知识缺乏**：缺乏子宫颈鳞状上皮内病变的相关知识。

【护理目标】

1. 护理对象能够配合医生完成子宫颈鳞状上皮内病变相关预防、检查和治疗工作。

2. 通过健康教育，护理对象具备子宫颈鳞状上皮内病变相关诊查、预防及治疗知识。

【护理措施】

1. **一般护理**　协助病人配合诊疗、接受诊治方案，评估病人目前的身心状况。

2. **知识宣教**　利用挂图、实物、宣传资料等向病人介绍子宫颈鳞状上皮内病变的医学常识；介绍诊治过程及有效的应对措施。解除其疑虑，缓解其不安情绪，使病人能以积极态度接受诊治过程。同时按照《加速消除宫颈癌行动计划（2023—2030 年）》建议，向病人普及宫颈癌防治知识，降低疾病恶化风险。

3. **心理护理**　为病人提供安全、隐蔽的环境，鼓励病人提问，与其共同讨论健康问题，解除其疑虑，缓解其不安情绪，使病人能以积极态度接受诊治过程。

【护理评价】

1. 病人能否以积极态度配合诊治全过程。

2. 病人能否按要求进行复查。

第二节 子宫颈癌

案例导入

小刘是妇产科病房的护士,早上8点,接诊一位54岁的王女士,由于发现子宫颈癌Ⅰa期而准备入院手术。

请思考:

1. 在进行病历登记时,小刘应该收集哪些方面的资料?

2. 王女士一直很紧张,小刘该对她进行哪些方面的心理疏导?

子宫颈癌(cervical cancer)是最常见的妇科恶性肿瘤。高发年龄为50~55岁。由于子宫颈癌筛查的普及,得以早期发现和治疗子宫颈癌和癌前病变,其发病率和死亡率明显下降。

【病因及发病机制】

(一)病因

同"子宫颈鳞状上皮内病变"。

(二)发病机制

SIL形成后继续发展,突破上皮下基底膜并浸润间质则形成子宫颈浸润癌(图8-4)。

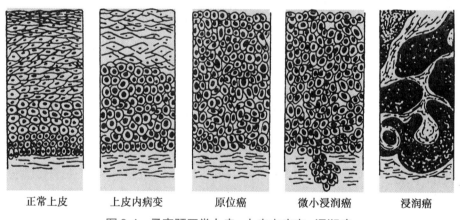

正常上皮　　　上皮内病变　　　原位癌　　　微小浸润癌　　　浸润癌

图8-4　子宫颈正常上皮-上皮内病变-浸润癌

【病理】

(一)子宫颈鳞状细胞癌

子宫颈鳞状细胞癌占子宫颈癌的75%~85%,多数起源于移行带区的非典型增生上皮和原位癌。

1.巨检　微小浸润性鳞状细胞癌肉眼观察无明显异常,或类似子宫颈柱状上皮异位。但随病变发展可形成4种类型(图8-5)。

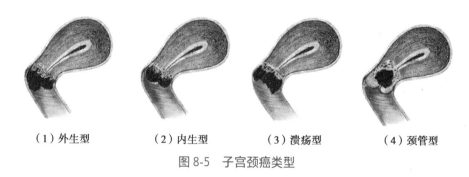

(1)外生型　　　(2)内生型　　　(3)溃疡型　　　(4)颈管型

图8-5　子宫颈癌类型

（1）**外生型**：又称菜花型，最常见，癌灶向外生长呈乳头状或菜花样，组织脆，触之易出血。常累及阴道，较少浸润宫颈深部组织及宫旁组织。

（2）**内生型**：又称浸润型，癌灶向子宫颈深部组织浸润，子宫颈表面光滑或仅有柱状上皮异位，宫颈肥大变硬呈桶状。常累及宫旁组织。

（3）**溃疡型**：上述两型癌组织进一步发展，癌组织坏死脱落后形成溃疡或空洞，似火山口状。

（4）**颈管型**：癌灶发生于子宫颈管内，常侵入子宫颈管和子宫峡部供血层及转移至盆腔淋巴结。

2. 显微镜检

（1）**微小浸润性鳞状细胞癌**：指在 HSIL 基础上检查发现小滴状、锯齿状癌细胞团突破基底膜，浸润间质。诊断标准见临床分期。

（2）**浸润性鳞状细胞癌**：指癌灶浸润间质范围超出微小浸润癌，多呈网状或团块状浸润间质。根据细胞核的多形性与大小及核分裂度等可将鳞状细胞癌分为高（Ⅰ级）、中（Ⅱ级）、低分化（Ⅲ级）3 种，但目前更倾向于分为角化型和非角化型。角化型：大致相当于高分化鳞癌，细胞体积大，有明显角化珠形成，可见细胞间桥，细胞异型性较轻，无核分裂或核分裂罕见。非角化型：大致相当于中分化和低分化鳞癌。细胞体积大或较小，可有单细胞角化但无角化珠，细胞间桥不明显，细胞异型性常明显，核分裂象多见。除上述最常见的两种亚型外还有以下多种亚型：乳头状鳞状细胞癌、基底细胞样鳞状细胞癌、湿疣样癌、疣状癌、鳞状移形细胞癌和淋巴上皮样瘤样癌。

（二）腺癌

近年来子宫颈腺癌的发生率有上升趋势，占子宫颈癌的 20%~25%。

1. 巨检　来自子宫颈管内，浸润管壁；或自子宫颈管内向子宫颈外口突出生长；常可侵犯宫旁组织；病灶向子宫颈管内生长时，子宫颈外观可正常，但因子宫颈管膨大，形如桶状。

2. 显微镜检

（1）**普通型宫颈腺癌**：最常见的组织学亚型，约占子宫颈腺癌的 90%。虽然来源于子宫颈管柱状黏液细胞、偶尔间质内可见黏液池形成，但肿瘤细胞内见不到明确黏液，胞质双嗜性或嗜酸性。镜下见腺体结构复杂、呈筛状和乳头状，腺上皮细胞增生呈复层，核异型性明显，核分裂象多见。该亚型绝大部分呈高 - 中分化。

（2）**黏液性腺癌**：该亚型的特征是细胞内可见明确黏液，又进一步分为胃型、肠型、印戒细胞样和非特指型。其中高分化的胃型腺癌，既往称为微偏腺癌，虽然分化非常好，但几乎是所有子宫颈腺癌中预后最差的一种亚型。

（三）其他

少见类型如腺鳞癌、腺样基底细胞癌、绒毛状管状腺癌、内膜样癌等上皮性癌，神经内分泌肿瘤，间叶性肿瘤等。

【转移途径】

主要为直接蔓延和淋巴转移，血行转移极少见。

1. 直接蔓延　最常见，癌组织向邻近器官及组织扩散。常向下累及阴道壁，极少向上累及宫腔，向两侧扩散可累及主韧带及子宫颈旁、阴道旁组织直至骨盆壁；癌灶压迫或侵及输尿管时，可引起输尿管阻塞及肾积水。晚期可向前、后蔓延侵及膀胱或直肠。

2. 淋巴转移　癌灶侵入淋巴管形成瘤栓，随淋巴液引流进入局部淋巴结。淋巴转移一级组包括子宫旁、闭孔、髂内、髂外、髂总、髂前淋巴结；二级组包括腹股沟深浅淋巴结、腹主动脉旁淋巴结。

3. 血行转移　极少见，晚期可转移至肺、肝或骨骼等。

【临床分期】

采用国际妇产科联盟（FIGO，2009 年）的临床分期标准（表 8-1）。临床分期（图 8-6）在治疗前进行，治疗后不再更改。

表 8-1　子宫颈癌临床分期（FIGO, 2018 年）

分期	描述
Ⅰ期	肿瘤局限在子宫颈（包括累及子宫体）
ⅠA 期	镜下浸润癌。最大间质浸润深度＜5mm[a]
ⅠA1 期	间质浸润深度≤3mm
ⅠA2 期	间质浸润深度＞3mm，但≤5mm
ⅠB 期	癌灶局限于子宫颈，间质浸润深度＞5mm（超过ⅠA 期）[b]
ⅠB1 期	癌灶浸润深度＞5mm，最大径线≤2cm
ⅠB2 期	癌灶最大径线＞2cm，但≤4cm
ⅠB3 期	癌灶最大径线＞4cm
Ⅱ期	癌灶已超出子宫，但未达阴道下 1/3 或骨盆壁
ⅡA 期	癌灶累及阴道上 2/3，无子宫旁受累
ⅡA1 期	癌灶最大径线≤4cm
ⅡA2 期	癌灶最大径线＞4cm
ⅡB 期	有子宫旁受累，但未达骨盆壁
Ⅲ期	癌灶累及阴道下 1/3 和 / 或扩散到骨盆壁和 / 或导致肾盂积水或无功能肾和 / 或累及盆腔和 / 或主动脉旁淋巴结
ⅢA 期	癌灶累及阴道下 1/3，但未达骨盆壁
ⅢB期	癌灶已达骨盆壁和 / 或导致肾盂积水或无功能肾（除外已知其他原因）
ⅢC期	不论肿瘤大小和扩散范围，癌灶累及盆腔和 / 或主动脉旁淋巴结（标注 r 和 p）[c]
ⅢC1 期	仅盆腔淋巴结转移
ⅢC2期	腹主动脉旁淋巴结转移
Ⅳ期	癌灶浸润膀胱黏膜或直肠黏膜（活检证实）和 / 或超出真骨盆（泡状水肿不属于Ⅳ期）
ⅣA 期	癌灶侵袭邻近盆腔器官
ⅣB 期	癌灶扩散至远处器官

注：当有疑问时，应归入较低的分期。

[a] 所有分期均可用影像学和病理学资料来补充临床发现，评估肿瘤大小和扩散程度，形成最终分期。

[b] 淋巴脉管间隙浸润不改变分期，浸润宽度不再作为分期标准。

[c] 对用于诊断Ⅲ C 期的证据，需注明所采用的方法是 r（影像学）还是 p（病理学）。例如，若影像学显示盆腔淋巴结转移，分期为Ⅲ C1r；若经病理证实，分期为Ⅲ C1p。所采用的影像学类型或病理技术需要注明。

【临床表现】

早期病人无明显症状和体征，随着病情发展可能出现以下情况。

1. 阴道流血　常表现为接触性出血，即性生活或妇科检查后阴道流血。也可表现为不规则阴道流血，或经期延长、经量增多。老年病人常为绝经后不规则阴道流血。出血量根据病灶大小、侵及间质内血管情况而不同，若侵蚀大血管可引起大出血。一般外生型癌出血较早，量多；内生型癌出血较晚。

2. 阴道排液　多数病人有白色或血性、稀薄如水样或米泔状、有腥臭味的阴道排液。晚期病人因癌组织坏死伴感染，可有大量米泔样或脓性恶臭白带。

3. 晚期症状　根据癌灶累及范围出现不同的继发性症状。如尿频、尿急、便秘、下肢肿痛等；癌肿压迫或累及输尿管时，可引起输尿管梗阻、肾盂积水及尿毒症；晚期可有贫血、恶病质等全身衰竭症状。

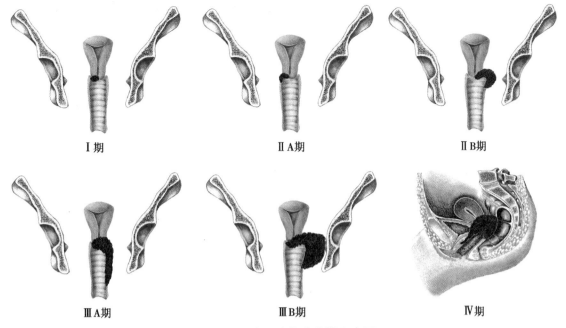

| Ⅰ期 | ⅡA期 | ⅡB期 |

| ⅢA期 | ⅢB期 | Ⅳ期 |

图 8-6　子宫颈癌临床分期示意图

【处理】

根据临床分期、病人年龄、生育要求、全身情况、医疗技术水平及设备条件等，综合考虑制定适当的个体化治疗方案。

1. 手术治疗　主要用于ⅠA~ⅡA1 期的早期病人，其优点是对年轻病人可保留卵巢及阴道功能，提高治疗后生活质量。①ⅠA1 期：无淋巴脉管间隙浸润（lymphatic vascular space invasion, LVSI）者无生育要求可选用筋膜外全子宫切除术；要求保留生育功能者可行子宫颈锥切术；有淋巴脉管间隙浸润者按ⅠA2 期处理。②ⅠA2 期：无生育要求者行改良广泛性子宫切除术及盆腔淋巴结评估；有生育要求者，首选广泛性子宫颈切除术及盆腔淋巴结评估，也可选择子宫颈锥切术及盆腔淋巴结评估。③ⅠB1、ⅠB2 和ⅡA1 期：行广泛性子宫切除术及盆腔淋巴结切除术和选择性腹主动脉旁淋巴结切除术；有生育要求的ⅠB1 期病人建议行广泛性子宫颈切除术及盆腔淋巴结评估和选择性腹主动脉旁淋巴结切除术。目前认为，子宫颈癌病灶<2cm 者应用前哨淋巴结示踪活检可以代替系统性淋巴结切除术。

2. 放射治疗　主要包括：①根治性放疗，适用于部分ⅠB3、ⅡA2 及ⅡA2 期以上病人或不适宜手术的病人，包括近距离放疗及体外照射。近距离放疗采用后装治疗，放射源为铯 -137（^{137}Cs），铱 -192（^{192}Ir）等；体外照射多用直线加速器、钴 -60（^{60}Co）等。②辅助性放疗，适用于术后有中、高危因素的病人，放疗是必要的辅助治疗措施。③姑息性放疗，晚期复发、转移病人可以选择放疗局部减瘤。值得注意的是，放疗严重损害卵巢功能，近距离放疗破坏阴道柔韧度和分泌功能。目前子宫颈癌发病呈年轻化趋势，早期子宫颈癌病人，应尽量避免使用放疗作为初始治疗；必须接受放疗的病人，在手术中应将卵巢移至上腹两侧结肠旁沟，照射时还应使用铅板覆盖卵巢，尽量减少放疗对卵巢的损伤。

3. 化学治疗　主要包括：①同步放化疗，放疗时同期化疗称为同步放化疗，既可用于根治性治疗，亦可用于辅助性治疗。以铂类药物为基础的同步放化疗较单纯放疗用于子宫颈癌初始治疗明显降低晚期病人复发死亡风险，延长病人生存。术后盆腔淋巴结阳性、子宫旁侵袭或手术切缘阳性患者，应补充盆腔外照射放疗＋顺铂同步化疗±阴道近距离放疗；阴道切缘阳性者，应阴道近距离放疗同步化疗。②新辅助化疗，可用于子宫颈癌灶≥4cm 的局部晚期患者，目的是使肿瘤缩小，便于手术切除。③晚期转移、复发癌化疗，化疗既可用于晚期转移、复发癌的一线治疗，也可用于后线或姑息性治疗。子宫颈癌常用化疗药物有顺铂、卡铂、紫杉醇、托泊替康、伊立替康、吉西他滨等，铂类药物首选顺铂，不能耐受顺铂者可以选用卡铂。常用化疗方案有顺铂（放疗增敏）、顺铂/卡铂+紫杉醇，顺铂+托泊替康和顺铂+吉西他滨等。

4. 靶向治疗和免疫治疗 近年来一系列研究表明，一些免疫检查点抑制剂不仅在铂类治疗失败后的复发子宫颈癌后线治疗中显示疗效，在转移/复发一线化疗中联合应用也可显著改善预后，甚至在高危局部晚期子宫颈癌根治性放化疗中同期应用也显示治疗价值。我国已批准包括程序性死亡蛋白-1（programmed death protein-1，PD-1）单克隆抗体、程序性死亡蛋白配体-1（programmed death-ligand 1，PD-L1）单克隆抗体、细胞毒性T淋巴细胞相关蛋白4（cytotoxic T lymphocyte associated protein-4，CTLA-4）/PD-1双特异性抗体等多个免疫检查点抑制剂用于后线治疗晚期转移/复发子宫颈癌。

【护理评估】

1. 健康史 在询问病史过程中应注意病人的婚育史，性生活史以及与高危男子接触史，聆听有关主诉，如年轻病人可诉说月经期和经量异常，老年病人常主诉绝经后不规则阴道流血，注意识别与发病有关的高危因素及高危人群，详细记录既往妇科检查发现，子宫颈刮片细胞学检查结果及处理经过。

2. 身心情况 早期病人一般无自觉症状，多由普查中发现异常的子宫颈刮片报告。病人随病程进展出现典型的临床症状，表现为点滴样出血或因性交、阴道灌洗、妇科检查而引起接触性出血，出血量增多或出血时间延长可致贫血；恶臭的阴道排液使病人难以忍受；当恶性肿瘤穿透邻近器官壁时可形成瘘管；晚期病人则出现消瘦、贫血、发热等全身衰竭症状。

通过双合诊或三合诊检查进行盆腔检查可见不同临床分期病人的局部体征：宫颈上皮内瘤样病变、镜下早期浸润癌及极早期宫颈浸润癌病人局部无明显病灶，宫颈光滑或与慢性宫颈炎无明显区别。随着宫颈浸润癌的生长发展，根据不同类型，宫颈局部表现不同。外生型癌可见宫颈表面有呈息肉状或乳头状突起的赘生物向外生长，继而向阴道突起形成菜花状赘生物；合并感染时表面有灰白色渗出物，触之易出血。内生型则表现为宫颈肥大、质硬、宫颈管膨大如桶状，宫颈表面光滑或有表浅溃疡。晚期病人因癌组织坏死脱落，宫颈表面形成凹陷性溃疡或被空洞替代，伴恶臭。癌灶浸润阴道壁时，局部见有赘生物；宫旁组织受侵犯时，妇科检查可扪及宫旁双侧增厚，结节状，质地与癌组织相似；浸润盆腔者形成冰冻骨盆。

早期宫颈癌病人在普查中发现报告异常时会感到震惊和疑惑，常激发进一步确诊的多次就医行为。确诊后病人会产生恐惧感，会害怕疼痛、被遗弃和死亡等。与其他恶性肿瘤病人一样会经历分别称之为否认、愤怒、妥协、忧郁、接受期等心理反应阶段。

3. 辅助检查 宫颈癌的诊断方法基本同子宫颈鳞状上皮内病变，早期病例的诊断应采用子宫颈细胞学检查和/或高危HPVDNA检测、阴道镜检查、子宫颈活组织检查的"三阶梯"诊断程序，组织学诊断为确诊依据。同时，根据病人具体情况进行胸部X线摄片、静脉肾盂造影、膀胱镜及直肠镜检查、超声检查以及CT、MRI、PET-CT等影像学检查评估病情。

【护理诊断/问题】

1. 恐惧 与确诊宫颈癌需要进行手术治疗有关。

2. 排尿障碍 与宫颈癌根治术后影响膀胱正常张力有关。

【护理目标】

1. 病人住院期间，能接受与本疾病有关的各种诊断、检查和治疗方案。

2. 病人适应术后生活方式。

【护理措施】

1. 协助病人接受各种诊治方案 评估病人目前的身心状况及接受诊治方案的反应，利用宣传资料、挂图或在线健康教育平台等向病人介绍有关宫颈癌的医学常识；介绍各种诊治过程、可能出现的不适及有效的应对措施。鼓励病人提问，与其讨论健康问题以缓解其不安情绪，使病人能以积极态度接受诊治过程。

2. 鼓励病人摄入足够的营养　评估目前营养状况，摄入营养物的习惯。注意纠正病人不良的饮食习惯，兼顾病人的嗜好、信仰，必要时与营养科合作，以多样化食谱满足病人需要，维持体重不继续下降。

3. 以最佳身心状态接受手术治疗　认真执行术前护理，详细告知各项操作目的、时间、可能的感受等，以取得主动配合。认真做好肠道准备，保证肠道呈清洁、空虚状态。发现异常及时与医师联系。

4. 协助术后康复　宫颈癌根治术涉及范围广，病人术后反应也较一般腹部手术者大。为此，更要求每15~30min观察并记录1次病人的生命体征及出入量，平稳后再改为每4h1次。注意保持导尿管、腹腔引流管通畅，认真观察引流液性状及量。通常按医嘱于术后48~72h取出引流管，术后7~14d拔除尿管。病人于拔管后1~2h自行排尿1次；如不能自解应及时处理，必要时重新留置尿管。拔尿管后4~6h测残余尿量1次，若超过100ml则需继续留置尿管；少于100ml者每日测1次，2~4次均在100ml以内者说明膀胱功能已恢复。对于有条件的医院，可采用生物电反馈治疗仪预防和治疗宫颈癌术后尿潴留，促进膀胱功能恢复。指导卧床病人进行床上肢体活动，以预防长期卧床并发症的发生。注意渐进性增加活动量。术后需接受放疗、化疗者按有关内容进行护理。

5. 做好出院指导　鼓励病人及家属积极参与出院计划的制订，以保证计划的可行性。凡接受手术治疗的病人，必须见到病理报告单才可决定出院日期。根据病理报告中显示的高危因素决定后续是否需要接受放疗和／或化疗。向出院病人说明按时随访的重要性，一般认为：出院后1个月行首次随访，治疗后2年内每3个月复查1次；3~5年内，每半年复查1次；第6年开始，每年复查1次。随访内容包括盆腔检查、阴道涂片细胞学检查和高危型HPV检测、胸部X线检查、血常规及子宫颈鳞状细胞癌抗原（SCCA）等。护士注意帮助病人调整自我，协助其重新评价自我能力，根据病人具体状况提供有关术后生活方式的指导，包括根据机体康复情况，逐渐增加活动量和强度，适当参加社会交往活动或恢复日常工作。性生活的恢复需根据术后复查结果而定，护士应认真听取病人对性问题的看法和疑虑，提供针对性帮助。

【护理评价】

1. 病人住院期间能以积极态度配合诊治全过程。

2. 病人能掌握出院后的自我护理内容和康复计划。

（郭倩文）

思考题

1. 陈女士，35岁，G_2P_1，因性生活后出血来院就诊。既往月经规律。妇科检查：阴道壁光滑，宫颈柱状上皮异位面积占宫颈表面2/3以上，子宫前位、大小正常、活动度好，双侧附件未触及异常。

请思考：

（1）建议该病人首选的检查方法是什么？

（2）该病人被确诊为ⅠB1期，考虑首选的治疗措施是什么？

2. 王女士，38岁，G_1P_1，因阴道不规则流血2个月来院就诊。妇科检查：阴道光滑，子宫颈表面有菜花样赘生物，质脆、触之出血，子宫前位，大小正常，双侧附件未触及异常。

请思考：

（1）该病人最可能患有什么疾病？

（2）医生对该病人实施了手术治疗，术后应采取怎样的护理措施？

ER 8-3

练习题

第九章 | 子宫肿瘤病人的护理

教学课件

思维导图

学习目标

知识目标：

1. 掌握子宫肌瘤和子宫内膜癌的护理评估、护理诊断及护理措施。
2. 熟悉子宫肌瘤和子宫内膜癌的治疗要点。
3. 了解子宫肌瘤和子宫内膜癌的病因、病理分期。

能力目标：

1. 应用所学知识对子宫肌瘤和子宫内膜癌病人进行有效护理。
2. 分析子宫肌瘤和子宫内膜癌病人的健康需求，有针对性地做好疾病健康教育。

素质目标：

通过学习子宫肿瘤病人的护理知识，培养学生较强的专业能力，提升救死扶伤的职业责任感，能理解肿瘤病人及家属的心理状况，提高共情能力并给予人文关怀。

第一节　子宫肌瘤

案例导入

王女士，46 岁。主诉：持续月经量增多 2 年。发现腹部包块 6 个月，2 个月前自觉头晕、乏力，上楼后心悸、气短。查体：T 36.3℃，P 80 次 /min，R 20 次 /min，BP 100/70mmHg。中度贫血貌。妇科检查：宫体前位，宫颈光滑，子宫如孕 14 周大小。B 超检查示：子宫增大，形态不规则，肌壁间多发中低回声，最大者直径12cm，双侧卵巢正常。实验室检查：Hb 66g/L。

请思考：

1. 应该从哪方面对该病人进行评估？
2. 针对该病人的一般情况应进行哪些护理诊断和护理措施？

子宫肌瘤（uterine myoma）是女性生殖器最常见的良性肿瘤，由平滑肌及结缔组织组成，多见于30~50 岁妇女。据统计，30 岁以上妇女约 20% 有子宫肌瘤，但因肌瘤多无症状或很少有症状，所以临床报道发病率远低于肌瘤真实发病率。

【病因及发病机制】

确切病因及发病机制尚未明了。根据肌瘤好发于生育期，青春期前少见，绝经后萎缩或消退，提示其发生可能与女性激素有关。此外，由于卵巢功能、激素代谢均受高级神经中枢的调节控制，故有人认为神经中枢活动对肌瘤的发病也可能起作用。另研究还显示 25%~50% 子宫肌瘤存在细胞遗传学的异常。

【病理】

1. **巨检** 多为实质性球形包块，表面光滑，质地较子宫肌层硬，单个或多个，大小不一。肌瘤外表有被其压迫的肌纤维束和结缔组织构成的假包膜（pseudocapsule）覆盖，与周围组织界限明显，易剥除。肌瘤切面成灰白色，可见旋涡状或编织状结构，颜色和硬度与所含纤维结缔组织多少有关，含平滑肌多，色略红、质较软，纤维组织多则色较白、质较硬。

2. **镜检** 主要由梭形平滑肌细胞和不等量的纤维结缔组织交织而成，细胞大小均匀，排列成旋涡状或棚状，核为杆状。

【分类】

1. **按肌瘤生长部位** 分为宫体部肌瘤（约占 90%）和宫颈部肌瘤（约占 10%）。

2. 根据肌瘤与子宫肌壁的关系分为以下 3 类（图 9-1）：

（1）**肌壁间肌瘤**（intramural myoma）：肌瘤位于子宫肌壁间，周围均被肌层包绕，占总数的 60%~70%，为最常见的类型。

（2）**浆膜下肌瘤**（subserous myoma）：肌瘤向子宫浆膜面生长，并突出于子宫表面，表面仅由浆膜层覆盖，约占总数的 20%。若瘤体继续向浆膜面生长，仅有一蒂与子宫相连，称为带蒂浆膜下肌瘤，营养由蒂部血管供应，若血供不足可变性、坏死。若蒂扭转断裂，瘤体脱落形成游离性肌瘤。若瘤体位于子宫体侧壁向宫旁生长突出于阔韧带两叶之间，称为阔韧带肌瘤。

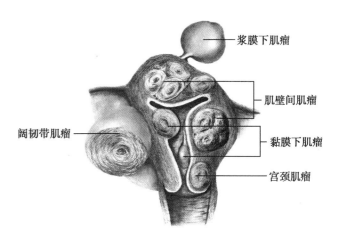

图 9-1 子宫肌瘤分类示意图

（3）**黏膜下肌瘤**（submucous myoma）：肌瘤向宫腔方向生长，突出于宫腔，表面仅由子宫黏膜层覆盖，占总数的 10%~15%。黏膜下肌瘤容易形成蒂，在宫腔内生长犹如异物刺激并引起子宫收缩，瘤体可被挤出宫颈外口而突入阴道。

子宫肌瘤常多个发生，各种类型的肌瘤可发生在同一子宫，称为多发性子宫肌瘤。

【肌瘤变性】

肌瘤变性是指肌瘤失去原有的典型结构。常见的变性有以下几种。

1. **玻璃样变性**（hyaline degeneration） 又称透明变性，最常见。肌瘤剖面旋涡状结构消失，由均匀透明样物质取代。

2. **囊性变**（cystic degeneration） 常继发于玻璃样变性，肌细胞坏死液化即可发生囊性变。肌瘤内部内出现大小不等的囊腔，腔内含清亮无色液体，也可凝固成胶冻状。瘤体变软，需与妊娠子宫或卵巢囊肿相鉴别。

3. **红色变性**（red degeneration） 多见于妊娠期或产褥期，是一种特殊类型的坏死，发生机制不清。肌瘤剖面为暗红色，质软，旋涡状结构消失，病人可发生剧烈腹痛伴恶心、呕吐、发热，白细胞计数升高，检查发现肌瘤增大、压痛。

4. **肉瘤变**（sarcomatous change） 较少见，是肌瘤恶变的表现，多见于绝经后子宫肌瘤伴疼痛和出血的病人，若绝经后妇女肌瘤增大伴不规则阴道流血应警惕恶变可能。肌瘤恶变后，组织软且脆，切面灰黄色，与周围组织界限不清。

5. **钙化**（degeneration with calcification） 多见于蒂部细小、血供不足的浆膜下肌瘤以及绝经后妇女的肌瘤。

【护理评估】

1. 健康史　注意询问病人月经史、生育史；有无因肌瘤导致的不孕或流产史；是否存在长期使用女性性激素的诱发因素；发现肌瘤后月经变化情况；曾接受的治疗经过、疗效及用药后机体反应；肌瘤的生长速度。注意收集因肌瘤压迫所伴随的其他症状的主诉，并排除因妊娠、内分泌失调及癌症所致的子宫出血。当肌瘤增长较快或绝经后仍有症状者，应警惕其恶变的可能。

2. 身体状况　病人的身体状况与肌瘤生长部位和有无变性有关，与肌瘤的大小和数目关系不大。

（1）**症状**：多数病人无明显症状，仅在体检时偶然发现。

1）经量增多及经期延长：是子宫肌瘤最常见的症状。多见于大的肌壁间肌瘤及黏膜下肌瘤，肌瘤使宫腔增大，子宫内膜面积增加并影响子宫收缩，此外，肌瘤可能使其附近的静脉受挤压，导致子宫内膜静脉丛充血扩张，从而引起经量增多、经期延长。黏膜下肌瘤发生坏死感染时，可有不规则阴道流血或血样脓性排液。长期经量增多可继发贫血，出现虚弱、倦怠、乏力、嗜睡和心悸等症状。

2）下腹包块：肌瘤较小时在腹部摸不到肿块，当肌瘤逐渐增大使子宫超过 3 个月妊娠大小时，可于下腹正中触及。较大的带蒂黏膜下肌瘤可脱出于阴道外，病人可因此就诊。

3）白带增多：肌壁间肌瘤使宫腔面积增大，内膜腺体分泌增多，并伴盆腔充血使白带增多；脱出于阴道内的黏膜下肌瘤表面极易感染，有大量脓样白带，若溃烂、坏死、出血时，可有血性或脓血性且伴有恶臭的阴道排液。

4）压迫症状：子宫前壁下段肌瘤可压迫膀胱引起尿频、尿急；宫颈肌瘤可引起排尿困难、尿潴留；子宫后壁肌瘤可引起下腹坠胀、便秘等症状。阔韧带肌瘤或宫颈巨大肌瘤向侧方发展，嵌入盆腔内压迫输尿管使上泌尿道受阻，可形成输尿管扩张甚至肾盂积水。

5）其他症状：常为腰酸背痛、下腹坠胀，经期加重。浆膜下肌瘤蒂扭转可引起急性腹痛；肌瘤红色样变时可有急性下腹痛，伴呕吐、发热；黏膜下肌瘤由宫腔向外排出时也可引起腹痛；黏膜下和引起宫腔变形的肌壁间肌瘤可导致不孕或流产。

（2）**体征**：较大肌瘤可在下腹部扪及实质性肿块。妇科检查可扪及子宫增大，表面单个或多个结节状突起，质硬，无压痛。浆膜下肌瘤可扪及单个实质性球状肿块与子宫有蒂相连，质硬、活动好。黏膜下肌瘤位于宫腔内者子宫均匀增大，脱出于宫颈外口者，阴道窥器检查即可看到宫颈口处有粉红色肿物，表面光滑，宫颈外口边缘清楚。若伴感染时可有坏死、出血及脓性分泌物。

3. 心理-社会支持状况　当病人得知病情后，首先担心是否为恶性肿瘤，产生焦虑、恐惧，随后出现对选择治疗方案的犹豫和无助，尤其是担心术后对生活方式的改变，迫切需要咨询指导，同时注意评估病人对疾病的心理反应程度，了解其家庭成员的顾虑，已婚者评估其丈夫的支持效应等情况。

4. 辅助检查　结合临床症状与体征，B 超检查最常用，能区分子宫肌瘤与其他盆腔肿块；磁共振检查可准确判断肌瘤大小、数目和位置；宫腔镜、腹腔镜等内镜检查以及子宫输卵管造影，可以协助明确诊断。

5. 治疗要点　根据病人年龄、症状、肌瘤大小、数目、生长部位及对生育的要求等情况进行全面分析后制定合理的治疗方案。主要有药物治疗和手术治疗两种方式。

【护理诊断/问题】

1. 知识缺乏：缺乏子宫肌瘤相关知识。

2. 活动无耐力　与阴道流血导致继发贫血有关。

3. 有感染的危险　与长期阴道流血及手术创伤有关。

4. 个人应对无效　与选择治疗方案的无助感有关。

【护理目标】

1. 病人能陈述子宫肌瘤的相关知识，主动配合治疗。

2. 病人贫血得到缓解，头晕乏力明显改善。

3. 病人治疗期间无感染发生。

4. 病人能确认可利用的资源及支持系统。

【护理措施】

1. 一般护理　为病人提供安静、舒适的休息环境，保证充足的睡眠；加强营养，给予高热量、高蛋白、高维生素、富含铁的饮食，禁止进食含有雌激素的食品、药品或补品；引导病人熟悉医院环境、设施、有关制度以及经管医生、责任护士。

2. 治疗配合

（1）病情观察

1）阴道流血：保持病人的外阴清洁干燥，阴道出血期间禁止盆浴及性生活；严密观察阴道流血的时间、量、色、性状，正确评估阴道出血量；记录病人生命体征，了解有无头晕、乏力、眼花、面色苍白等症状，协助医生完成血常规及凝血功能检查、查验血型、交叉配血等；按医嘱使用铁剂、止血药和子宫收缩剂，必要时输血、补液或实施刮宫止血，维持正常血压并纠正贫血状态。

2）腹痛：带蒂的浆膜下肌瘤发生扭转或肌瘤红色变性时应注意观察腹痛的部位、性质、程度、有无恶心、呕吐、体温升高征象。出现剧烈腹痛时，应及时报告医生处理，需要剖腹探查时，应迅速做好急诊手术准备。

3）压迫症状：观察有无肿瘤压迫邻近器官出现的相应症状。肿瘤压迫膀胱出现排尿障碍、尿潴留时应给予导尿；压迫直肠引起便秘者，可给予缓泻剂软化粪便或灌肠等。

4）预防感染：黏膜下肌瘤如脱出阴道者，应保持其局部清洁，预防感染，严密监测体温、血常规变化，有异常者及时报告医生并协助处理。

（2）用药护理：适用于症状轻、近绝经年龄或全身情况不宜手术者。对接受药物治疗的病人应告知服药过程中不能擅自停药或加量；药物治疗期间注意观察肌瘤的大小和症状的改变；解释清楚所服药物的名称、剂量、方法、可能出现的不良反应及应对措施。

1）促性腺激素释放激素类似物（gonado-tropin-releasing hormone analogue, GnRH analogue）：一般应用长效制剂，每月皮下注射 1 次，采用大剂量连续或长期非脉冲式给药，可抑制 FSH 和 LH 分泌，降低雌激素至绝经后水平，以缓解症状并抑制肌瘤生长使其萎缩，但停药后又逐渐增大。用药 6 个月以上可产生绝经综合征、骨质疏松等副作用，故限制长期用药。

2）其他药物：米非司酮（mifepristone）一般每日 10mg 或 12.5mg 口服。可作为术前用药或提前绝经使用。但不宜长期使用，因其拮抗孕激素后，子宫内膜长期受雌激素刺激，增加子宫内膜病变的风险。

（3）手术治疗护理：手术可经腹、经阴道或采用宫腔镜、腹腔镜进行。手术适应证包括：①因肌瘤导致月经过多致继发贫血；②严重腹痛、性交痛或慢性腹痛、有蒂肌瘤扭转引起的急性腹痛；③肌瘤体积大压迫膀胱、直肠等引起相应症状；④因肌瘤造成不孕或反复流产；⑤疑有肉瘤变。

1）手术方式：①肌瘤切除术，适用于希望保留生育功能的病人，术后有残留或复发可能。②子宫切除术，不要求保留生育功能或疑有恶变者，可行子宫切除术，包括全子宫切除和次全子宫切除。术前应行宫颈细胞学检查，排除子宫颈鳞状上皮内病变或子宫颈癌。发生于围绝经期的子宫肌瘤要注意排除合并子宫内膜癌。

2）手术病人主要护理措施：①术前做好腹部和阴道准备；②术前严重贫血病人遵医嘱少量多次输血，快速提升血红蛋白值达到手术要求；③术后观察腹部伤口和阴道残端伤口有无渗血、红肿及异常分泌物。阴道残端在术后 6~7d 肠线吸收时有少量出血，若出血多，及时报告医生；④肌瘤切除术的病人术后常需要滴注缩宫素促进子宫收缩，需保证正确滴速，并告知病人缩宫素会引起宫缩痛，消除其疑虑和紧张情绪。

3. 子宫肌瘤合并妊娠的护理　肌瘤合并妊娠占肌瘤病人 0.5%~1%，占妊娠 0.3%~0.5%，肌瘤小且无症状者在妊娠分娩过程中易被忽略，实际发病率高于报道。

肌瘤对妊娠及分娩的影响与肌瘤类型及大小有关。黏膜下肌瘤及较大的肌壁间肌瘤可致不孕或流产。妊娠期或产褥期肌瘤易发生红色变，通常采用保守治疗可缓解症状。生长位置较低的肌瘤可妨碍胎先露下降，使妊娠后期及分娩时出现胎位异常、胎盘早剥、产道梗阻等。妊娠合并子宫肌瘤多能自然分娩，但易因胎儿娩出后胎盘附着面大或排出困难及子宫收缩不良导致产程延长、产后出血，应做好预防措施。若肌瘤阻碍胎儿下降应行剖宫产术，术中是否同时切除肌瘤，需根据肌瘤大小、部位和病人情况而定。

(1) **子宫肌瘤合并妊娠无症状者**：应定期产检，随时观察情况；妊娠满 37 周后，根据肌瘤的生长部位、胎儿和孕妇的健康状况，选择分娩方式；经阴道试产者产时应密切注意胎心、宫缩、产程进展，并备好抢救药物和仪器；术后应警惕产后出血。

(2) **孕期肌瘤发生红色变时**：原则上应以保守治疗为主，具体护理措施有①卧床休息为主；②支持疗法，包括补液，纠正水电解质紊乱，纠正贫血；③冰袋冷敷下腹部，减轻疼痛；④遵医嘱给予止痛剂和镇静剂，尽量避免应用麻醉剂；⑤有宫缩者，按医嘱应用宫缩抑制剂；⑥合理应用抗生素预防感染。

4. 心理护理　注意多与病人沟通，通过连续性护理活动与病人建立良好的护患关系；为病人提供表达内心焦虑、恐惧、感受和期望的机会与环境，帮助病人分析住院期间及出院后可能利用的支持系统，减轻无助感；讲解有关疾病知识，告知病人和家属子宫肌瘤是妇科最常见的良性肿瘤，让病人消除顾虑，纠正错误认识，同时鼓励病人积极参与治疗护理方案，使其积极配合治疗，增强康复信心。

5. 健康教育

(1) 护士要让接受保守治疗的病人明确随访的时间、目的及联系方式，使其主动配合，每 3~6 个月随访一次，若肌瘤继续增大或出现明显症状应调整治疗方案。

(2) 应用激素治疗的病人，要向病人讲解用药的相关知识，使病人了解药物的治疗作用、使用剂量、服用时间、方法、副作用及应对措施。

(3) 术后病人应了解术后 1 个月返院检查的内容、具体时间、地点及联系人等，病人的性生活、日常活动恢复均需通过术后复查、评估后确定；出现不适或异常症状需及时就诊。术后 3 个月内禁止性生活和重体力劳动。行子宫肌瘤剔除术者，术后应避孕 2 年以上。

> **知识拓展**
>
> ## 子宫肌瘤其他治疗方式
>
> 1. 子宫动脉栓塞术（uterine artery embolization，UAE）　通过阻断子宫动脉及其分支，减少肌瘤的血供，从而延缓肌瘤的生长，缓解症状。但该方法可能引起卵巢功能减退并增加潜在的妊娠并发症的风险，对有生育要求的妇女一般不建议使用。
>
> 2. 高强度超声聚焦（high intensity focused ultrasound，HIFU）　通过物理能量使肌瘤组织坏死，逐渐吸收或瘢痕化，但存在肌瘤残留、复发，并需要排除恶性病变。类似治疗方法还有微波消融等。
>
> 3. 子宫内膜切除术（transcervical resection of endometrium，TCRE）　经宫腔镜切除子宫内膜以减少月经量或造成闭经。

【护理评价】

1.病人是否了解子宫肌瘤的相关知识,积极配合诊疗。

2.病人贫血及月经过多是否得到有效改善。

3.病人治疗期间有无感染发生。

4.病人是否能列举可利用的资源及支持系统。

第二节　子宫内膜癌

案例导入

张女士,59岁,已婚,绝经7余年,8d前出现异常阴道出血,量少,咖啡色,自诉在绝经后因为担心衰老太快经常吃一些保健品。妇科检查提示:子宫增大,质软。B超检查提示:子宫内膜增厚1cm,回声不均。

请思考:

1.该病人的病史对疾病的判断有价值吗? 如需确定诊断还需要收集哪些资料?

2.目前存在的护理问题有哪些,应对病人采取哪些护理措施?

子宫内膜癌(endometrial carcinoma)是发生于子宫内膜的一组上皮性恶性肿瘤,以来源于子宫内膜腺体的腺癌最常见。为女性生殖道常见三大恶性肿瘤之一,占女性全身恶性肿瘤7%,占女性生殖道恶性肿瘤20%~30%。近年来,发病率呈上升趋势,75%发生于50岁以上妇女,平均发病年龄为60岁。

【病因及发病机制】

确切病因不明。通常认为可能有两种发病类型:

1.雌激素依赖型(Ⅰ型)　可能是在无孕激素拮抗的雌激素长期作用下,发生子宫内膜增生,继而发生癌变。此类型占子宫内膜癌的大多数,均为子宫内膜样癌,肿瘤分化较好,雌、孕激素受体阳性率高,预后好。病人较年轻,常伴有肥胖、高血压、糖尿病、不孕或不育及绝经延迟。

2.非雌激素依赖型(Ⅱ型)　发病与雌激素无明确关系。此类子宫内膜癌的病理形态属少见类型,多见于老年妇女,在癌灶周围可以是萎缩的子宫内膜,肿瘤恶性度高,分化差,雌、孕激素受体多呈阴性或低表达,预后不良。

约5%的子宫内膜癌还与遗传有关,其中关系最密切的遗传综合征是林奇综合征(Lynch syndrome),又称遗传性非息肉结直肠癌综合征(HNPCC)是一种常染色体显性遗传病,因错配修复基因突变引起的,与年轻女性的子宫内膜癌发病有关。

【病理】

1.巨检　不同组织学类型内膜癌肉眼表现无明显区别,大体分为弥散型和局灶型。①弥散型:子宫内膜大部或全部为癌组织侵犯并突向宫腔,常伴有出血、坏死,晚期癌灶可侵犯深肌层或宫颈,若阻塞宫颈管可引起宫腔积脓。②局灶型:癌灶多局限于子宫底或子宫角部,早期病灶小,呈息肉或菜花状,易浸润肌层。

2.镜检

(1)**内膜样腺癌**:占80%~90%。内膜腺体高度异常增生,上皮复层,并形成筛孔状结构。癌细胞异形明显,核大、不规则、深染,核分裂活跃,分化差的腺癌腺体少,腺结构消失,成为实性癌块。按腺癌分化程度分为3级,Ⅰ级高分化(G1)、Ⅱ级中分化(G2)和Ⅲ级低分化(G3),低分化肿瘤恶性程度高。

（2）**浆液性癌**：占 1%~9%。癌细胞异型性明显，多为不规则复层排列，呈乳头状、腺样及实性巢片生长，1/3 可伴砂粒体。恶性程度高，易有深肌层浸润和腹腔、淋巴及远处转移，预后差。

（3）**黏液性癌**：约占 5%。肿瘤半数以上由细胞质内充满黏液的细胞组成，大多腺体结构分化良好，生物学行为与内膜样癌相似，预后较好。

（4）**透明细胞癌**：占不足 5%。多呈实性片状、腺管样或乳头状排列，细胞质丰富、透亮，核呈异型性，或由靴钉状细胞组成。恶性程度高，易早期转移。

（5）**癌肉瘤**：较少见，常见于绝经后妇女。肿瘤体积可以很大，并侵犯子宫肌层，伴出血坏死。镜下见恶性上皮成分通常分为米勒管型上皮，间叶成分分为同源性和异源性，后者常见恶性软骨、横纹肌成分，恶性程度高。

【转移途径及临床分期】

1. 转移途径　多数子宫内膜癌生长缓慢，一般局限于子宫内膜或在子宫腔内时间较长，浆液性癌、透明细胞癌、癌肉瘤和高级别（G3）内膜样癌可发展很快，短期内出现转移。其主要转移途径为直接蔓延、淋巴转移和血行转移。

2. 临床分期　子宫内膜癌的分期现多采用国际妇产科联盟（FIGO，2018 年）修订的手术 - 病理分期（表 9-1）。

表 9-1　子宫内膜癌手术 - 病理分期（FIGO，2018 年）

分期	肿瘤范围
Ⅰ期	肿瘤局限于子宫体
ⅠA 期	无肌层浸润或浸润深度 <1/2 肌层
ⅠB 期	浸润深度 ≥1/2 肌层
Ⅱ期	肿瘤侵犯宫颈间质，但无子宫外蔓延
Ⅲ期	肿瘤局部和 / 或区域扩散
ⅢA 期	累及子宫浆膜层和 / 或附件
ⅢB 期	阴道和 / 或宫旁受累
ⅢC 期	累及盆腔淋巴结和 / 或腹主动脉淋巴结转移
ⅢC1 期	仅累及盆腔淋巴结
ⅢC2 期	累及腹主动脉淋巴结伴 / 或不伴盆腔淋巴结受累
Ⅳ期	肿瘤侵及膀胱和 / 或直肠黏膜，和 / 或远处转移
ⅣA 期	肿瘤侵及膀胱和 / 或直肠黏膜
ⅣB 期	远处转移，包括腹腔内转移和 / 或腹股沟淋巴结转移

【护理评估】

子宫内膜癌病人的早期症状不明显，多数病人的病程较长、发生转移较晚，早期病人发现并及时治疗，预后较好。护士在全面评估的基础上应加强对高危人群的指导管理，及早发现并治疗可增加病人的生存机会。

1. 健康史　收集病史应重视病人有无子宫内膜癌的高危因素，如老年、肥胖、高血压、糖尿病、绝经期推迟、不孕等；询问有无肿瘤家族史，尤其是近亲家属中是否有乳腺癌、子宫内膜癌等肿瘤病史；高度警惕育龄妇女是否有曾用激素治疗效果不佳的月经失调史；了解停经后是否接受过雌激素补充治疗；对绝经后阴道流血、绝经过渡期月经紊乱者应高度重视；对确诊为子宫内膜癌者，需详细询问并记录发病经过、有关检查治疗及出现症状后机体反应等情况。

2. 身体状况

(1)**症状**：约90%的病人出现阴道流血或阴道排液症状。

1)阴道流血：为主要症状，主要表现为绝经后阴道流血，量一般不多。尚未绝经者可表现为经量增多、经期延长或月经紊乱。

2)阴道排液：多为浆液性分泌物或血性液体，合并感染则有脓血性排液，并有恶臭。因异常阴道排液就诊者约占25%。

3)下腹疼痛及其他：肿瘤累及宫颈内口，可引起宫腔积脓或积液出现下腹胀痛及痉挛样疼痛，癌肿扩散或压迫神经可致腰骶部疼痛；晚期可出现贫血、消瘦、恶病质、发热及全身衰竭等表现。

(2)**体征**：早期时妇科检查常无明显异常；随病情发展，可有子宫增大，宫腔积脓时可有明显压痛，宫颈管内偶有癌组织脱出，触之易出血；癌组织向周围浸润时，子宫固定或在宫旁或盆腔内可扪及不规则结节状肿物。

3. 心理-社会支持状况　病人出现症状并接受各种检查时，面对不熟悉的检查充满恐惧和焦虑，担心检查过程的不适和检查结果的不利。当确诊是内膜癌时，病人会经历否认、愤怒、妥协、忧郁、接受等一系列心理反应。

4. 辅助检查

(1)**影像学检查**：经阴道超声检查可了解子宫大小、宫腔形状、宫腔内有无赘生物、子宫内膜厚度、肌层有无浸润及深度，可对异常阴道流血的原因作出初步判断，并为选择进一步检查提供参考。典型子宫内膜癌的超声图像有宫腔内不均回声区，或宫腔线消失、肌层内有不均回声区。彩色多普勒显像可显示丰富血流信号。其他影像学检查更多用于治疗前评估，磁共振成像对肌层浸润深度和宫颈间质浸润有较准确的判断，腹部CT可协助判断有无子宫外转移。

(2)**诊断性刮宫**（diagnostic curettage）：是确诊内膜癌最常用、最有价值的方法。常行分段诊刮（fractional curettage），以同时了解宫腔和宫颈的情况。要求先环刮宫颈管，再探宫腔，最后行宫腔搔刮，标本分瓶装好，注明部位，送病理检查。病理检查结果是确诊子宫内膜癌的依据，既能鉴别子宫内膜癌和宫颈管腺癌，还可以明确宫颈管是否受累。

(3)**宫腔镜检查**：可直接观察宫腔及宫颈管内有无癌灶、其大小及部位，并在直视下取可疑病灶送病理检查，对局灶型子宫内膜癌的诊断和评估宫颈是否受侵更为准确。

(4)**其他**：①子宫内膜微量组织学或细胞学检查：用特制的宫腔吸管或宫腔刷放入宫腔，吸取内容物作细胞学检查，操作方法简单，其诊断的准确性与诊断性刮宫相当。②血清CA125测定：有子宫外转移者或浆液性癌，血清CA125值可升高，可作为疗效观察指标。

5. 治疗要点　应根据肿瘤累及范围及组织学类型，结合病人年龄及全身情况制定适宜的治疗方案。主要的治疗为手术、放疗、化疗和孕激素治疗，可单用或综合应用。早期病人以手术为主，术后根据高危因素选择辅助治疗。晚期采用手术、放射、药物等综合治疗。对于影像学评估病灶局限于子宫内膜的高分化年轻子宫内膜样癌病人，可考虑采用孕激素治疗为主的保留生育功能治疗。

知识拓展

子宫内膜癌保留生育功能病人指征和方法

约5%的子宫内膜癌病人在40岁之前诊断。对于有生育需求、要求保留生育功能的病人，进行子宫内膜病理检查是必要的（推荐行宫腔镜检查），宫腔镜检查更可靠，G1病变中仅23%级别升高。还应该对肌层浸润的深度进行增强MRI评估。

保留生育功能只适用于子宫内膜样腺癌。符合下列所有条件才能保留生育功能：

1. 分段诊刮标本经病理专家核实，病理类型为子宫内膜样腺癌，G1级。

2. MRI检查(首选)或经阴道超声检查发现病灶局限于子宫内膜。

3. 影像学检查未发现可疑的转移病灶。

4. 无药物治疗或妊娠的禁忌证。

5. 经充分解释,病人了解保留生育功能并非子宫内膜癌的标准治疗方式并在治疗前咨询生殖专家。

6. 对合适的病人进行遗传咨询或基因检测。

7. 可选择甲地孕酮、醋酸甲羟孕酮和左炔诺孕酮宫内缓释系统治疗。

8. 治疗期间每3~6个月分段诊刮或取子宫内膜活检,若子宫内膜癌持续存在6~12个月,则行全子宫+双附件切除+手术病理分期,术前可考虑行MRI检查;若6个月后病变完全缓解,鼓励病人受孕,孕前持续每3~6个月进行子宫内膜取样检查;若病人暂无生育计划,予孕激素维持治疗及定期监测。

9. 完成生育后或子宫内膜取样发现疾病进展,即行全子宫+双附件切除+手术病理分期。

【护理诊断／问题】

1. **焦虑**　与住院、需要接受的诊治方案及担心疾病预后有关。

2. **知识缺乏**:缺乏疾病相关知识。

3. **睡眠型态紊乱**　与环境改变有关。

【护理目标】

1. 病人焦虑减轻,并能理解和配合拟行检查和治疗。

2. 病人能描述内膜癌诊治及预后等相关知识。

3. 病人能叙述妨碍睡眠的因素,并列举应对措施。

【护理措施】

1. **一般护理**　合理饮食,加强营养,鼓励病人进食高蛋白、高维生素和高热量食物,增强机体的抵抗力。为病人提供安静舒适的睡眠环境,教会病人应用放松等技巧促进睡眠,保证病人夜间连续睡眠7~8h。指导病人多卧床休息,排液多时,取半卧位,保持外阴清洁,预防感染。

2. **治疗配合**

(1) **手术治疗护理**:主要适用于不需要保留生育能力病人,手术是治疗子宫内膜癌的主要方法,尤其对早期病人。术前除了按腹部手术常规护理外,护士应按照涉及肠道的手术进行术前准备。术中密切观察病人情况,注意术中切除的病灶既做病理学检查,还需做雌、孕激素受体检测。术后除了按腹部手术常规护理外,还应注意术后6~7d阴道残端肠线吸收或感染可致残端出血,需严密观察并记录出血情况。此期间病人应减少活动。

(2) **放疗护理**:是治疗内膜癌的有效方法之一,分近距离照射及体外照射两种。单纯放疗适用于有手术禁忌证或不能接受手术治疗的晚期病人。术后放疗是手术后的主要辅助治疗,适用于有肌层深部浸润、淋巴结转移、盆腔及阴道残留病灶的病人,能有效降低复发率,提高生存率。对术前或术后接受放射治疗的病人,要讲解放疗的目的、作用、方法、不良反应及应对措施。接受腔内放疗者,放疗之前要灌肠、留置导尿管,使直肠、膀胱空虚,避免放射性损伤。腔内置入放射源期间,指导病人绝对卧床,学会在床上活动的方法,避免发生长期卧床的并发症,取出放射源后,循序渐进增加活动量,逐渐完成生活自理。

(3) **化疗护理**:是晚期或复发子宫内膜癌的综合治疗措施之一,也可用于术后有复发高危因素病人的治疗,减少盆腔外的远处转移。常用化疗药物有顺铂、多柔比星、紫杉醇等。可单独或联合应用,也可与孕激素合并应用。化疗护理需要注意:

1) 准确测量并记录体重:根据体重来正确计算和调整药量,一般在每个疗程用药前和用药中各测一次体重,体重应在清晨、空腹、排空大小便后进行测量,酌情减去衣服重量。若体重不准确,用药剂量过大,可发生中毒反应,过小则影响疗效。

2)正确使用药物:遵医嘱正确溶解和稀释药物,做到现配现用,一般常温下不超过 1h;如果联合用药应根据药物的性质排出先后顺序;遵医嘱调节给药速度,按计算剂量保证药物全部输入。

3)合理使用静脉血管并注意保护:遵循长期补液保护血管的原则,从远端开始有计划地穿刺,用药前先注入少量生理盐水,确认针头在静脉中再注入化疗药物。一旦怀疑或发现药物外渗应立即停药并给予局部冷敷,减轻疼痛、肿胀。如刺激性强的药物外渗时可用生理盐水或普鲁卡因皮下注射进行局部封闭,防止局部组织坏死。

4)药物毒副反应护理:常见的化疗毒副反应有消化道反应及造血功能抑制。消化道反应以食欲缺乏、恶心呕吐最常见,应合理安排给药时间,避免化疗前后 2h 内进食,化疗前后给予镇吐剂、选择适合病人口味的清淡饮食、少食多餐,减少呕吐。病人呕吐严重时应补充液体,以防电解质紊乱。加强化疗病人口腔护理,使用软毛牙刷刷牙或温盐水漱口,进食前后用消毒溶液漱口,溃疡用冰硼散等局部涂抹。对于造血功能抑制的病人,应遵医嘱定期检测白细胞计数,如低于 $3.0 \times 10^9/L$ 应与医生联系考虑停药,采取预防感染的措施,严格无菌操作。如白细胞低于 $1.0 \times 10^9/L$,则机体几乎没有自身免疫力,需进行保护性隔离,谢绝探视,禁止带菌者入室,净化空气,遵医嘱应用抗生素,输入新鲜血或白细胞浓缩液等。

(4)**孕激素治疗护理**:适用于晚期癌或复发癌者、不能手术切除或早期要求保留生育功能者。常用药物有醋酸甲羟孕酮、己酸孕酮。因为用量大,应注意副作用可引起水钠潴留、水肿或药物性肝炎等,停药后逐渐好转。治疗时应告知病人部分病例可能出现病情进展甚至死亡,并且药物治疗一般要 10~12 周方能初见疗效。有血栓性疾病史者慎用。

(5)**其他药物治疗护理**:对于雌激素依赖型内膜癌可以应用非甾体抗雌激素类抗肿瘤药他莫昔芬等进行治疗,但应注意观察病情的变化和药物副作用,病人可能出现潮热、畏寒、急躁等类似绝经综合征的症状,恶心、呕吐等胃肠道反应,轻度的白细胞、血小板计数下降等药物不良反应。

3. **心理护理** 了解病人对疾病及有关诊治过程的认知程度,鼓励病人及其家属讨论有关疾病及诊治的疑虑,耐心解答。向病人介绍诊断性检查、治疗过程、可能出现的不适、副反应及应对措施,使病人主动积极配合。针对病情分析其预后,告知子宫内膜癌生长缓慢、转移较晚,是女性生殖器官恶性肿瘤中预后较好的一种,既树立病人治疗疾病的信心,又有效缓解病人恐惧和焦虑的心理。

4. **健康教育**

(1)**普及防癌知识**:大力宣传定期进行防癌检查的重要性,中年妇女应该每年接受一次妇科检查;严格掌握雌激素用药指征,加强用药期间的监护和随访措施;督促围绝经期、月经紊乱及绝经后出现不规则阴道流血者进行必要检查以排除子宫内膜癌的可能;林奇综合征女性罹患子宫内膜癌的风险高,应进行子宫内膜癌筛查以及最终行子宫切除术来降低风险。

(2)**随访指导**:子宫内膜癌病人术后 2~3 年内复发率高,应定期随访。

随访时间:术后 2~3 年内,每 3 个月 1 次;3~5 年每 6 个月 1 次;5 年后每年 1 次。随访内容包括:病史、可能的复发症状、盆腔检查、阴道细胞学检查、胸部 X 线摄片、血清 CA125 检测等,必要时可做 CT 及 MRI 检查。子宫根治术后、服药或放射治疗后,病人可能出现阴道分泌物减少、性交痛等症状,需要为病人提供生活方式、运动、阴道润滑剂使用等相关方面的指导。

【护理评价】

1.病人能否列举缓解心理压力的方法,能否理解和配合拟行检查和治疗。

2.病人能否陈述子宫内膜癌的相关知识。

3.病人睡眠质量有无提高。

(刘 瑶)

1. 刘女士,46岁,近半年尿频、尿急。3个月前单位体检发现子宫明显增大,形态不规则,表面结节感,质硬,无压痛,边界清,活动好。宫颈及双附件无异常,阴道分泌物少量白色。

请思考:

(1)考虑该病人可能有何种疾病?

(2)首选的辅助检查是什么?

(3)如果需要手术,护士应采取哪些护理措施?

2. 王女士,65岁,G_1P_0,绝经6年,3d前阴道不规则流血就诊。自诉糖尿病史7年,高血压病史8年。妇科检查:外因阴道萎缩,黏膜皱襞减少,宫颈光滑,可见少量鲜红色血液自宫颈口流出,宫体稍大,质较软,活动可,无压痛,双侧附件无异常。

ER 9-3

练习题

请思考:

(1)初步判断病人流血的原因是什么?

(2)为了确诊,还应做哪些检查?

(3)提出现阶段可能存在的护理问题?

第十章 | 卵巢肿瘤与输卵管肿瘤病人的护理

案例导入

　　小林是妇科病房的护士，早上一位 60 岁的王女士就诊，初步诊断为"卵巢癌"，病人办理住院手续时情绪非常低落，家属也总是默默掉眼泪。

　　请思考：

　　1. 对该病人，小林应该怎样采集病史，对病人及其家属怎样进行心理疏导？

　　2. 经过治疗病人准备出院，小林要为病人制订的出院计划主要包括哪些内容？

第一节　卵巢肿瘤

　　卵巢肿瘤（ovarian tumor）是常见的妇科肿瘤，可在任何年龄发病。卵巢肿瘤有良性、交界性和恶性之分。大部分卵巢癌是散发的，遗传性卵巢癌约占所有卵巢癌病人的 15%。目前，已发现十余种抑癌基因的胚系突变与遗传性卵巢癌发病相关。卵巢位于盆腔深部，早期无症状，也缺乏完善的早期诊断和鉴别方法，一经发现往往已属晚期，故死亡率居妇科恶性肿瘤之首。上皮肿瘤好发于50~60 岁妇女，生殖细胞肿瘤多见于 30 岁以下年轻女性，除原发性肿瘤外，还有由其他器官转移来的恶性肿瘤。近 40 年来，卵巢恶性肿瘤发病率增加 2~3 倍，并有逐渐上升的趋势。

　　【概述】

　　（一）常见的卵巢肿瘤和病理学特点

　　卵巢组织成分非常复杂，是全身各脏器原发肿瘤类型最多的器官。根据世界卫生组织（WHO）的卵巢肿瘤组织学分类（2020 年制定），卵巢肿瘤分为 14 大类，其中主要组织学类型为上皮性肿瘤、生殖细胞肿瘤、性索间质肿瘤及转移性肿瘤：

　　1. 卵巢上皮性肿瘤（ovarian epithelial tumor）　是卵巢肿瘤中最常见的一种，卵巢上皮性肿瘤有良性、交界性和恶性之分。临床观察发现多见于中老年妇女；不孕、未产、月经初潮早、绝经迟等是卵巢癌的高危因素；多次妊娠、哺乳和口服避孕药是其保护因素。

（1）**浆液性囊腺瘤**（serous cystadenoma）：较为常见。多为单侧，亦可为双侧，圆球形，表面光滑，大小不等。分单纯性及乳头状两型。

（2）**交界性浆液性囊腺瘤**（borderline serous cystadenoma）：多为双侧，中等大小，较少在囊内乳头状生长，多向囊外生长。预后好。

（3）**浆液性囊腺癌**（serous cystadenocarcinoma）：是最常见的卵巢恶性肿瘤。多为双侧，体积较大，半实性。肿瘤生长速度快，预后差。

（4）**黏液性囊腺瘤**（mucinous cystadenoma）：是人体中生长最大的一种良性肿瘤，恶变率为5%~10%。多为单侧、多房性。

（5）**交界性黏液性囊腺瘤**（borderline mucinous cystadenoma）：一般大小，多为单侧，表面光滑，常为多房。

（6）**黏液性囊腺癌**（mucinous cystadenocarcinoma）：是卵巢恶性肿瘤，多为单侧，瘤体较大。

2. 卵巢生殖细胞肿瘤（ovarian germ cell tumor）　好发于青少年及儿童。

（1）**畸胎瘤**（teratoma）：由多胚层组织构成，偶见只含一个胚层成分。肿瘤组织多数成熟，少数不成熟。无论肿瘤质地呈囊性或实性，其恶性程度均取决于组织分化程度。

1）成熟畸胎瘤（mature teratoma）：又称皮样囊肿（dermoid cyst），属于卵巢良性肿瘤，可发生于任何年龄，以20~40岁居多。多为单侧、单房，中等大小，表面光滑，壁厚，腔内充满油脂和毛发，有时可见牙齿或骨质。恶变率为2%~4%，多见于绝经后妇女。

2）未成熟畸胎瘤（immature teratoma）：是恶性肿瘤，多发生于青少年，平均11~19岁，多为单侧实性瘤，体积较大，其转移及复发率均高。

（2）**无性细胞瘤**（dysgerminoma）：属中等恶性的实性肿瘤，主要发生于青春期及生育期妇女。单侧居多，右侧多于左侧，中等大小，包膜光滑。对放疗特别敏感。

（3）**卵黄囊瘤**（yolk sac tumor）：又名内胚窦瘤（endodermal sinus tumor），属高度恶性肿瘤，多见于儿童及青少年。多数为单侧、体积大，易破裂。测定病人血清中AFP浓度可作为诊断和治疗监护时的重要指标。该肿瘤生长迅速，早期即转移，预后差，但对化疗十分敏感。

3. 卵巢性索间质肿瘤（ovarian sex cord stromal tumor）　该类肿瘤常有内分泌功能，故又称为卵巢功能性肿瘤。

（1）**颗粒细胞瘤**（granulosa cell tumor）：是最常见的功能性肿瘤，属于低度恶性肿瘤。可发生于任何年龄，45~55岁为发病高峰。肿瘤能分泌雌激素，故有女性化作用。青春期前病人出现性早熟；育龄期病人出现月经紊乱；绝经后病人出现不规则阴道流血，常合并子宫内膜增生过长甚至发生癌变。肿瘤多为单侧，表面光滑，圆形或椭圆形，大小不一。一般预后较好，但仍存在远期复发倾向。

（2）**卵泡膜细胞瘤**（thecoma）：属良性肿瘤，多为单侧，质硬，表面光滑，大小不一。可分泌雌激素，故有女性化作用，常与颗粒细胞瘤合并存在。常合并子宫内膜增生，甚至子宫内膜癌。恶性卵泡膜细胞瘤较少见，可发生远处转移，但预后较卵巢上皮性癌好。

（3）**纤维瘤**（fibroma）：为较常见的卵巢良性肿瘤，多见于中年妇女。肿瘤多为单侧，表面光滑或结节状，中等大小，实性，坚硬。偶见纤维瘤病人伴有腹水或胸腔积液，称为梅格斯综合征（Meige syndrome），手术切除肿瘤后腹水、胸腔积液可自行消失。

（4）**支持-间质细胞瘤**（Sertoli-Leydig cell tumor）：也称男性母细胞瘤（androblastoma），多发生于40岁以下妇女，罕见。高分化者为良性，中低分化为恶性。

4. 卵巢转移性肿瘤　体内任何部位的原发性癌均可能转移至卵巢，乳腺、胃肠道、生殖道、泌尿道等是常见的原发肿瘤器官。库肯勃瘤（Krukenberg tumor）是一种特殊的卵巢转移性腺癌，其原发部位是胃肠道。大部分卵巢转移性肿瘤的治疗效果不佳，恶性程度高，预后极差。

（二）卵巢瘤样病变

属卵巢非赘生性肿瘤，是卵巢增大的常见原因，常见有以下几种：

1. 卵泡囊肿　在卵泡发育过程中，因卵泡液潴留而形成。囊壁薄，滤泡液清，囊肿直径常小于5cm。

2. 黄体囊肿　黄体持续存在所致，一般少见。直径5cm左右，可使月经后延。

3. 卵巢黄素化囊肿　在滋养细胞疾病中出现。由于滋养细胞异常增生，产生大量hCG，刺激卵巢颗粒细胞及卵泡膜细胞，使之过度黄素化所致，直径10cm左右。黄素化囊肿本身无手术指征，无须特殊治疗，滋养细胞疾病治愈后随hCG水平下降而最终消失。

4. 多囊卵巢　与内分泌功能紊乱、下丘脑-垂体平衡失调有关。表现为双侧卵巢均匀增大，为正常卵巢的2~3倍，表面光滑，包膜厚，呈白色，切面有多个囊性卵泡。病人常有闭经、多毛、不孕等多囊卵巢综合征的表现。

5. 卵巢子宫内膜异位囊肿　又称卵巢巧克力囊肿。卵巢组织内因有异位的子宫内膜存在而导致反复出血，形成单个或多个囊肿，平均直径5~6cm，囊内液为巧克力色糊状陈旧性血液。

（三）卵巢恶性肿瘤的转移途径

主要通过直接蔓延及腹腔种植方式转移，淋巴转移为重要的转移途径，血行转移较少见。即使外观为局限的肿瘤，也可在大网膜、腹膜、腹膜后淋巴结、横膈等部位有亚临床转移。可通过直接蔓延及腹腔种植广泛种植于腹膜、大网膜、横膈，晚期可转移至肺、胸膜及肝脏。

（四）卵巢恶性肿瘤的临床分期

基于卵巢癌、输卵管癌和原发腹膜癌的生物学行为的相似性，2014年国际妇产科联盟（FIGO）妇科肿瘤学组将卵巢癌、输卵管癌和原发腹膜癌应用统一的标准进行分期（表10-1）。

表10-1　卵巢癌-输卵管-原发性腹膜癌FIGO分期标准（2014年）

分期	肿瘤范围
Ⅰ期	肿瘤局限于卵巢或输卵管
ⅠA期	肿瘤局限于一侧卵巢（包膜完整）或输卵管，卵巢和输卵管表面无肿瘤；腹水或腹腔冲洗液未找到癌细胞
ⅠB期	肿瘤局限于双侧卵巢（包膜完整）或输卵管，卵巢和输卵管表面无肿瘤；腹水或腹腔冲洗液未找到癌细胞
ⅠC期	肿瘤局限于一侧或双侧卵巢或输卵管，并伴有如下任何一项： ⅠC1期　术中肿瘤包膜破裂 ⅠC2期　术前肿瘤包膜已破裂或卵巢、输卵管表面有肿瘤 ⅠC3期　腹水或腹腔冲洗液中找到癌细胞
Ⅱ期	肿瘤累及一侧或双侧卵巢或输卵管伴盆腔扩散（在骨盆入口平面以下）或原发性腹膜癌
ⅡA期	肿瘤扩散至或种植到子宫和/或输卵管和/或卵巢
ⅡB期	肿瘤扩散至其他盆腔内组织
Ⅲ期	肿瘤累及单侧或双侧卵巢、输卵管或原发性腹膜癌，伴有细胞学或组织学证实的盆腔外腹膜转移，或腹膜后淋巴结转移
ⅢA期	腹膜后淋巴结转移，伴或不伴有显微镜下盆腔外腹膜病灶转移 ⅢA1期　仅有腹膜后淋巴结阳性（细胞学或组织学证实） ⅢA1(i)期　淋巴结转移灶最大径≤10mm（注意是肿瘤径线而非淋巴结径线） ⅢA1(ii)期　淋巴结转移灶最大径>10mm ⅢA2期　显微镜下盆腔外腹膜受累，伴或不伴腹膜后阳性淋巴结

分期	肿瘤范围
ⅢB期	肉眼可见盆腔外腹膜转移,病灶最大径≤2cm,伴或不伴腹膜后淋巴结转移
ⅢC期	肉眼可见盆腔外腹膜转移,病灶最大径>2cm,伴或不伴腹膜后淋巴结转移*
Ⅳ期	超出腹腔外的远处转移
ⅣA期	胸腔积液细胞学检查发现癌细胞
ⅣB期	腹腔外器官转移(包括腹股沟淋巴结转移或腹腔外淋巴结转移)#;肠管全层侵犯

注:*肿瘤蔓延至肝、脾包膜,但无脏器实质转移;#脏器实质转移为ⅣB期。

【护理评估】

1.健康史 常于妇科普查中发现盆腔肿块而就医,早期病人多无特殊症状,应注意收集与发病有关的高危因素,如肥胖、高胆固醇饮食、月经史、生育史、家族史等,根据病人表现及局部体征初步判断是否为卵巢肿瘤、有无并发症,并对肿瘤的良恶性作出初步判断。

2.身体状况

（1）症状

1）卵巢良性肿瘤:初期肿瘤较小,病人常无症状,腹部无法扪及,常于妇科检查时偶然发现。当肿瘤增大明显时,病人可感腹胀或扪及肿块;肿瘤占据盆腔时,可出现压迫症状,如尿频、便秘、气急、心悸等。

2）卵巢恶性肿瘤:早期多无自觉症状,出现症状时往往病情已属晚期。晚期主要症状为腹胀、腹部肿块及胃肠道症状。症状轻重取决于肿瘤的大小、位置、侵犯邻近器官程度、有无并发症及组织学类型。肿瘤向周围组织浸润或压迫神经,则可引起腹痛、腰骶痛或下肢疼痛;压迫盆腔静脉可出现下肢水肿;功能性肿瘤病人可出现不规则阴道流血或绝经后阴道流血的症状。晚期病人呈明显消瘦、贫血等恶病质表现。

（2）体征:早期肿瘤小,不易被发现。当肿瘤增大明显时,盆腔检查发现宫旁一侧或双侧囊性或实性包块;活动或固定不动;表面光滑或高低不平。

（3）卵巢良性肿瘤与恶性肿瘤的鉴别（表10-2）。

表10-2 卵巢良性肿瘤与恶性肿瘤的鉴别

鉴别内容	卵巢良性肿瘤	卵巢恶性肿瘤
病史	生育期多见、生长缓慢、病程长	病程短、肿瘤生长迅速
一般情况	良好	晚期出现恶病质
体征	多单侧、囊性、活动、表面光滑、无腹水	多双侧、实性或囊性、固定、表面结节状不规则,常伴腹水且多血性,可查到癌细胞
B型超声	液性暗区、边缘清晰、可有间隔光带	液性暗区内有杂乱光团、光点、界限不清

（4）常见并发症

1）蒂扭转:蒂扭转是卵巢肿瘤最常见的并发症,为妇科常见的急腹症。蒂扭转好发于瘤蒂长、中等大小、活动度大、重心偏于一侧的肿瘤,例如畸胎瘤。常在病人体位突然改变,妊娠期或产褥期子宫大小、位置发生改变时出现（图10-1）。发生急性蒂扭转后静脉回流受阻,瘤内充血或瘤内血管破裂出血,致瘤体迅速增大;动脉血流受阻瘤体可发生坏死、破裂和继发感染。典型症状为体位改变后突然发生一侧下腹剧痛,常伴恶心、呕吐甚至休克。盆腔检查可扪及张力较大的肿块,压痛以瘤蒂处最明显,并伴有肌紧张。若为不全扭转,有时可自然复位,腹痛随之缓解。蒂扭转一经确诊应尽快手术。

2）破裂：约有 3% 的卵巢肿瘤会发生破裂，有外伤性破裂和自发性破裂两种。外伤性破裂可由腹部受重击、性交、分娩、盆腔检查、穿刺等所致；自发性破裂则往往是肿瘤生长过速所致，多数为恶性肿瘤快速、浸润性生长穿破囊壁引起。症状轻重取决于破裂口的大小、囊液的性质及流入腹腔的囊液量，轻者仅感轻度腹痛，重者表现为剧烈腹痛，伴恶心、呕吐，可出现腹腔内出血、腹膜炎及休克。体征为腹部压痛、腹肌紧张，可有腹水征，原有的肿块扪不到或缩小。怀疑肿瘤破裂时应立即手术。

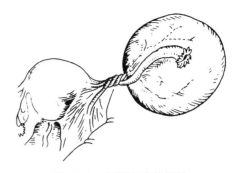

图 10-1 卵巢囊肿蒂扭转

3）感染：较少见，多由肿瘤扭转或破裂后引起，也可来源于邻近器官感染灶的扩散，如阑尾脓肿扩散。病人表现为发热、腹痛，腹部压痛、反跳痛、肌紧张，腹部肿块及白细胞计数增加等腹膜炎征象。发生感染者应先用抗生素控制感染，然后手术切除肿瘤，若感染严重则宜即刻手术去除感染灶。

4）恶变：肿瘤生长迅速尤其双侧者，应考虑有恶变的可能，确诊后应尽早手术。

3. 心理-社会支持状况 在卵巢肿瘤性质确定之前，病人及其家属多表现为焦虑和紧张不安，渴望早日知道诊断结果。若为恶性肿瘤，病人可能出现悲观、抑郁甚至绝望的情绪；又因其手术和反复化疗影响正常的生活、疾病可能最终导致死亡等原因而出现消极，甚至厌世等负面心理。

4. 辅助检查

(1)影像学检查

1）B 型超声检查：最常用，有助于了解肿瘤的大小、部位、形态和囊实性。

2）放射学诊断：腹部 X 线摄片，卵巢畸胎瘤可显示牙齿、骨质和钙化囊壁。淋巴造影可判断有无淋巴系统转移，CT、MRI、PET 检查：可显示肿块及肿块与周围组织的关系。良性肿瘤囊壁光滑、囊内均匀；恶性肿瘤轮廓不规则、向周围组织浸润生长。

(2)病理组织学检查：为确诊的金标准。推荐剖腹探查术，并建议肿瘤分期术进行可疑病灶切除或活检。对不适合直接行减瘤手术的病人，首先推荐行肿物穿刺活检或腹腔镜探查取活组织进行病理学检查抽取腹水进行细胞学检查。

(3)肿瘤标志物

1）针对不同的病人选择对应的肿瘤标志物检测，如 CA125、人附睾蛋白 4（human epididymal protein 4，HE4）、糖类抗原 15-3（carbohydrate antigen 15-3，CA15-3）、糖类抗原 19-9（carbohydrate antigen 19-9，CA19-9）、甲胎蛋白（alpha-fetoprotein，AFP）、β-人绒毛膜促性腺激素（β-human chorionic gonadotropin，β-hCG）、雌二醇（estradiol，E_2）、孕酮、鳞状细胞癌抗原（squamous cell carcinoma antigen，SCCA）、神经元特异性烯醇化酶（neuron specific enolase，NSE）、癌胚抗原（carcinoembryonic antigen，CEA）等。

2）基于 CA125 和 HE4 检测的卵巢癌风险预测值（risk of ovarian malignancy algorithm，ROMA）对鉴别盆腔肿物的良恶性有帮助。

3）抗米勒管激素（anti-Müllerian hormone，AMH）可作为绝经后或卵巢切除术后颗粒细胞肿瘤标志物。

(4)其他检查：胃肠道内镜检查、乳腺检查等。

5. 治疗原则及主要措施 卵巢肿瘤首选手术治疗。较小的卵巢良性肿瘤常采用腹腔镜手术，恶性肿瘤多采用剖腹探查手术。

(1)良性肿瘤：生育期、单侧良性卵巢肿瘤病人应行患侧卵巢肿瘤剥出术或卵巢切除术，如无异常应保留患侧正常卵巢组织和对侧正常卵巢；双侧良性卵巢肿瘤病人应行肿瘤剥出术，保留正常的卵巢组织；绝经后期妇女宜行子宫及双侧卵巢切除术，术中做冷冻切片组织学检查，明确肿瘤的性质以确定手术范围。

（2）**恶性肿瘤**：以手术为主，辅助化疗，强调综合治疗。晚期卵巢癌病人（即Ⅲ/Ⅳ期）行肿瘤细胞减灭术，其目的是切除肉眼所见的肿瘤，并在允许的情况下切除部分或全部的肿瘤浸润脏器，以期达到无肿瘤残留（no residual tumor, R0）的标准。

（3）**交界性肿瘤**：主要采用手术治疗。年轻希望保留生育功能的Ⅰ期病人，可以保留正常的子宫和对侧卵巢。

（4）**卵巢肿瘤并发症**：一旦确诊须立即手术。

（5）**卵巢复发性癌**：预后很差，选择治疗时优先考虑病人的生活质量。化疗是主要的治疗手段。

【护理诊断/问题】

1. **营养失调：低于机体需要量**　与癌症、化疗药物的治疗反应等有关。

2. **体象紊乱**　与切除子宫、卵巢有关。

3. **焦虑**　与发现盆腔包块有关。

4. **恐惧**　与确诊卵巢恶性肿瘤有关。

【护理目标】

1. 病人能说出影响营养摄取的原因，并列举应对措施。

2. 病人能接受丧失子宫及附件的现实，并积极接受治疗过程。

3. 病人能描述自己的焦虑与恐惧，并列举缓解焦虑的若干方法。

【护理措施】

1. 一般护理

（1）促进病人舒适，保持床单位清洁，注意室内空气流通，协助病人勤擦身、更衣。

（2）**饮食护理**：①合理补充营养，讲解营养对疾病治疗和康复的重要性，给予高蛋白、高维生素、易消化的饮食。对进食不足或全身状况极差者采取支持治疗，遵医嘱静脉补充营养，提高机体对手术及化疗的耐受力。②手术病人排气前忌饮牛奶、豆浆等易引起腹胀的食物。

2. 配合治疗

（1）**协助病人接受各种检查**：向病人及家属介绍选择的手术方式、手术经过及可能施行的各种检查等，取得主动配合。放腹水者备好腹腔穿刺用物，一次放腹水 3 000ml 左右，不宜过多，以免腹压骤降，发生虚脱，放腹水速度宜缓慢，操作术后用腹带包扎腹部。

（2）**手术前后的护理**：按腹部手术病人的护理内容认真做好术前准备和术后护理：①术前准备同腹部手术常规，卵巢肿瘤蒂扭转或破裂的病人，遵医嘱做好急症手术的准备。②术中应与病理科联系快速切片组织学检查事项，以初步诊断肿瘤的性质，确定手术范围。③术后加强腹腔引流管和尿管的护理；指导病人包扎腹带、翻身和有效咳嗽的方法；切口疼痛严重的病人，遵医嘱给予镇痛药物。

（3）**化疗病人的护理**：化疗是治疗卵巢恶性肿瘤的主要辅助手段。早期病人常采用静脉化疗 3~6 个疗程，疗程间隔 4 周。晚期病人可采用静脉腹腔联合化疗或静脉化疗 6~8 个疗程，疗程间隔 3 周。根据化疗方法及用药进行护理。严格按照要求进行化疗药物的配制，化疗过程中密切观察病人的情况，监测生命体征；正确处理化疗过程中出现的不良反应，促进病人舒适。

（4）**靶向药物治疗病人的护理**：目前，用于初始卵巢癌病人维持治疗的靶向药物主要有贝伐珠单抗与多腺苷二磷酸核糖聚合酶[poly（ADP-ribose）polymerase, PARP]抑制剂，应向病人解释在初始治疗结束后，还需要维持治疗，目的为最大限度地延长无疾病进展期、提高临床治愈率。

3. 心理护理

（1）为病人提供表达情感的机会和环境；评估病人焦虑的程度以及应对压力的能力；耐心解答

病人的疑问。

（2）安排访问已康复的病友，分享感受，增强治愈信心；鼓励病人尽可能参与护理活动，接受病人无破坏性的应对压力行为，以维持其独立性和生活自控能力。

（3）鼓励家属参与照顾病人，指导家属正确的护理方法，并为他们提供单独相处的时间及场所，增进家庭成员间互动。

4. 健康指导

（1）加强预防保健意识。大力宣传卵巢癌的高危因素，提倡高蛋白、富含维生素、低胆固醇饮食，高危妇女宜预防性口服避孕药。

（2）积极开展普查工作，30 岁以上妇女每 1~2 年应进行一次妇科检查，高危人群无论年龄大小最好每半年检查一次，必要时进行 B 超。凡乳腺癌、子宫内膜癌、胃肠道癌的病人，术后随访中应定期接受妇科检查，以确定有无卵巢转移癌。卵巢非赘生性肿瘤直径 <5cm 者，每 3~6 个月接受复查并详细记录检查情况。

（3）手术后病人根据病理报告结果制订治疗及随访计划。良性肿瘤病人术后 1 个月常规复查；恶性肿瘤病人常需辅以化疗，多按组织类型制订不同化疗方案，疗程长短因个体而异。护士应配合家属督促、协助病人克服困难，努力完成治疗计划以提高疗效。

（4）卵巢恶性肿瘤易于复发，病人需长期接受随访和监测。随访时间：治疗第 1 年内，每 3 个月随访 1 次；第 2 年后，每 4~6 个月 1 次；第 5 年后每年 1 次。随访内容包括临床症状与体征、全身及盆腔检查、B 型超声检查等，必要时作 CT 或 MRI 检查；根据病情需要测定血清 CA125、AFP、hCG 等肿瘤标志物。

【护理评价】

1. 病人能否摄入足够热量，维持体重。

2. 病人能否接受失去子宫及卵巢的现实，适应术后生活。

3. 病人能否描述造成压力、引起焦虑的原因，并愿意用积极方式面对目前的健康问题。

第二节　输卵管肿瘤

输卵管肿瘤有良性和恶性两类。良性肿瘤极少见，以腺瘤样瘤居多。恶性肿瘤有原发和继发两种，绝大多数为继发性癌，占输卵管恶性肿瘤的 80%~90%，多数来自卵巢癌、子宫内膜癌，少数来自子宫颈癌、胃肠道癌及乳腺癌。

【概述】

原发性输卵管癌（primary carcinoma of fallopian tube）是少见的女性生殖道恶性肿瘤，其病因不明。以 40~65 岁发病居多，多发生于绝经后妇女。

（一）病理

单侧居多，好发于输卵管壶腹部，病灶始于黏膜层。早期呈结节样增大，随病程进展，输卵管增粗形状似腊肠。切面见输卵管管腔扩大、管壁薄，有乳头状或菜花状赘生物。伞端有时封闭，内有血性液体，外观类似输卵管积水。镜下为腺癌，根据癌细胞分化程度及组织结构分为三级：Ⅰ级为乳头状癌，恶性程度低；Ⅱ级为乳头状腺泡癌，恶性程度高；Ⅲ级为腺泡髓样癌，恶性程度最高。

（二）转移途径

1. 局部扩散　脱落的癌细胞可经开放的输卵管伞端转移至腹腔，种植在腹膜、大网膜、肠系膜，也可直接侵入输卵管壁的肌层，然后蔓延至邻近器官。

2. 淋巴转移　女性盆腔有丰富的淋巴管管道，故常被累及，可经淋巴管转移至腹主动脉旁淋巴结或盆腔淋巴结。

3. 血行转移　经血液循环转移至阴道、肺、肝等器官。

（三）临床分期

采用卵巢癌 - 输卵管 - 原发性腹膜癌 FIGO 分期标准（2014 年）（见表 10-1）。

【护理评估】

1. 健康史　在询问病史时应注意病人是否有慢性输卵管炎症病史、不孕史、妇科恶性肿瘤史。

2. 身体评估　输卵管肿瘤早期无症状，体征多不明显，易被忽略或延误诊断。临床上常表现为阴道排液、腹痛和盆腔肿块，称为输卵管癌"三联症"。

（1）**症状**

1）阴道排液：最常见，排液性质为浆液性黄水，量可多可少，呈间歇性，有时为血性，无异味。当癌灶坏死或浸润周围血管时，可出现阴道流血。

2）腹痛：多发生于患侧，早期为钝痛，以后逐渐加剧呈痉挛性绞痛。疼痛与肿瘤体积、渗出液积聚使输卵管承受压力加大有关，当液体从阴道排出后，疼痛常随之减轻。

3）盆腔肿块：部分病人扪及下腹部包块。

4）腹水：较少见，呈淡黄色，有时呈血性。

（2）**体征**：妇科检查可在子宫一侧或后方扪及肿块，活动受限或固定不动。肿块的大小可因液体的积聚与流出而发生变化，即液体自阴道流出后肿块缩小，液体积聚后肿块再增大。

3. 心理 - 社会支持状况　病人及其家属多表现为焦虑和紧张不安，因为病人可能出现悲观、抑郁甚至绝望的情绪。

4. 辅助检查

（1）**B 超**：能确定肿瘤的大小、部位、性状及有无腹水。

（2）**分段诊刮**：细胞学检查为腺癌细胞，排除宫颈癌和子宫内膜癌后，应高度怀疑输卵管癌。

（3）**腹腔镜检查**：见输卵管增粗，外观类似输卵管积水，呈茄子状，有时可见赘生物。

（4）**其他检查**：CT、MRI 比超声检查更清晰。

5. 治疗原则及主要措施　以手术为主，辅以化疗、放疗的综合治疗。手术范围应包括全子宫、双侧附件及大网膜切除术，方法与卵巢癌相似。

【护理诊断 / 问题】

1. 营养失调：低于机体需要量　与癌症、化疗药物的治疗反应等有关。

2. 焦虑　与发现盆腔包块有关。

【护理措施】

1. 指导病人配合检查和治疗　遵医嘱向病人及其家属介绍诊疗计划，使其了解所做检查的必要性，取得主动配合。协助完成各种检查，如抽血、腹腔穿刺放腹水、应用化疗药物等，备好用物，观察病人的生命体征，发现异常及时报告医生处理。

2. 手术配合和护理　手术是输卵管肿瘤的最主要治疗手段，按腹部手术护理常规做好术前准备，包括胃肠道、腹部、阴道准备；大量腹水或巨大肿瘤的病人常规备好沙袋；术后注意监测生命体征，腹部伤口止疼，注意有无感染征象，注意腹腔引流管及导尿管的护理。

3. 化疗护理　注意饮食指导，合理调配营养，对术后需化疗的病人，应注意相应的护理，加强监护消化道反应、感染及血常规变化，注意电解质紊乱及肝肾功能。详见第十一章第三节"化疗病人的护理"。

4. 心理护理　增强病人及家属的信心，鼓励病人及亲友尽可能参与护理活动，使病人得到亲友的鼓励和帮助。

5. 随访指导　治疗后的第 1 年，每 3 个月复查一次；随访间隔可逐渐延长，到 5 年后每 4~6 个月复查 1 次。

【护理评价】

1. 病人能否积极配合诊疗。

2. 病人是否愿意用积极方式面对目前健康问题。

（吕旻彦）

思考题

1. 李某，女，21岁，未婚。因"突发下腹痛半天"，因活动后突发右下腹剧烈疼痛2h入院。既往月经规律，经期、经量正常。体格检查：T 36℃、BP 110/75mmHg、P 80次/min、R 21次/min。右下腹压痛明显，伴肌紧张。妇科检查：子宫正常大小，右侧附件区扪及包块如拳头大、表面光滑、囊实性、触痛明显。尿hCG（-）。

请思考：

（1）该病人腹痛的原因可能是什么？

（2）如需进一步诊断还需进行哪些辅助检查？

（3）该病人首选的治疗措施是什么？应如何护理？

2. 李女士，65岁，未生育，52岁绝经，因下腹、腰骶疼痛，伴腹胀、腹部增大来院就诊。妇科检查：盆腔扪及肿块，质硬固定，边界模糊。腹部触诊：腹部膨隆。叩诊：移动性浊音。

ER 10-3

练习题

请思考：

（1）为明确诊断首选的辅助检查方法有哪些？

（2）李女士初步诊断为"卵巢癌"，医生决定实施手术治疗，手术前应做哪些准备？

第十一章 | 妊娠滋养细胞疾病病人的护理

ER 11-1　　ER 11-2

教学课件　　思维导图

学习目标

知识目标：

1. 掌握葡萄胎、妊娠滋养细胞肿瘤病人和化疗病人的护理措施。

2. 熟悉葡萄胎、妊娠滋养细胞肿瘤的定义、护理评估及常见的护理问题；化疗药物的作用机制及副作用。

3. 了解葡萄胎、妊娠滋养细胞肿瘤的病理和治疗原则。

能力目标：

1. 应用所学知识对葡萄胎、妊娠滋养细胞肿瘤病人进行较全面的护理评估，制订完整的护理计划。

2. 能够帮助病人积极参与治疗护理活动，按期随访。

素质目标：

通过学习妊娠滋养细胞疾病病人的护理知识，培养关爱女性的人文关怀精神，同时培养学生自尊、自爱、自立、自强的优秀品格，树立正确的世界观、人生观和价值观。

妊娠滋养细胞疾病（gestational trophoblastic disease，GTD）是一组来源于胎盘绒毛滋养细胞的疾病，根据组织学特征分为葡萄胎、侵蚀性葡萄胎、绒毛膜癌（简称绒癌）和胎盘部位滋养细胞肿瘤。其中侵蚀性葡萄胎和绒癌在临床表现、诊断和处理等方面基本相同，多经化疗后治愈，因此国际妇产科联盟（FIGO）妇科肿瘤委员会2000年建议将侵蚀性葡萄胎和绒癌合称为妊娠滋养细胞肿瘤（gestational trophoblastic neoplasia，GTN）。

绝大部分滋养细胞疾病继发于妊娠，极少数来源于卵巢或睾丸生殖细胞，为非妊娠性绒癌，本章主要讨论葡萄胎和妊娠滋养细胞肿瘤。

第一节　葡　萄　胎

【概述】

妊娠后胎盘绒毛滋养细胞增生、间质水肿变性，形成大小不一的水泡，相互间借蒂相连成串，形如葡萄，称为葡萄胎（hydatidiform mole，HM），也称水泡状胎块。葡萄胎可分为完全性葡萄胎和部分性葡萄胎两类，多数为完全性葡萄胎。葡萄胎发生的确切原因尚未完全清楚。年龄＜20岁和＞35岁妊娠妇女，葡萄胎发生率显著增高，饮食中缺乏维生素A、前体胡萝卜素及动物脂肪者，葡萄胎的发生概率显著增高。此外，感染因素、孕卵异常、细胞遗传异常及社会经济因素等可能与疾病发生有关，既往葡萄胎史、流产和不孕史也可能是发病高危因素。部分性葡萄胎发生率远低于完全性葡萄胎，可能与口服避孕药和不规则月经等有关，但与母亲年龄、饮食因素等无关。

葡萄胎病变局限于子宫腔内，不侵入肌层。完全性葡萄胎大体检查水泡状物形如串串葡萄，直径大小从数毫米至数厘米不等,其间有纤细的纤维素相连。水泡壁薄、透亮,内含黏性液体,常混有血块及蜕膜碎片。水泡状物占满整个宫腔,无胎儿及其附属物或胎儿痕迹。镜下见绒毛体积增大,轮廓规则,滋养细胞弥漫性增生,间质水肿呈水泡样,间质内胎源性血管消失。部分性葡萄胎仅部分绒毛变为水泡,常合并胚胎或胎儿组织,胎儿多数已死亡,且常伴发育迟缓或多发性畸形。镜下见胚胎或胎儿组织存在,部分绒毛大小及水肿程度不等,轮廓不规则,滋养细胞增生程度较轻,间质内可见胎源性血管。

【护理评估】

(一) 健康史

询问病人的月经史、生育史;本次妊娠早孕反应发生的时间、程度;阴道流血的量、性质、时间,是否有水泡状物质排出;有无自觉胎动;病人及其家族的既往疾病史,包括滋养细胞疾病史。了解病人的年龄、营养等与疾病发生相关因素。

(二) 身体状况

1. 完全性葡萄胎 由于诊断技术的发展,越来越多的病人在未出现症状或仅有少量阴道流血时已作出诊断并进行治疗,所以症状典型的葡萄胎病人已少见,典型症状如下:

(1)**停经后阴道流血**:80%以上病人会出现阴道流血,为最常见的症状。多在停经后 8~12 周开始不规则阴道流血,呈咖啡色黏液或暗红色,量多少不等,时断时续,有时在血中可发现水泡状物。若母体大血管破裂可引发大出血,导致休克甚至死亡;反复大量出血可造成贫血和继发感染。

(2)**子宫异常增大、变软**:由于滋养细胞增生及间质水肿或因宫腔内积血,半数以上病人的子宫大于停经月份,质地变软,并伴有人绒毛膜促性腺激素(hCG)水平异常升高。约 1/3 病人的子宫与停经月份相符,仅有少数病人子宫小于停经月份,可能与水泡退行性变或病情停止发展、葡萄胎组织及血块排出有关。

(3)**妊娠呕吐**:出现呕吐较正常妊娠早,症状严重且持续时间长。发生严重呕吐未能及时纠正者可导致水电解质紊乱。

(4)**妊娠期高血压疾病征象**:多见于子宫异常增大和血清 hCG 水平异常升高者,可在妊娠 24 周前出现高血压、蛋白尿和水肿,而且症状严重,容易发展为子痫前期,但子痫罕见。

(5)**卵巢黄素化囊肿**:滋养细胞过度增生,产生大量 hCG,刺激卵巢卵泡内膜细胞发生黄素化而形成囊肿,称为卵巢黄素化囊肿(theca-lutein ovarian cyst)。囊肿多为双侧性,也可有单侧,大小不等,囊壁薄,表面光滑,活动度好。一般无症状,偶可发生扭转。由于子宫异常增大,在葡萄胎排空前一般较难通过妇科检查发现,多由 B 超检查作出诊断。在葡萄胎清宫后 2~4 个月自行消退(图 11-1)。

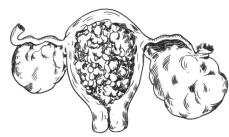

(6)**腹痛**:为阵发性下腹痛,由于葡萄胎增长迅速和子宫过度快速扩张所致,常发生在阴道流血前,一般不剧烈,能忍受。当发生卵巢黄素化囊肿蒂扭转或破裂时,则可出现急性腹痛。

图 11-1 葡萄胎和双侧卵巢黄素化囊肿

(7)**甲状腺功能亢进征象**:少部分病人可出现轻度甲状腺功能亢进征象,表现为心动过速、潮热、震颤,突眼少见。

2. 部分性葡萄胎 除阴道流血外,症状没有完全性葡萄胎典型,子宫大小与停经月份多相符或小于停经月份,妊娠呕吐少见且症状较轻,多无妊娠期高血压疾病征象,常无腹痛及卵巢黄素化囊肿。易误诊为不全流产或过期流产,需对阴道排出组织进行病理学检查方能确诊。

(三) 心理-社会支持状况

一旦确诊,病人及家属可能会担心孕妇的安全、是否需要进一步治疗、此次妊娠对今后生育的

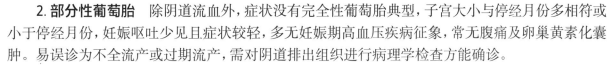

影响，并表现出对清宫手术的恐惧。对妊娠滋养细胞疾病知识的缺乏及对预后的不确定性会增加病人的焦虑情绪，同时需关注家庭成员对病人情绪的影响。

（四）辅助检查

1. 多普勒胎心测定 只能听到子宫血流杂音，未闻及胎心音。

2. B超检查 是诊断葡萄胎的重要辅助检查方法，采用经阴道彩色多普勒超声敏感性更高，检查结果更加可靠。完全性葡萄胎的典型B超影像表现为子宫大于相应孕周，无妊娠囊或胎心搏动，宫腔内充满不均质密集状或短条状回声，呈"落雪状"，若水泡较大则呈"蜂窝状"，常可测到双侧或一侧卵巢黄素化囊肿。部分性葡萄胎宫腔内可见水泡状胎块引起的超声图像改变，有时还可见胎儿或羊膜腔，胎儿通常合并畸形。

3. 绒毛膜促性腺激素（hCG）测定 血、尿hCG滴度明显高于孕周相应值，在停经8~10周后仍持续上升或持续高值范围不降。

4. 其他检查 如DNA倍体分析、母源表达印迹基因检测、胸部X线检查、血细胞和血小板计数、肝肾功能等。

（五）治疗要点

一经确诊应及时清除宫腔内容物。但清宫前首先应注意有无休克、子痫前期、甲状腺功能亢进及贫血等合并症，出现时应先对症处理，稳定病情。若有持续子宫出血或超声提示有妊娠物残留，需要第二次刮宫。如卵巢黄素化囊肿蒂扭转时间较长且发生坏死，应手术切除患侧附件。

【护理诊断/问题】

1. 焦虑、恐惧 与担心葡萄胎预后及对今后生育的影响有关。

2. 自尊紊乱 与分娩的期望得不到满足有关。

3. 有感染的危险 与阴道长期、大量流血，造成贫血导致免疫力下降有关。

4. 知识缺乏：缺乏葡萄胎相关知识。

【护理目标】

1. 病人焦虑、恐惧情绪减轻，积极配合治疗。

2. 病人能接受葡萄胎及流产的结局。

3. 无感染发生。

4. 病人了解葡萄胎相关知识，能陈述随访的重要性和具体方法。

【护理措施】

（一）心理护理

详细评估病人对疾病的心理承受能力，护理人员应主动建立良好的护患关系，给予病人极大的同情与安慰。鼓励病人表达不能得到良好妊娠结局的悲伤，对疾病、治疗手段的认识，确定其主要心理问题。向病人及家属解释葡萄胎相关知识及各种检查治疗的过程，说明尽快进行清宫手术的必要性。告知病人治愈两年后可正常生育，让其以平静的心态面对疾病。

（二）病情观察

严密观察腹痛及阴道流血情况，流血过多时密切监测血压、脉搏、呼吸等生命体征。检查阴道排出物内有无水泡状组织，一旦发现要送病理检查，同时保留会阴垫，便于评估阴道出血量。

（三）手术护理

葡萄胎一旦确诊应及时清宫，术前做好必要的实验室检查如血常规、肝肾功能、感染因子检测等；建立静脉通道，配血备用，备好缩宫素和抢救物品。吸宫时尽量选用大号吸管以免葡萄胎组织堵塞吸管；为防止宫缩时将水泡挤入血管造成肺栓塞或转移，缩宫素应在充分扩张宫口、开始吸宫后使用；术中需细致观察病人面色及生命体征变化。术后仔细检查宫内清出物的数量、出血量、水泡的大小，做好记录，并将刮出物送病理学检查。子宫小于妊娠12周可以一次吸刮干净，子宫大于妊娠 12 周或术中感到一次刮净有困难时，一般于 1 周后再行第二次刮宫。对合并妊娠期高血压疾病者做好相应的护理，遵医嘱使用抗生素，预防感染。

（四）随访指导

葡萄胎恶变率 10%~25%，正常情况下，葡萄胎排空后血清 hCG 稳步下降，首次降至阴性的平均时间约为 9 周，最长不超过 14 周。如果葡萄胎排空后 hCG 持续异常，应考虑为滋养细胞肿瘤。通过定期随访可早期发现妊娠滋养细胞肿瘤并进行及时处理。随访应包括以下内容：① hCG 定量测定，葡萄胎清宫后每周 1 次，直至连续 3 次正常，随后每个月 1 次持续半年，然后每 2 个月 1 次共 6 个月，自第一次阴性后共计 1 年。②在随访血、尿 hCG 的同时应注意观察月经是否规则，有无异常阴道流血，有无咳嗽、咯血及其他转移灶症状。③定期做妇科检查、B 超及胸部 X 线检查，必要时可选择 CT 等其他检查。

（五）避孕指导

葡萄胎病人应可靠避孕 6 个月。避孕方法可选用避孕套或口服避孕药。不选用宫内节育器，以免混淆子宫出血的原因或导致子宫穿孔。

（六）健康指导

让病人和家属了解坚持正规的治疗和随访是根治葡萄胎的基础，懂得监测 hCG 的意义。指导病人多喝水，多进食高蛋白、高铁、富含维生素饮食，如蛋类、肝脏、牛奶、菠菜、胡萝卜等。适当活动，保证睡眠充足，养成良好的生活习惯，提高机体抵抗力。保持外阴清洁，刮宫手术后禁止性生活及盆浴 1 个月，预防感染发生。

对于年龄大于 40 岁、刮宫前 hCG 值异常升高、刮宫后 hCG 值不能进行性下降、子宫明显大于相应的妊娠月份或短期内迅速增大、黄素化囊肿直径 >6cm、滋养细胞高度增生或伴有不典型增生、出现可疑的转移灶或无随访条件的病人可采用预防性化疗，但不能代替随访，不作为常规推荐。

【护理评价】

1. 病人是否情绪稳定、焦虑减轻，是否理解清宫手术的重要性，积极配合治疗。

2. 病人及家属是否能坦然接受葡萄胎及流产的结局。

3. 病人是否保持会阴清洁干燥，体温正常，没有继发感染。

4. 病人和家属是否了解随访的重要性，并能正确地参与随访全过程。

第二节　妊娠滋养细胞肿瘤

案例导入

　　王女士，42 岁，人工流产后 4 个月，阴道流血 2 周，尿妊娠试验阳性，胸部平片显示双肺有散在粟粒状阴影，子宫刮出物镜检未见绒毛结构。

　　请思考：

　　1. 该病人可能的疾病诊断是什么？

　　2. 常见的护理诊断 / 问题有哪些？

【概述】

妊娠滋养细胞肿瘤是滋养细胞的恶性病变，包括侵蚀性葡萄胎（invasive mole）、绒毛膜癌（choriocarcinoma）和胎盘部位滋养细胞肿瘤，胎盘部位滋养细胞肿瘤临床罕见。妊娠滋养细胞肿瘤有 60% 继发于葡萄胎妊娠，30% 继发于流产，10% 继发于足月妊娠或异位妊娠。其中侵蚀性葡萄胎全部继发于葡萄胎妊娠，绒毛膜癌可继发于葡萄胎妊娠，也可继发于非葡萄胎妊娠。继发于葡萄胎排空后 6 个月内的妊娠滋养细胞肿瘤在组织学诊断中多数为侵蚀性葡萄胎，1 年以上多数为绒毛膜癌，半年至 1 年者绒毛膜癌和侵蚀性葡萄胎均有可能，但一般来说时间间隔越长，绒毛膜癌的可能性越大。侵蚀性葡萄胎恶性程度一般不高，多数仅造成局部侵犯，大多数预后较好。绒毛膜癌恶性度极高，早期就可通过血行转移至全身，在化疗药物问世前，死亡率高达 90% 以上。随着诊疗技术的不断发展，绒毛膜癌病人的预后已得到极大改善。

侵蚀性葡萄胎大体检查可见子宫肌壁内有大小不等、深浅不一的水泡状物组织，当病变组织侵蚀接近子宫浆膜层时，子宫表面有单个或多个紫蓝色结节，侵蚀较深时可穿透子宫浆膜层或韧带。镜下可见水泡状组织形态与葡萄胎相似，可见绒毛结构及滋养细胞增生和异型性。

绒毛膜癌多数原发在子宫，癌肿主要经血行转移，转移早而广泛。肿瘤常位于子宫肌层内，也可突入宫腔或穿破浆膜层。大体检查见子宫不规则增大，表面可见单个或多个结节，大小不等，无固定形态，与周围组织分界清；质地脆而软，易出血；癌组织呈暗红色，常伴出血、坏死及感染。镜下表现为滋养细胞无绒毛结构，极度不规则增生，分化不良并广泛侵入子宫肌层及血管。肿瘤不含间质和自身血管，瘤细胞依靠侵蚀母体血管获取营养。

【护理评估】

（一）健康史

询问病人的既往病史，包括月经史、婚育史、滋养细胞疾病史、用药史及过敏史；若既往曾患葡萄胎，应详细了解葡萄胎清宫的时间、次数、水泡大小、量，清宫后阴道流血的量、质、时间及子宫复旧情况；了解血、尿 hCG 随访的情况和肺部 X 射线检查结果。询问原发病灶及生殖道、肺部、脑等转移灶症状的主诉，如咳嗽、反复咯血、胸痛等肺部转移症状或失明、头痛、呕吐、偏瘫及昏迷等脑转移症状；是否进行过化疗及化疗的时间、药物、剂量、疗效及用药后机体反应情况等。

（二）身体状况

1. **原发灶表现**　多继发于葡萄胎清宫后，少数发生于流产或足月产后。

（1）**不规则阴道流血**：在葡萄胎排空、流产或足月产后，或月经恢复正常数月后再停经，出现不规则阴道流血，量多少不等。长期阴道流血者可继发贫血。

（2）**子宫复旧不全或不均匀增大**：葡萄胎排空后 4~6 周子宫未恢复到正常大小，质地偏软。也可受肌层内病灶部位和大小的影响，表现出子宫不均匀增大。

（3）**卵巢黄素化囊肿**：由于 hCG 的持续作用，在葡萄胎排空、流产或足月产后，两侧或一侧卵巢黄素化囊肿可持续存在。

（4）**腹痛**：一般无腹痛。若病灶侵蚀子宫壁穿透浆膜层时，可引起大出血，导致急性腹痛和其他腹腔出血的症状。黄素化囊肿发生扭转或破裂时也可出现急性腹痛。

（5）**假孕症状**：由于肿瘤分泌 hCG 及雌、孕激素的作用，病人闭经，乳房增大，乳头及乳晕着色，甚至有初乳样分泌物，外阴、阴道、宫颈色素沉着，生殖道变软。

2. **转移灶表现**　多见于绒毛膜癌，症状和体征视转移部位而异。最常见的转移部位为肺（80%），其次是阴道（30%）、盆腔（20%）、肝（10%）、脑（10%）等。各转移部位症状的共同特点是滋养细胞异常增生破坏血管导致局部出血。妊娠滋养细胞肿瘤病人可同时出现原发灶和转移灶的症状，但临床也有不少病人原发灶消失而转移灶发展，仅表现为转移灶症状。

肺转移的典型表现为咳嗽、血痰或反复咯血、胸痛及呼吸困难等；阴道转移局部表现为紫蓝色结节，破溃后可引发不规则阴道出血；肝转移者大多伴有肺转移，可有上腹部或肝区疼痛，穿破肝包膜可出现腹腔内出血，预后多不良；脑转移为主要的致死原因，可先出现跌倒、失语或失明等瘤栓期症状，继而出现头痛、喷射性呕吐、抽搐、偏瘫、昏迷等脑瘤期症状，最后可因脑瘤增大，周围组织出血、水肿，而致颅内压增高、形成脑疝，压迫生命中枢，导致死亡。

（三）心理-社会支持状况

病人由于不规则阴道流血而出现不适、恐惧感，若出现转移灶症状，会担心疾病的预后而感到悲哀、不能接受现实。有些病人因多次化疗可能导致经济困难，表现出焦虑不安，对治疗和生活失去信心，甚至绝望；或因手术治疗而担心失去生育功能、改变女性特征、遭遇家庭和社会歧视等。

（四）辅助检查

1. 血清 hCG 测定　血清 hCG 水平是葡萄胎后妊娠滋养细胞肿瘤的主要诊断依据。病人往往于葡萄胎清除后 9 周以上，或流产、足月产、异位妊娠终止后 4 周以上，hCG 水平持续阳性或阴性后又持续阳性，除外妊娠物残留或再次妊娠，结合临床表现可诊断为滋养细胞肿瘤。

2. 胸部 X 线片　是诊断肺转移的重要检查方法。肺部转移者最初 X 线片征象为肺纹理增粗，继而发展为片状或小结节阴影，后期典型 X 线片表现为棉球状或团块状阴影。

3. 超声检查　是诊断子宫原发病灶最常用的方法，可见子宫正常大小或不同程度增大，有回声增高或回声不均区域，无包膜，也可表现为整个子宫呈弥漫性增高回声。彩色多普勒超声主要显示丰富的血流信号和低阻力型血流频谱。

4. CT 和 MRI　CT 对发现肺部较小转移病灶和肝、脑等部位转移灶有较高诊断价值。磁共振成像主要用于脑、肝和盆腔病灶的诊断。

5. 组织学诊断　在子宫肌层或宫外转移灶中见到绒毛结构或退化的绒毛阴影，诊断为侵蚀性葡萄胎；若组织学检查仅见成片滋养细胞出血、坏死，绒毛结构消失，则诊断为绒毛膜癌。若原发灶和转移灶诊断不一致，只要在任一组织切片中见有绒毛结构，均诊断为侵蚀性葡萄胎。

（五）治疗要点

以化疗为主，手术和放疗为辅。年轻希望保留生育功能者尽可能不切除子宫，若需切除子宫者仍考虑保留卵巢。需手术治疗者一般先行化疗，待病情控制后再手术，对肝、脑有转移的重症病人或肺部耐药病灶病人，可考虑用放射治疗。

【护理诊断/问题】

1. 预感性悲哀　与病程长、预后不良有关。

2. 潜在并发症：肺转移、阴道转移、脑转移等。

【护理目标】

1. 病人能积极主动参与治疗和护理活动。

2. 病人并发症得到及时发现和处理。

【护理措施】

（一）心理护理

评估病人及家属对疾病的心理反应，帮助病人尽快适应住院环境；耐心倾听病人的诉说，帮助分析可利用的社会支持系统，纠正消极的应对方式，减轻其悲伤感；为病人和家属提供化疗药物治疗及其护理的信息，帮助树立战胜疾病的信心，以减轻病人及家属的心理压力。

（二）严密观察病情

严密观察阴道流血情况，记录出血的量和颜色；监测记录病人的生命体征，配合医生做好抢救工作，及时做好手术准备；动态观察并记录血清 hCG 的变化情况，识别转移灶症状，发现异常及时报告医生并配合处理。

（三）做好治疗配合

接受化疗者按化疗病人常规护理（见本章第三节"化疗病人的护理"），手术治疗者按妇科手术前后护理常规实施护理。

(四)有转移灶者,提供对症护理

1.阴道转移病人的护理

(1)尽量卧床休息,减少走动;禁止做不必要的阴道检查,严禁行阴道冲洗,密切观察病灶有无破溃出血。

(2)配血备用,准备好各种抢救器械和物品(输血、输液用物、长纱条、止血药物及氧气等)。

(3)如发生溃破大出血,应立即通知医生并配合抢救。用长纱条填塞阴道压迫止血。保持外阴清洁,严密观察阴道出血情况及生命体征,同时观察有无感染及休克。填塞的纱条必须于24~48h内取出,若出血未止可使用无菌纱条重新填塞,记录取出和再次填入纱条数量,同时给予输血、输液,遵医嘱使用抗生素预防感染。

2.肺转移病人的护理

(1)卧床休息,呼吸困难时给予半卧位、吸氧。

(2)遵医嘱给予镇静剂及化疗药物。

(3)大量咯血时有窒息、休克甚至死亡的危险,应立即取患侧卧位以保持呼吸道通畅,并轻击背部,帮助排出积血。同时迅速通知医生,配合医生进行止血、抗休克治疗。

3.脑转移病人的护理

(1)观察病人生命体征和神志变化情况;有无头痛、呕吐、抽搐等颅内压增高症状;有无电解质紊乱的症状,记录24h出入量。

(2)遵医嘱给予静脉补液,配合医生给予止血、脱水、镇静等抢救治疗和化疗,严格控制液体摄入量,避免补液速度过快,防止颅内压升高。

(3)指导病人尽量卧床休息,起床时应有人陪伴,防止瘤栓期的一过性症状发生时造成意外损伤。预防跌倒、咬伤、吸入性肺炎、压疮等并发症的发生。偏瘫、昏迷病人按相应的护理常规实施护理。

(4)及时做好血和尿的hCG检查、CT、腰穿等相关项目的检查配合。

(五)健康指导

鼓励病人进高蛋白、高维生素、易消化饮食,以增强机体免疫力。保持外阴清洁,防止感染,节制性生活,做好避孕指导。注意休息,避免过度劳累。出院后注意严密随访,第一次在出院后3个月,然后每6个月1次至3年,此后每年1次至5年。随访内容同葡萄胎,随访期间严格避孕,推荐使用避孕套,化疗停止大于≥12个月方可妊娠。

【护理评价】

1.病人能否与医护人员讨论疾病及治疗方案,是否积极参与治疗护理活动,恐惧感和悲伤感有无减轻,是否有战胜疾病的信心。

2.病人在护士指导下能否配合治疗,原发症状和转移灶症状及化疗副作用有否减轻或消失,是否发生感染、严重营养不良等并发症。

第三节 化疗病人的护理

化学药物治疗(简称化疗)和手术治疗、放射治疗是目前治疗恶性肿瘤的主要手段。滋养细胞疾病是所有肿瘤中对化疗最为敏感的一种,随着化疗的方法和药物学的快速进展,滋养细胞肿瘤的治愈率不断提高,总治愈率超过90%。

【化疗药物的作用机制】

化疗药物种类繁多,作用机制各不相同。根据药物的作用点不同而归纳为以下几种作用机制:①影响核酸生物合成;②影响DNA结构与功能;③干扰转录过程阻止RNA合成;④影响蛋白质合成;⑤影响激素平衡等。

【常用化疗药物种类】

1.烷化剂 属细胞周期非特异性药物,直接作用于DNA,防止癌细胞再生。临床上常用的有邻脂苯芥(抗瘤新芥)和硝卡芥(消瘤芥),一般以静脉给药为主,副作用有骨髓抑制、白细胞下降。临床还常用铂类药(如:顺铂和卡铂等),具有抗瘤谱广,对厌氧肿瘤细胞有效的优势,不良反应主要是骨髓抑制,还能致耳鸣、听力减退及周围神经炎等,存在交叉过敏反应,对本药或其他铂制剂过敏者禁用。卡铂在水溶液中不稳定,静脉滴注时应避免日光直接照射,最好用黑纸遮光,否则易分解失效。

2.抗代谢药 属细胞周期特异性药物,能干扰DNA和RNA的合成代谢,导致癌细胞死亡。常用的有甲氨蝶呤及氟尿嘧啶。甲氨蝶呤为抗叶酸类药,可口服、肌内注射和静脉给药;氟尿嘧啶口服不吸收,需静脉给药。

3.抗肿瘤抗生素 属细胞周期非特异性药物,通过抑制酶的作用和有丝分裂或改变细胞膜来干扰DNA。常用的有放线菌素D(更生霉素),不良反应常见消化道反应。

4.植物类抗肿瘤药 属细胞周期特异性药物,是植物碱和天然产品,它们可以抑制有丝分裂或酶的作用,从而防止细胞再生必需的蛋白质合成。常用的有长春碱及长春新碱,一般静脉给药。也选用从短叶紫杉或我国红豆杉的树皮中提取的有效成分紫杉醇,不良反应有骨髓抑制、神经毒性和变态反应等。

5.糖皮质激素类 能抑制淋巴组织,使淋巴细胞溶解。对急性淋巴细胞白血病及恶性淋巴瘤的疗效较好。可将其作为联合化疗方案的组分之一,或可治疗放化疗相关不良反应如骨髓抑制、恶心呕吐、厌食症、肺损伤、输液反应、皮肤反应、肠损伤、口腔黏膜炎、皮炎、脑病等。临床上常用的是泼尼松和泼尼松龙等。

【常用化疗方案及给药方法】

化疗方案的选择目前国内外基本一致,低危病人选择单一药物化疗,高危病人选择联合化疗。单一化疗常用药物有:甲氨蝶呤、氟尿嘧啶、放线菌素D等;联合化疗国内应用比较普遍的是以氟尿嘧啶为主的方案和EMA-CO方案(依托泊苷、放线菌素D、甲氨蝶呤、四氢叶酸、长春新碱)。较常用的给药方法有静脉滴注、肌内注射、口服给药,目前还有腹腔内给药,动脉插管局部灌注化疗、靶向治疗等方法。

【化疗药物的毒副反应】

目前临床使用的抗肿瘤化学治疗药物在杀伤肿瘤细胞的同时也杀伤正常组织的细胞,导致严重的毒副反应。

1.近期毒性反应 又分为局部反应(如局部组织坏死、栓塞性静脉炎等)和全身性反应(包括造血系统、消化系统、免疫系统、皮肤和黏膜反应、神经系统反应、肝功能损害、心脏反应、肺毒性反应、肾功能障碍、脱发及其他反应等)。造血系统反应主要为骨髓抑制,表现为外周血白细胞和血小板计数减少,停药后多可自动恢复。消化系统损害常表现为恶心、呕吐,停药后逐步好转,一般不影响继续治疗。皮肤反应最常见于应用甲氨蝶呤后,严重者可引起剥脱性皮炎。脱发最常见于应用放线菌素D,严重者一个疗程可全脱,但停药后均可生长。

2.远期毒性反应 主要是生殖功能障碍及致癌作用、致畸作用等。

3.其他 有时还可出现并发症,常见的有感染、出血、穿孔、尿酸结晶等。

了解化疗药物的作用机制和毒副作用,观察用药反应,减轻化疗病人不适是化疗护理的主要内容。

【护理评估】

(一)健康史

采集病人既往的用药史,尤其是化疗药物使用史和药物过敏史。询问有关造血系统、消化系统和泌尿系统疾病病史,是否存在转移灶的症状和体征;询问病人的肿瘤疾病史,发病时间、治疗方法及效果;了解总体和本次治疗的化疗方案,目前的病情状况。

(二)身体状况

测量病人生命体征,评估营养状态,检查皮肤、黏膜、淋巴结有无异常;准确测量体重为准确用药提供依据;采集病人的饮食形态、睡眠状态、排泄情况、生活习惯与嗜好及自理程度,为护理照顾提供依据;指导病人进行血常规、尿常规和大便常规检查及肝、肾功能、心电图检查,以了解化疗药物对个体的毒性作用,用药前如有异常宜暂缓进行治疗。

(三)心理 – 社会支持状况

询问病人对疾病和化疗的认识,是否对疾病的预后和化疗效果担心、焦虑;了解病人对接受化疗的反应,尤其是已有化疗经历的病人是否对再次化疗感到恐惧、缺乏信心,是否因长期治疗产生经济困难而悲观抑郁、丧失了与疾病斗争的决心。

【护理诊断 / 问题】

1. 营养失调:低于机体需要量 与化疗所致的消化道反应有关。

2. 体象紊乱 与化疗所致的脱发有关。

3. 有感染的危险 与化疗引起骨髓抑制、白细胞减少有关。

4. 潜在并发症:出血。

5. 有口腔黏膜损伤的危险 与化疗所致的口腔溃疡有关。

【护理目标】

1. 能满足病人机体的营养需要。

2. 病人能接受脱发的外表变化。

3. 病人未发生严重感染。

4. 病人无出血等并发症的发生。

5. 病人了解口腔卫生知识,能配合口腔护理。

【护理措施】

(一)心理护理

化疗前向病人和家属讲解药物的作用、疗效和可能的毒副反应,鼓励病人树立治疗信心。化疗期间鼓励病友交流,倾听病人诉说恐惧、疼痛等不适感,提供可利用的支持系统,关心病人并取得病人的信任,鼓励克服化疗不良反应,帮助病人度过脱发等造成的心理危险期。

(二)严密观察病情变化

化疗期间定时测量病人的生命体征,评估有无感染的发生。严密观察病人出血的症状,如皮下出血、呕血、便血、鼻出血、牙龈出血、病变部位(如子宫、阴道)出血等。病人是否有倦怠、乏力、表情淡漠、食欲缺乏、反应迟钝等症状。观察有无腹痛、腹泻,早期发现假膜性肠炎和肝功能损害;有无尿道刺激征和血尿,早期发现膀胱炎及肾功能损害;有无肢体麻木、肌肉软弱、偏瘫,早期发现神经功能损害等。

(三)化疗用药护理

1. 准确测量并记录体重 化疗时应根据体重来正确计算和调整药物剂量,一般在每个疗程的用药前及用药中各测一次体重,应在早晨空腹、排空大小便后进行测量,酌情减去衣服重量。如体重测量不准确,药物剂量过大可发生中毒反应,过小则影响疗效。

2. 正确使用药物 给药前收集病人的病情、化疗方案、药物种类和剂量、使用方法、配伍禁忌、药物贮存要求和有效期等信息。根据医嘱严格做到三查七对,正确溶解和稀释药物,并做到现配现用,一般常温下不超过 1h。如果联合用药应根据药物的性质排出先后顺序。要求避光的化疗药物如放线菌素 D、顺铂等,取出后应使用避光罩或用黑布包好。根据补液量和时间设定滴速、匀速滴入，以确保疗效并减少毒副反应。环磷酰胺等药物需快速进入，应选择静脉推注；氟尿嘧啶、多比柔星等药物需慢速进入，应使用静脉注射泵或输液泵给药。

3. 注意保护病人静脉，预防局部静脉炎和坏死 遵循长期补液保护血管的原则，从远端开始，有计划地穿刺，用药前先注入少量生理盐水，确认穿刺成功后再更换化疗药物。静脉滴注期间密切巡视，发现药物外渗应立即停止滴入、拔出针头，根据药物性质给予局部冷疗，用生理盐水或普鲁卡因局部封闭，最后用硫酸镁湿敷或多磺酸黏多糖乳膏涂抹，以减轻疼痛和肿胀，预防局部组织坏死。化疗结束前用生理盐水冲管，以降低穿刺部位拔针后的药物残留浓度，起到保护血管的目的。补液完毕拔出针头后用棉球按压进针处 3min。

（四）化疗常见毒副反应的护理

1. 血液系统不良反应的护理 骨髓抑制主要表现为白细胞和血小板减少，易引起感染，增加出血风险，需定期测定白细胞和血小板计数。

（1）白细胞降低的护理：加强个人卫生宣教，保持良好生活习惯，预防感染；病室每日定时通风 2 次，每次 15~30min，定期进行空气培养。WBC < 1×10^9/L 时应将病人置于单人房间进行保护性隔离；对病室进行空气消毒，每日紫外线照射 2 次，每次 30min；对体弱的病人定期协助翻身，以防压疮的发生；病人高热时应立即行物理降温。

（2）血小板降低的护理：了解病人在停药 10~14d 时血常规的变化，预防出血；指导病人避免磕、碰、划伤，对有颅内出血和阴道出血倾向的病人要绝对卧床休息；在进行护理操作时动作轻柔，在进行肌内注射或皮下注射、静脉给药后按压时间适当延长；嘱病人用软毛牙刷刷牙，不使用牙签剔牙；恶心、呕吐剧烈时可遵医嘱给予肌内注射止吐镇静剂，防止消化道黏膜出血；室内湿度保持在 50%~60%；病人感鼻腔干燥时，可给予液体石蜡或薄荷油滴鼻，嘱多喝开水，多吃新鲜蔬菜水果，勿用手指挖鼻孔；忌食辛辣、刺激性、尖硬粗糙的食物，保持大便通畅；防止转移瘤破溃，注意观察病变部位及全身症状，并准备好止血、抢救物品和药品，必要时可输新鲜血或血小板，刺激骨髓再生。

2. 消化系统不良反应的护理 对恶心、呕吐、食欲缺乏的病人提供病人喜欢的食物和良好的进餐环境；合理安排用药时间；化疗前后给予镇吐剂；呕吐严重者及时补充水电解质；对不能自行进餐的病人给予喂食。腹泻病人应做大便细菌培养和涂片检查；病情较重、腹泻次数多的病人遵医嘱给予禁食，静脉补充液体，按医嘱给予抗生素，必要时输血或血浆蛋白；严格记录出入量，及时发现和处理水、电解质紊乱。

3. 口腔护理 应保持口腔清洁，预防口腔炎症。如出现口腔黏膜充血疼痛可局部喷射西瓜霜等粉剂；如有黏膜溃疡，则做溃疡面分泌物培养，根据药敏试验结果选用抗生素和维生素 B_{12} 液混合涂于溃疡面促进愈合；使用清洁水漱口，进食前后用消毒液漱口；给予温凉的流食或软食，避免刺激性食物；对于口腔溃疡疼痛不能进食者，可于进食前 15min 用丁卡因（地卡因）溶液敷溃疡面以减少疼痛；进食后漱口并用甲紫（龙胆紫）、锡类散或冰硼散等局部涂抹。鼓励病人进食促进咽部活动，减少咽部溃疡引起的充血、水肿和结痂。

4. 动脉化疗并发症的护理 动脉灌注化疗后有些病人可出现穿刺局部血肿甚至大出血，主要是穿刺损伤动脉壁或病人凝血机制异常所造成。术后应密切观察穿刺点有无渗血及皮下淤血或大出血。用沙袋压迫穿刺部位 6h，穿刺肢体制动 8h，卧床休息 24h。如有渗出应及时更换敷料，出现血肿或大出血者立即对症处理。

【护理评价】

1.病人能否坚持进食，摄入量能否满足机体需要。

2.病人能否以平和的心态接受自己形象的改变。

3.病人是否发生血管损伤、出血等并发症。

4.病人住院期间是否发生严重感染，病情有无好转。

5.病人是否因化疗发生口腔溃疡。

（李 琴）

思考题

1.李女士，27岁。因停经12周阴道流血就诊。查体：T 36.8℃，P 90次/min，BP 140/90mmHg。妇科检查：耻骨联合上2~3横指可触及子宫，质软。阴道通畅，有少量血液，呈暗红色。两侧附件区可触到鹅卵大、囊性、活动良好、表面光滑的肿物。血β-hCG测定为890 000U/L。B超：子宫大于相应孕周，无妊娠囊与胎心搏动，腔内充满弥漫光点，呈"落雪状"。

请思考：

（1）该病人的疾病诊断可能是什么？

（2）为明确诊断还应进行哪些检查？

（3）现在该病人可能存在哪些护理诊断/问题？如何对该病人进行护理？

2.李女士，38岁，因阴道不规则流血10d伴咳嗽、咯血3d就诊。自诉14个月前患葡萄胎行清宫术。实验室检查示血β-hCG水平持续增高，病灶组织学检查仅见大量滋养细胞出血、坏死，绒毛结构消失，胸部X线检查示肺纹理增粗，右侧肺叶有单个小结节阴影。

请思考：

（1）该病人的疾病诊断可能是什么？

（2）如何为其制订护理计划？

（3）该病人化疗期间如何护理？

ER 11-3

练习题

第十二章 | 女性生殖内分泌疾病病人的护理

ER 12-1
教学课件

ER 12-2
思维导图

学习目标

知识目标：

1. 掌握异常子宫出血病人和绝经综合征病人的护理措施。

2. 熟悉女性生殖内分泌疾病性激素治疗的原则和注意事项，异常子宫出血病人和绝经综合征病人的护理评估内容。

3. 了解女性生殖内分泌疾病的发病机制。

4. 学会基础体温测定、记录、解读。

能力目标：

能运用所学知识为生殖内分泌疾病病人提供整体护理及健康指导。

素质目标：

通过学习女性的生殖内分泌的护理知识，培养学生具有关爱女性的人文精神，同时培养学生严谨求实的学习态度，学会关心、爱护、尊重病人。

女性生殖内分泌疾病最主要的表现是月经失调，以及伴随行经而出现的躯体、情感、行为障碍为特征的综合征。月经失调是妇科的常见疾病，表现为月经周期不规律，经量异常或伴有某些异常症状，包括子宫异常出血、闭经、痛经、经前期综合征、绝经过渡期综合征、多囊卵巢综合征等疾病。

第一节　异常子宫出血

案例导入

刘女士，48 岁，已婚，因经期延长十余天，阴道大量出血 2d，于今日上午入院。该病人近 1 年出现月经周期紊乱，经期长短不一，经量多少不定，未经系统治疗。此次经期延长达两周，阴道出血量突然增加 2d，伴有头晕、乏力。

请思考：

1. 刘女士护理诊断？

2. 如何为刘女士实施全面护理？

异常子宫出血（abnormal uterine bleeding，AUB）是妇科常见的症状和体征，是指与正常月经的周期频率、规律性、经期长度、经期出血量中任何 1 项不符，发生来源于子宫腔的异常出血。异常子宫出血分为无排卵性异常子宫出血和排卵性异常子宫出血。

【病因】

1. 无排卵性异常子宫出血　病因目前尚未完全明确。70%~80% 的异常子宫出血为无排卵性异常子宫出血，主要包括青春期 AUB、绝经过渡期 AUB、育龄期 AUB。青春期 AUB 和绝经过渡期 AUB 多见，育龄期 AUB 少见。

（1）**青春期 AUB**：下丘脑 - 垂体 - 卵巢轴的反馈调节功能尚未健全，大脑中对激素其发病机制不同。正反馈作用存在缺陷，FSH 呈持续低水平，LH 无高峰形成。虽然有相当数量的卵泡生长，但无排卵，卵泡发育到一定程度即发生退行性变而闭锁。

（2）**绝经过渡期 AUB**：卵巢功能衰退，卵泡几乎耗尽，卵巢对促性腺激素的敏感性低，雌激素分泌减少，不能形成排卵前高峰，虽然卵泡有不同程度发育，但达不到成熟因而不能排卵。

（3）**育龄期 AUB**：妇女可因应激因素干扰如精神创伤、流产手术或疾病引起的短暂性不排卵；亦可因肥胖、多囊卵巢综合征、高催乳素血症等引起持续性无排卵。

2. 排卵性异常子宫出血　多发生于育龄期妇女，虽然有排卵功能，但黄体功能异常，分为黄体功能不足和子宫内膜不规则脱落两种类型。黄体功能不足的原因在于神经内分泌调节功能紊乱，导致卵泡期促卵泡生成素（FSH）缺乏，卵泡发育缓慢，使雌激素分泌减少。促黄体生成素（LH）峰值不高，使黄体发育不全，孕激素分泌减少，子宫内膜分泌反应不足。子宫内膜不规则脱落者，其月经周期中，病人有排卵，黄体发育良好，但萎缩过程延长，导致子宫内膜不规则脱落。黄体生存 14d 后萎缩，子宫内膜因缺乏雌、孕激素的支持而脱落，表现为子宫出血。

【病理】

1. 无排卵性异常子宫出血　主要病理变化为子宫内膜的病理变化，子宫内膜受雌激素持续作用而无孕激素对抗，发生不同程度的增生性改变。根据体内雌激素浓度高低和作用时间长短，以及子宫内膜对雌激素反应的敏感程度，子宫内膜的病理改变可以分为以下三种。

（1）**子宫内膜增生症**：根据 2014 年世界卫生组织（WHO）女性生殖系统肿瘤学分类为：

1）单纯型增生：为最常见的子宫内膜增生类型。腺体增生有轻至中度的结构异常，增生涉及腺体和间质；子宫内膜局部或全部增厚或呈息肉样增生。细胞与正常增生期内膜相似。腺体数目增多，腺腔囊性扩大，大小不一。腺上皮为单层或假复层，细胞呈高柱状，无异型性，间质细胞丰富。

2）复杂型增生：只涉及腺体，通常在子宫内膜的某一部位发生。子宫内膜腺体增生拥挤，结构复杂。由于腺体增生明显，使间质减少，出现腺体与腺体相邻的背靠背现象。增生的腺上皮向腺腔内突出，呈乳头状或向间质处芽状生长。腺上皮细胞呈柱状，可见复层排列，但无细胞异型性，细胞核大、深染、有核分裂。

3）不典型增生：即癌前病变。通常在子宫内膜的某一部位发生，有时可见多灶性和弥漫性表现。子宫内膜腺体高度增生拥挤，结构复杂，间质细胞显著减少。腺上皮细胞增生并出现异型性，细胞极性紊乱，体积增大，核质比例增加，细胞核深度染色，见核分裂。此类改变已不属于异常子宫出血的范畴。

（2）**增生期子宫内膜**：子宫内膜与正常月经周期中的增生期内膜相同。无排卵性异常子宫出血病人，在月经周期的后半期乃至月经期，仍表现为增生期子宫内膜的形态。

（3）**萎缩型子宫内膜**：子宫内膜萎缩菲薄，腺体少而小，腺管狭而直，腺上皮为单层立方形或低柱状细胞，间质少而致密，胶原纤维相对增多。

2. 排卵性异常子宫出血

（1）**月经过多**：子宫内膜形态同分泌期内膜，但出现间质水肿不明显或腺体与间质发育不同步现象。

（2）**月经周期间出血**：主要涉及黄体功能异常的子宫内膜病理变化。

【护理评估】

1. 健康史

（1）询问年龄、婚姻状况等基本信息。

（2）**了解本病情况**：本次月经异常发生的时间、持续的时间，用药情况、用药后机体反应。了解与本次疾病有关的因素，如精神创伤、营养问题、过度劳累、环境改变。了解近期有无服用干扰排卵的药物或抗凝药物。

（3）了解月经史、婚姻史、生育史、避孕措施等信息，特别是了解有无停经史、既往月经异常发生的情况，了解用药情况及用药后反应。

（4）**了解既往健康状况**：有无肝病、血液病、高血压、代谢性疾病等，有无能引起月经失调的全身或生殖系统的相关疾病史。

2. 身体状况 观察病人的精神和营养状况，有无肥胖、贫血貌、出血点、黄疸等。体格检查了解淋巴结、甲状腺、乳房发育情况。盆腔腹部检查有无明显器质性病变。

（1）**症状**

1）无排卵性异常子宫出血：病人可出现各种不同的临床表现。最常见的症状为子宫不规则出血，特点是月经周期紊乱，经期长短不一，经量多少不等，多则引起大量出血，少则淋漓不尽。出血期病人一般无下腹痛或其他不适。出血多或持续时间长者可继发贫血，大量出血易导致休克。

2）排卵性异常子宫出血：黄体功能异常包括：①黄体功能不足，表现为月经周期缩短，月经频发（周期＜21d），生育期妇女可因黄体期缩短（＜10d）不易受孕或发生妊娠早期流产。②子宫内膜不规则脱落，表现为月经周期正常，经期延长，可长达9~10d，出血量多。

（2）**体征**：妇科检查无器质性病变；出血量多或时间长者呈贫血貌。

3. 心理-社会支持状况 异常出血、月经紊乱等，都会造成病人的心理压力。尤其是年轻病人，常常会因为害羞或有其他顾虑而不及时就诊，也不与他人沟通。如果病程长或并发感染或止血效果不佳，更容易产生恐惧和焦虑感。

4. 辅助检查

（1）**诊断性刮宫**：简称诊刮。其目的是止血和明确子宫内膜病变。为确定卵巢有无排卵和黄体功能，应在经前期或月经来潮6h内刮宫。

（2）**基础体温测定**：是测定排卵简易可行的方法。无排卵性异常子宫出血基础体温呈单相型（图12-1）。排卵性异常子宫出血基础体温呈双相型，黄体功能不足者高温相＜11d（图12-2），子宫内膜不规则脱落者高温期体温下降缓慢伴经前出血（图12-3）单击或点击输入文字。

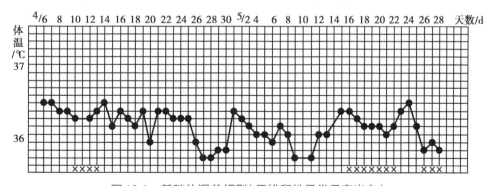

图12-1 基础体温单相型（无排卵性异常子宫出血）

（3）**B超检查**：经阴道B超检查了解子宫大小、形状和子宫内膜厚度。

（4）**宫腔镜检查**：在宫腔镜直视下选择病变部位活检以诊断宫腔病变。

（5）**激素测定**：测定血清孕酮值了解有无排卵，测定血催乳素及甲状腺素排除其他内分泌疾病。

【护理问题/诊断】

1. 疲乏 与子宫不规则出血、月经过多、继发贫血有关。

2. 有感染的危险 与子宫不规则出血、出血量多、贫血导致机体抵抗力下降有关。

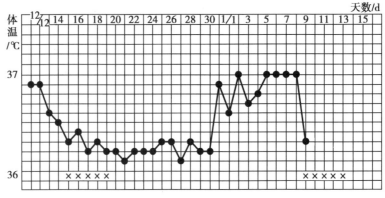

图 12-2 基础体温双相型（黄体功能不足）

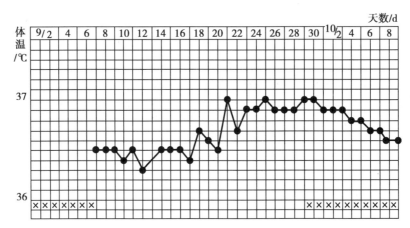

图 12-3 基础体温双相型（子宫内膜不规则脱落）

【护理措施】

1. 休息及营养 出血量多者，应卧床休息，保持充足的睡眠，避免过度疲劳。加强营养，改善全身状况，补充含铁、维生素 C 和蛋白质丰富的食物。

2. 诊疗配合

（1）无排卵性异常子宫出血

1）止血：对少量出血病人，使用最低有效量激素，减少药物副作用。对大出血的病人，要求性激素治疗 8h 明显见效，24~48h 内出血基本停止。①性激素：雌孕激素联合用药，其止血效果优于单一性激素用药，采用孕激素占优势的口服避孕药，用来治疗青春期及生育期无排卵性异常子宫出血，目前采用三代短效口服避孕药；单纯雌激素，可促使子宫内膜迅速生长，创面修复而止血，适用于急性大量出血病人，常用药物为结合雌激素（针剂或片剂）、戊酸雌二醇等；单纯孕激素，使子宫内膜转化为分泌期，停药后内膜脱落彻底，又称药物刮宫，适用于体内有一定雌激素水平的病人，常用药物为地屈孕酮、甲羟孕酮或炔诺酮。②刮宫术：适用于急性大出血、存在子宫内膜癌高危因素、病程长的生育期病人和绝经过渡期病人。对无性生活史的青少年不轻易做刮宫术，仅用于大量出血用药治疗无效，需明确诊断者。

2）调整月经周期：青春期和生育期妇女须促进其恢复正常月经周期的内分泌调节，绝经过渡期需控制出血及预防子宫内膜增生症的发生。常用方法为①雌、孕激素序贯疗法（图 12-4）：即人工周期。模拟自然月经周期中卵巢的内分泌变化，序贯应用雌、孕激素，使子宫内膜发生周期性变化。适用于青春期 AUB 或生育期 AUB 病人。自出血第 5 日起口服结合雌激素或戊酸雌二醇，每晚 1 次，连服 21d。自服药第 11 日起，每日加用醋酸甲羟孕酮或地屈孕酮。于出血第 5 日重复用药。

连续应用 3 个周期为一个疗程。②雌、孕激素联合疗法：常用口服避孕药，尤其适用于有避孕要求的生育期女性。其中孕激素可以限制内膜的增生，减少撤药性出血量；雌激素可预防孕激素的突破性出血。一般于周期撤药性出血的第 5 日起，每日 1 片，连服 21d，一周为撤药性出血间隔，连续三个周期为一个疗程。③孕激素后半期疗法：适用于青春期、绝经过渡期或活检为增生期内膜的异常子宫出血病人。在撤药性出血后半期（第 16~25 日）口服孕激素，如地屈孕酮、微粒化孕酮、醋酸甲羟孕酮等，每日一次；或孕酮肌内注射，每日一次，酌情应用 3~6 个周期。

3) 促进排卵：异常子宫出血病人经上述调整周期治疗后，部分可恢复自发排卵。青春期无排卵性异常子宫出血病人一般不提倡使用促排卵药物，有生育要求的无排卵不孕病人，可针对病因采用氯米芬、绒促性素等药物促排卵。

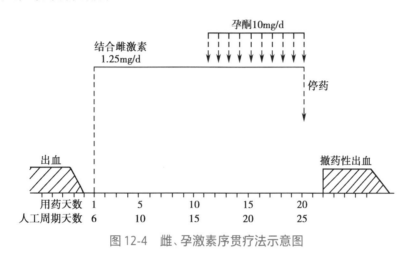

图 12-4　雌、孕激素序贯疗法示意图

（2）排卵性异常子宫出血

1) 黄体功能不足：①口服氯米芬或采用人绝经后尿促性素联合人绒毛膜促性腺激素疗法，促进卵泡发育，诱发排卵，促进黄体形成。②肌内注射 hCG，促进黄体形成，提高孕酮的分泌，延长黄体期。③选用天然孕酮制剂，补充黄体分泌孕酮的不足。

2) 子宫内膜不规则脱落：口服甲羟孕酮、天然微粒化孕酮，或肌内注射孕酮等孕激素，使黄体及时萎缩、内膜按时完整脱落。也可注射绒毛膜促性腺激素，促进黄体功能。对于无生育要求的病人，可口服避孕药调整周期。治疗期间严格按时按量规范用药，不可随意停服和漏服，以保持激素在血中的有效浓度。性激素类药物减量必须在出血停止后才能开始，每 3d 减一次，每次减量不得超过原剂量的 1/3，直至维持量。用药期间如出现不规则阴道流血，应及时就诊。

3. 预防感染　严密观察体温、脉搏、子宫体压痛等与感染有关的征象，监测白细胞计数和分类。保持会阴部清洁，如有感染征象及时报告医生并遵医嘱使用抗生素治疗。

4. 心理护理　鼓励病人表达内心感受及疑虑，耐心倾听病人的诉说。向病人解释病情及提供相关信息，解答疑问，解除顾虑和焦虑、不安。指导病人使用放松技术，如听音乐、看书等分散注意力。

5. 健康指导

（1）指导病人养成良好的生活习惯，避免劳累，保证充足睡眠，并进行体育锻炼提高身体素质。

（2）注意经期卫生，及时更换会阴垫，月经期内禁止性生活、游泳、盆浴及坐浴，防止继发感染。

（3）青春期少女如出现阴道出血应及时就诊，不可因害羞或其他顾虑延误诊治。

【护理评价】

1.病人阴道出血是否停止，疲乏的感觉是否减弱或消失。

2.病人是否发生感染。

第二节 闭 经

案例导入

李某,女,27 岁,已婚,16 岁月经初潮,月经周期 40~60d,经期 5~7d,量中,色淡红,无痛经史,现停经 6~7 个月,形体肥胖,感觉乏力,胸闷,平素白带量多,色白质稠。

请思考:
1. 李女士目前的护理诊断?
2. 如何为李女士制定相应护理措施?

闭经(amenorrhea)是常见的妇科症状,表现为无月经或月经停止。根据既往有无月经来潮将闭经分为原发性闭经和继发性闭经两类。原发性闭经(primary amenorrhea)是指凡年龄超过 14 岁第二性征尚未发育或年龄超过 16 岁第二性征已发育,月经尚未来潮者。继发性闭经(secondary amenorrhea)是指正常月经建立后月经停止 6 个月,或按自身原来月经周期计算停止 3 个周期以上者。青春期前、妊娠期及哺乳期无月经来潮属生理现象。

【病因】

正常月经的建立和维持有赖于下丘脑 - 垂体 - 卵巢轴的神经内分泌调节、子宫内膜对性激素的周期性反应和下生殖道的通畅,其中任何一个环节发生障碍均可导致闭经。

1. **原发性闭经** 较少见,多由遗传因素或先天性发育缺陷引起,如米勒管发育不全综合征、雄激素不敏感综合征、对抗性卵巢综合征、低促性腺激素性腺功能减退和高促性腺激素性腺功能减退。

2. **继发性闭经** 发病率高于原发性闭经。根据月经调节机制的 5 个主要环节,按病变部位分为:

(1)**下丘脑性闭经**:是最常见的一类闭经。指中枢神经系统及下丘脑各种功能和器质性疾病引起的闭经,以功能性原因为主。特点是下丘脑合成和分泌促性腺激素释放激素 GnRH 缺陷或下降导致垂体促性腺激素 LH 和 FSH 的分泌功能低下。

1)精神因素 突然或长期精神压抑、紧张、忧虑、环境改变、过度劳累、情绪变化、寒冷刺激等均可使机体处于紧张的应激状态,扰乱内分泌的调节功能而发生闭经。

2)体重下降和神经性厌食:中枢神经对体重急剧下降极为敏感,1 年内体重下降 10% 左右,即使仍在正常范围也可引起闭经。严重的神经性厌食可在内在情感剧烈矛盾或为保持体型而强迫节食时发生。临床表现为厌食、极度消瘦、低促性腺激素水平、皮肤干燥、低体温、低血压。

3)运动性闭经:长期剧烈运动易致闭经,原因是多方面的。初潮发生和月经维持有赖于一定比例(17%~22%)的机体脂肪,肌肉 / 脂肪比率增加或总体脂肪减少均可使月经异常。其发生机制可能是运动剧增后,GnRH 释放受抑制从而使 LH 释放受抑制。也有可能是因为体内脂肪减少和营养不良引起瘦素水平下降导致生殖轴功能受到抑制。

4)药物性闭经:长期应用某些药物如吩噻嗪及其衍生物(奋乃静、氯丙嗪)、利血平以及甾体类避孕药可出现闭经和异常乳汁分泌。其机制是药物抑制下丘脑分泌 GnRH 或通过抑制下丘脑多巴胺,使垂体分泌催乳素增多。药物性闭经通常是可逆的,一般在停药后 3~6 个月后月经自然恢复。

5)颅咽管瘤:较罕见。瘤体增大压迫下丘脑和垂体柄时,可引起闭经、生殖器萎缩、肥胖、颅内高压、视力障碍、下丘脑和垂体功能异常,并可引起弗勒赫利希综合征(肥胖性生殖无能综合征)。

(2)**垂体性闭经**:垂体的器质性病变或功能失调可影响促性腺激素的分泌,继而影响卵巢功能引起闭经。主要表现为继发性闭经,常见有垂体梗死,垂体肿瘤、原发性垂体促性腺功能低下。

(3)**卵巢性闭经**:闭经的原因在卵巢,卵巢的性激素水平低,子宫内膜不发生周期性变化而导致闭经,如先天性无卵巢及卵巢发育不全、卵巢早衰、子宫性闭经。

（4）**子宫性闭经**：月经调节功能正常,但因子宫内膜受到破坏或对卵巢激素不能产生正常的反应,此种闭经往往表现女性特征发育正常。临床见于子宫内膜损伤、子宫内膜炎症、子宫内膜结核、子宫切除后及子宫腔内放射治疗后及先天性子宫发育不良或先天性无子宫。

（5）**内分泌功能异常性闭经**：如肾上腺、甲状腺、胰腺等功能异常都可引起闭经。甲状腺功能减退或亢进、肾上腺皮质肿瘤、糖尿病等常见疾病均可影响下丘脑功能导致闭经。

【护理评估】

1. 健康史

（1）询问基本情况：年龄、婚姻状况等信息。

（2）了解本病情况：界定是原发性闭经还是继发性闭经。如果是继发性闭经,要了解闭经发生的时间、是否有过治疗；如果有治疗要了解用药情况如药物、剂量、疗效及副作用情况；了解发病前有无导致闭经的诱因,如精神因素、环境改变、体重增减、饮食习惯、剧烈运动等。

（3）了解月经及孕产情况：月经史、婚姻史、生育史、避孕措施等信息,特别询问闭经前月经情况,包括初潮年龄、月经周期、经期、经量等；已育病人要评估分娩史以排除大出血后的希恩综合征。

（4）既往健康状况：回顾病人婴幼儿期生长发育过程,有无先天性缺陷或其他疾病。询问家族中有无相同疾病者。了解有无全身性疾病及其治疗情况。

2. 身体状况

（1）评估全身发育状况：有无畸形包括智力、身高、体重,第二性征发育情况,有无体格发育畸形,甲状腺有无肿大,乳房有无溢乳,皮肤色泽及毛发分布。计算四肢与躯干比例,观察五官特征。

（2）通过妇科检查评估：内外生殖器发育状况,有无先天缺陷、畸形,已有性生活的妇女可通过检查阴道及宫颈黏液了解体内雌激素水平。

3. 心理－社会支持状况 病人会担心闭经对自己的健康、性生活和生育能力有影响。病程过长及反复治疗效果不佳时会加重病人和家属的心理压力,可表现为情绪低落,对治疗和护理缺失信心,反过来又会加重闭经。

4. 辅助检查 药物撤退试验用于评估体内雌激素水平,确定闭经程度。卵巢功能检查和垂体功能检查帮助确定病因。对疑有子宫畸形或肿瘤者可做 B 超检查。染色体核型分析可除外先天畸形。考虑有甲亢病人应测定血 T_3、T_4、TFSH 含量。肥胖、多毛、痤疮病人需测定胰岛素、雄激素水平,确定是否存在胰岛素抵抗和高雄激素血症。

5. 处理原则 积极治疗全身性疾病,改善全身状况,明确病变环节及病因后给予相应激素治疗。针对各种器质性病因采用相应的手术治疗。

【护理问题 / 诊断】

1. 自尊紊乱 与不能有周期性经来潮而对女性性别否定有关。

2. 焦虑 与担心疾病对健康、性生活、生育的影响有关。

3. 知识缺乏 缺乏疾病检查及治疗的相关知识。

【护理措施】

1. 一般护理 给予足够的营养,鼓励病人加强锻炼,保持标准体重,增强体质。

2. 检查配合 做功能试验的检查,要保证病人在正确的时间用正确的药物并随访用药后的反应,如是否有撤药性出血；做激素水平测定,要保证病人在正确的时间收集检查的样本；做影像学检查,要做好检查前的准备工作和检查后的护理,做宫腔镜和腹腔镜检查,要做好手术前后的护理。

3. 治疗护理 用性激素补充治疗时要严格遵医嘱正确给药,不擅自停服、漏服,也不随意更改药量；对手术治疗的病人做好相应的手术前后护理。

4. 心理护理 心理护理对闭经病人非常重要。要与病人建立良好的护患关系,鼓励病人表达自己的感受,鼓励病人对健康、治疗和预后提出问题。主动向病人提供诊疗信息,帮助病人正确认识闭经与女性特征、生育及健康的关系,帮助其澄清一些观念,减轻或解除疾病对病人的心理影响;促进病人的社交活动,鼓励病人与同伴、亲人交往,参与社会活动,达到减轻心理压力的目的;保持心情舒畅,正确对待疾病。

5. 健康指导　指导合理用药,说明性激素的作用、副反应、剂量、具体用药方法、用药时间等;指导病人做好用药和治疗的随访和自我监测;指导病人进行自我心理调节,增强应激能力;指导病人采用适合减轻心理压力的方法。

第三节　痛　经

案例导入

　　黄某,女,30岁,已婚,平素月经周期28~30d,经期3~5d,月经量中等。从3个月前不慎经期淋雨后,月经量明显减少,且每到经前或经期出现腹部痉挛性疼痛,伴畏寒、头痛、乏力等表现。

　　请思考:
　　1. 黄女士存在的主要的问题是什么?
　　2. 如何对黄女士实施健康指导?

　　痛经(dysmenorrhea)为妇科常见症状之一,是指行经前后或月经期出现下腹疼痛、坠胀、腰酸或其他不适,影响生活和工作者。痛经分为原发性痛经和继发性痛经两类。

【病因】

　　原发性痛经的发生与月经时子宫内膜前列腺素(PG)含量增高有关。痛经病人子宫内膜和月经血中前列腺素(PGF2a和PGE$_2$)含量较正常妇女明显升高。其中PGF2a是造成痛经的主要原因。在月经周期中,分泌期子宫内膜的前列腺素浓度较增生期子宫内膜高,月经期因为溶酶体酶溶解了子宫内膜细胞使PGF2a和PGE$_2$大量释放致其含量增高。PGF2a含量增高诱发子宫平滑肌过强收缩,血管挛缩,造成子宫呈缺血、缺氧状态而出现痛经。子宫平滑肌长时间过度收缩可使子宫腔压力升高,造成子宫供血不足,当子宫压力超过平均动脉压时即可引起子宫缺血,刺激子宫自主神经疼痛纤维而发生痛经。无排卵的子宫内膜因无分泌期反应,前列腺素浓度很低,通常不发生痛经。

　　增多的前列腺素进入血液循环,可引起心血管和消化道等症状。血管升压素、内源性缩宫素等物质的增加也与原发性痛经有关。此外,原发性痛经还受精神、神经因素的影响,精神紧张、焦虑、恐惧、寒冷刺激、经期剧烈运动可通过中枢神经系统刺激盆腔疼痛纤维。疼痛的主观感受与个体痛阈的高低有关,应激状态下人体的疼痛阈值降低,易发生痛经。

【护理评估】

　　1. 健康史　原发性痛经常见于青春期少女,盆腔无器质性病变,主要与月经时子宫内膜前列腺素增高有关。此外还受精神、神经因素,子宫因素和遗传因素的影响。继发性痛经是因盆腔器质性病变引起的痛经。询问病人的年龄、月经史与婚育史,了解是否有痛经的相关因素存在。

　　2. 身体状况　常在初潮后1~2年内发病,疼痛最早出现在经前12h,以行经第1日疼痛最剧烈,持续2~3d后缓解,呈痉挛性疼痛,严重时疼痛可放射至外阴、肛门、腰骶部和大腿内侧,常伴有恶心、呕吐、腹泻、面色苍白、出冷汗等全身症状,盆腔检查无异常。

　　3. 心理－社会支持状况　痛经引起小腹胀痛或腰酸的感觉,影响正常的生活,往往会使病人有意识或无意识地怨恨自己是女性，甚至出现神经质的性格。

4. 辅助检查　目的是排除继发性痛经和其他原因造成的疼痛。可做 B 超检查、腹腔镜检查、子宫输卵管造影、子宫镜检查，排除子宫内膜异位症、子宫肌瘤、盆腔粘连、炎症、充血等疾病。腹腔镜检查是最有价值的检查方法。

5. 治疗原则及主要措施　主要进行心理疏导，消除顾虑，避免精神过度紧张和疲劳。疼痛不能忍受时可使用镇痛、镇静、解痉药，口服避孕药有治疗痛经的作用，还可配合中医药治疗。

【护理问题/诊断】

1. 急性疼痛　与月经期子宫收缩、子宫肌组织缺血缺氧有关。

2. 焦虑　与反复疼痛有关。

【护理措施】

1. 一般护理　做好经期卫生，注意休息，适度锻炼，避免剧烈运动和劳累；鼓励正常进食和睡眠；保持外阴的清洁干燥；经期禁止性生活。

2. 治疗护理　药物治疗者做好用药的护理；腹部局部热敷和进食热的饮料如热汤或热茶方法可缓解疼痛；每次经期习惯服用止痛剂的病人应防止药物成瘾；需用麻醉药物来减轻疼痛时要严格遵医嘱给药。

3. 心理护理　是痛经病人护理的重要环节。要向病人说明月经时轻度不适是生理反应，消除其紧张和顾虑。

4. 健康指导　进行月经期保健教育，指导病人使用合适的减轻疼痛的非药物方法，适当运动、听音乐。

第四节　经前期综合征

案例导入

　　王某，女，28 岁，已婚，教师。每次月经前数天开始头痛，逐日加重，至月经第一日往往疼痛难忍，常需注射止痛剂，并口服镇痛镇静药，以求缓解痛苦。月经第二日后就痛势减轻，月经停止消失。

　　请思考：

　　1. 王女士如何减轻疼痛？

　　2. 如何对王女士进行健康教育？

经前期综合征（premenstrual syndrome，PMS）是指月经前周期性发生的影响妇女日常生活和工作，涉及躯体、精神以及行为的综合征，严重者影响学习、工作和生活质量，月经来潮后症状可自然消退。目前病因尚未明确，可能与雌、孕激素比例失调、神经递质异常、缺乏维生素 B_6、精神心理与社会环境影响有关。

【病因】

引起经前期综合征的原因仍不清楚，可能与精神社会因素、卵巢激素失调和神经递质异常有关。

1. 精神社会因素　研究显示，经前期综合征病人对安慰剂治疗的反应率高达 30%~50%。部分病人精神症状突出，且情绪紧张时症状加重，提示社会环境与病人的精神心理因素间的相互作用参与经前期综合征的发生。

2. 卵巢激素失调　临床补充雌孕激素合剂减少性激素周期性生理变动能有效缓解症状，所以认为经前期综合征可能与黄体后期雌孕激素撤退有关。

3. 神经递质异常 经前期综合征病人在黄体后期循环中神经类阿片肽浓度异常下降,表现内源性类阿片肽撤退症状,引起精神、神经及行为方面的变化。其他还包括5-羟色胺的活性改变等。

【护理评估】

1. 健康史 了解年龄、婚姻状况等信息。注意评估近期有无诱发因素,评估经前期综合征的时间期限,每次发病对机体的影响,是否药物治疗及治疗效果,处理压力的方法等。评估病人生理、心理方面疾病史,既往妇科、产科等病史。询问健康史时要注意排除潜在的因素,如甲状腺功能不良、子宫肌瘤和精神方面疾病。

2. 身体状况 多见于25~45岁的生育期妇女。经常在月经前1~2周开始,于月经前2~3d最为严重,月经来潮后症状可减轻或消失。其临床特点为周期性反复出现,精神症状可出现易怒、焦虑、情绪波动、无精打采、生活习惯的改变等。躯体症状可表现为头疼、乳房胀痛、腹部胀满、体重增加等水钠潴留症状。行为症状常出现注意力不集中,易激动,记忆减退,工作效率低等。妇科检查正常。

3. 心理 - 社会支持状况 评估病人的精神症状,如易怒、焦虑、抑郁、情绪不稳定、疲乏并确定严重的程度。

4. 辅助检查 排除心、肝、肾等疾病引起的水肿。

5. 治疗原则及主要措施 心理治疗、调整生活状态为主,药物治疗为辅。药物治疗用抗焦虑药、抗抑郁药、利尿剂、维生素B、止痛药等。

【护理诊断/问题】

1. 焦虑 与黄体期体内内啡肽浓度改变有关。

2. 舒适度减弱 与存在躯体和精神症状有关。

【护理措施】

1. 一般护理 养成良好的生活习惯饮食均衡,有水肿者减少盐、咖啡因、糖、酒精的摄入,多进食富含维生素 B_6 食物,如牛奶、蛋黄和豆类。进行适当的体育锻炼,鼓励病人经期进行有氧运动如舞蹈、慢跑等。多参与社会交往,以缓解精神压力。

2. 诊疗配合 遵医嘱指导病人正确服药。

(1) **抗抑郁药**:适合有明显抑郁的病人。黄体期口服氟西汀(fluoxetine)20mg,1次/d,可选择性抑制中枢神经系统对5-羟色胺的再摄入,有效缓解精神症状及行为改变,但不适用于躯体症状明显的病人。

(2) **抗焦虑药**:适合于有明显焦虑的病人。经前口服阿普唑仑(alprazolam)0.25mg,2~3次/d,每日最大剂量4mg,直至月经来潮后第2~3日。

(3) **抑制排卵**:采用口服避孕药能减轻水钠潴留及内源性激素波动,缓解症状;或使用促性腺激素释放激素激动剂(gonadotropin-releasing hormone,GnRH-a)4~6个周期,抑制排卵。

(4) **醛固酮受体的竞争性抑制剂**:口服螺内酯(spironolactone),可对抗醛固酮作用,利尿减轻水潴留,改善精神症状。

(5) **维生素 B_6**:口服维生素 B_6 10~20mg 3次/d,可调节自主神经系统与月经调节轴(下丘脑-垂体-卵巢轴)的关系,抑制(催乳素)PRL的合成。

3. 心理护理 向病人和家属介绍有关疾病保健的宣传教育,帮助病人调整心理状态,消除病人的顾虑和不必要的精神负担,得到家人的理解和支持。

4. 健康指导 指导病人在经前进行饮食调整,减轻相关症状。指导病人了解该病的相关知识,记录月经周期,学会自我调控。必要时寻求中药调理。

第五节　绝经综合征

案例导入

张某，女，50岁，月经紊乱2年，周期不定，有时3个月，有时半个月，现停经半年，出现头晕耳鸣，心烦意乱，面部炽热继而出汗，每日发作数次，心烦闷热，失眠多梦，口燥咽干，皮肤瘙痒严重影响工作和生活。

请思考：

1. 判断张女士最可能的疾病？
2. 目前存在哪些主要的护理问题？

绝经过渡期（menopausal transition period）是指从接近绝经出现与绝经有关的内分泌学生物学和临床特征起，至绝经后1年内的时期。绝经综合征（menopause syndrome）是指妇女绝经前后，出现性激素减少所致的一系列躯体及精神心理症状，一般发生在45~55岁之间。绝经（menopause）分为自然绝经和人工绝经。自然绝经是指卵巢内卵泡生理性耗竭，妇女一生中必然发生的生理过程，提示卵巢功能衰退，生殖能力终止。绝经综合征一般持续至绝经后2~3年，少数人可持续至绝经后5~10年。人工绝经是因手术切除双侧卵巢或放射治疗破坏卵巢，使卵巢功能丧失导致绝经。人工绝经比自然绝经妇女更易发生绝经综合征。

【病因】

卵巢功能衰退是绝经过渡期最早出现的变化，卵巢中储存的卵泡数量和质量明显降低，垂体促性腺激素的分泌增加，残存的卵泡对其反应性降低或丧失，导致排卵率减少，继而停止排卵，最后卵泡不再发育。

1. 雌激素　卵巢功能衰退的最早征象是卵泡对卵泡刺激素（FSH）敏感降低。绝经过渡早期的特征是雌激素水平波动很大，甚至高于正常卵泡期水平，整个绝经过渡期雌激素不足呈逐渐下降趋势，而在卵泡生长发育停止时，雌激素水平才明显下降。

2. 孕激素　在绝经过渡期，卵巢仍有排卵，还有孕酮分泌，但因为卵泡发育时间延长。黄体功能不全，孕酮量减少，仅为育龄妇女卵泡期孕酮值的30%。

3. 雄激素　绝经后，雄烯二酮产生量约为绝经前的50%，且主要来自肾上腺。

4. 促性腺激素释放激素（GnRH）　绝经后由于雌激素水平的下降，对下丘脑的负反馈抑制降低，导致下丘脑分泌GnRH增加。

【护理评估】

1. 健康史　了解绝经综合征症状持续时间、严重程度及治疗效果；了解其月经史、生育史、慢性疾病（如肝病、高血压等）、内分泌疾病及精神疾病；了解既往有无子宫、卵巢切除手术，有无盆腔放疗等。

2. 身体状况

（1）月经改变：月经紊乱是绝经过渡期的主要症状，表现为月经周期不规则，经期持续时间长，经量增多或减少，此期症状的出现取决于卵巢功能的变化。

（2）血管舒缩症状：是雌激素水平降低的特征性症状，主要表现为阵发性潮热，其特点是病人反复出现面部、颈部及胸部皮肤阵阵发红，继之汗出，出汗后畏冷。持续1~3min。症状轻者每天发作数次，重者十余次或更多，夜间或凌晨初醒时，应激状态更容易发作。该症状可持续1~2年，有时可达5年或更长。

（3）自主神经失调症状：常出现眩晕、头痛、心悸、失眠、耳鸣等自主神经失调症状。

（4）**精神神经症状**：绝经过渡期妇女往往感觉情绪波动较大，注意力不易集中。表现为抑郁、多疑、焦虑、激动易怒、记忆力减退等。近年来研究发现雌激素缺乏对发生老年性痴呆有潜在的危险。

（5）**泌尿生殖道症状**：表现为阴道干燥、黏膜变薄、性交痛，尿急、尿失禁等，反复发生阴道感染和尿路感染。

（6）**骨质疏松**：与雌激素水平下降有关，50%以上的50岁以上妇女会发生绝经后骨质疏松。严重者导致骨折，以桡骨远端、股骨颈骨折多见。

（7）**心血管症状**：绝经后动脉硬化、冠心病、高血压、脑卒中的发生率较绝经前明显增加。

（8）**皮肤和毛发的变化**：皮肤变薄，皮肤皱纹逐渐增多，皮肤色素沉着出现斑点，阴毛及腋毛有不同程度丧失，偶有轻度脱发。

3. 心理－社会支持状况　由于家庭和社会环境的变化，妇女进入绝经过渡期以后可加重身体与精神负担，往往较易发生失眠、忧虑、抑郁、情绪改变等。

4. 辅助检查　血清促卵泡激素（FSH）值及雌二醇（E_2）值测定了解卵巢功能。心电图、心脏超声检查了解心血管状况。骨密度检查了解骨质疏松情况。分段诊刮除外子宫内膜病变。宫颈细胞学检查早期发现宫颈病变。

5. 治疗原则及主要措施　绝经综合征病人应采用一般治疗和药物综合治疗。药物常用激素替代疗法，在有适应证而无禁忌证的情况下科学、合理、规范地应用并定期监测。

【**护理诊断／问题**】

1. 焦虑　与绝经过渡期内分泌改变、精神神经症状有关。

2. 知识缺乏：缺乏绝经期生理、心理变化知识及应对技巧。

【**护理措施**】

1. 一般护理　帮助病人调整生活形态，鼓励病人进行适当的户外活动和体育锻炼以增强体质，如游泳、散步、打太极拳等。合理饮食，增加蛋白质和钙的摄入。鼓励病人参加社交及脑力活动，以促进积极的心态。

2. 激素补充治疗（hormone replacement therapy，HRT）**诊疗配合**　告知病人必须在医生指导下用药。指导其了解用药目的、适应证、禁忌证、剂量、用药时间及可能出现的反应。督促长期使用性激素治疗者定期随访。

（1）**制剂**：主要药物为雌激素，可辅以孕激素。①雌激素：原则上应选择天然制剂，常用戊酸雌二醇、结合雌激素、尼尔雌醇。②组织选择性雌激素活性调节剂：替勃龙，根据靶组织不同，其在体内的3种代谢物分别表现出雌激素、孕激素、弱雄激素活性。③孕激素：近年来倾向选用天然孕激素制剂，如微粒化孕酮和黄体胶丸，或接近天然孕激素，如地屈孕酮。

（2）**用药途径**：①口服：是HRT最常规的给药途径，优点是血药浓度稳定，但对肝脏有一定的损害，还能刺激产生肾素底物和凝血因子。常用方法：单一雌激素和雌孕激素联合法。前者适合子宫已经切除的妇女。后者又分为序贯用药和联合用药。②胃肠道外途径：可消除对肝脏的影响，对人体血脂影响小。可将结合雌激素软膏、普罗雌烯阴道胶囊、雌三醇软膏等进行阴道上药，适用于下泌尿、生殖道局部低雌激素症状。

（3）**用药时间**：HRT需个体化用药，在综合考虑的前提下，选择能达到治疗目的的最低有效剂量。从卵巢功能开始减退出现相关症状就可开始服用，应定期评估其风险。停药时，为防止复发应缓慢减量或间歇用药，逐步停药。

（4）**副作用及危险性**：性激素补充治疗可引起异常子宫出血，多为突破性出血，必要时须排除子宫内膜病变。雌激素剂量过大可引起乳房胀、白带多、头痛、水肿、色素沉着等；孕激素过多可出现抑郁、易怒、乳房痛和水肿。长期治疗可增加子宫内膜癌、卵巢癌、乳腺癌、心血管疾病及血栓性疾病、糖尿病的发病风险。应督促病人定期随访。

3. 心理护理　加强与绝经过渡期妇女的沟通,应注意用通俗的语言、和蔼的态度,让病人充分表达内心的困扰和忧虑,以倾诉和宣泄不良情绪,缓解症状。向病人及家属讲解绝经综合征的相关知识,争取家人理解,共同努力缓解病人症状。

4. 健康指导　介绍绝经前后减轻症状的方法,以及预防绝经综合征的措施,例如:规律的运动(散步、骑自行车等)可以促进血液循环,维持肌肉张力,延缓老化,还可以刺激骨细胞活性,延缓骨质疏松的发生;合理安排工作和休息,注意劳逸结合;适当摄取钙质和维生素 D;正确对待性生活。

(田印华)

思考题

　　王某,女,48 岁,因经量增多,经期延长而就诊。月经史:13 岁初潮,周期 28~30d,经期 4~5d,量中,无痛经。生育史:G_3P_2。实验室检查:红细胞 3.8×10^5/L,血红蛋白 100g/L。妇科检查:外阴已婚已产型,无畸形,阴道有血液,无举痛;子宫体稍增大,质软,活动无压痛,两侧附件未见异常,测基础体温曲线呈单相型。

ER 12-3

练习题

　　请思考:

　　1. 王女士可能患有何种疾病?

　　2. 针对王女士的病情,相应的护理措施有哪些?

　　3. 护士该如何对王女士进行健康教育?

第十三章 | 子宫内膜异位症和子宫腺肌病病人的护理

ER 13-1
教学课件

ER 13-2
思维导图

学习目标

知识目标：

1. 掌握子宫内膜异位症的定义、护理评估和护理措施。

2. 熟悉子宫腺肌病的定义、护理评估和护理措施。

3. 了解子宫内膜异位症和子宫腺肌病的发病机制和病理表现。

能力目标：

能够较全面地对子宫内膜异位症病人进行护理评估并协助医生进行诊疗。

素质目标：

通过本章内容的学习能够让学生具有关心关爱病人的人文关怀精神、让病人精神上感觉到温暖从而减轻疼痛感，同时具有保护病人隐私的职业情感。

子宫内膜异位症（endometriosis，EM）和子宫腺肌病（adenomyosis）同为异位子宫内膜引起的疾病，临床上可合并存在，但发病机制及组织学发生不尽相同，临床表现也有差异，对卵巢激素的敏感性也有差异。

第一节 子宫内膜异位症

案例导入

张女士，31 岁，平素月经规律，近两年来出现经期腹痛并且进行性加重，备孕两年一直未孕且每次同房有疼痛的感觉、月经来潮之前疼痛感更为明显，3 个月前被诊断为子宫内膜异位症，未进行治疗。最近症状明显加重，月经量更为增多经期延长来医院寻求治疗。

请思考：

1. 该病人目前主要的护理问题是什么？

2. 经检查医生建议她进行药物治疗，作为门诊护士应该对她进行哪些宣教？

子宫内膜异位症（简称内异症）是指具有生长功能的子宫内膜组织（腺体和间质）出现在子宫腔被覆黏膜以外的其他部位。好发于生育年龄妇女，发病率为 10%~15%，其中 25~45 岁占 76%，绝经或双侧卵巢切除后异位内膜组织可逐渐萎缩吸收。据统计，在妇科剖腹手术中发现有 5%~15%的病人存在内异症，25%~35% 的不孕病人与内异症有关。近年来，内异症发病率呈上升趋势，已成为妇科常见病。

子宫内膜异位症临床表现多样，组织学上虽然是良性病变，但具有类似恶性肿瘤远处转移和种植生长的能力，可出现在身体不同部位（图 13-1）。最常见的种植部位为盆腔脏器和腹膜，其中以侵犯卵巢者最常见（约占内异症的80%），其次是宫骶韧带、直肠子宫陷凹，也可出现在脐、膀胱、肾、肺、乳腺等部位，但罕见。

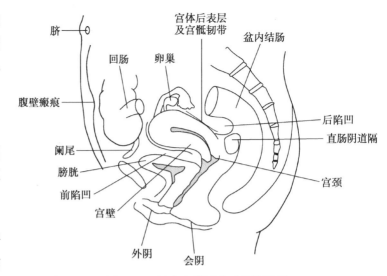

图 13-1　子宫内膜异位症出现部位

【发病机制】

本病的发病机制尚未完全清楚，不同部位的子宫内膜异位症其病因及发病机制可能不同，目前主要有三种学说：

1. 子宫内膜种植学说

（1）经血逆流：月经期脱落的子宫内膜碎片，随着经血逆流，通过输卵管进入腹腔种植于卵巢表面或盆腔其他部位，形成盆腔内异症。

（2）淋巴及静脉播散：有的学者认为子宫内膜可通过淋巴或静脉播散至肺、手臂、大腿等处，导致远离盆腔部位的内异症。

2. 体腔上皮化生学说
卵巢生发上皮、盆腔腹膜是由高度化生潜能的体腔上皮分化而来，在反复受到慢性炎症、经血、持续卵巢激素刺激后，可衍化为子宫内膜样组织而形成内异症。

3. 诱导学说
在内源性生化因素诱导下，未分化的腹膜组织可发展成为子宫内膜组织。

目前仍无一种机制可以解释全部子宫内膜异位症的发病原因，不同部位的内异症可能有不同的发病机制。另有研究认为，子宫内膜异位症的形成还可能与免疫力低下、清除盆腔活性子宫内膜细胞的能力减低有关。因此，子宫内膜异位症的发病很可能是包括免疫、遗传、炎症等多种因素共同作用的结果。

【病理类型】

异位子宫内膜受卵巢激素影响而发生周期性出血，刺激周围纤维组织增生、粘连，在病变区内形成紫褐色斑点或小泡，进一步发展为大小不等的蓝紫色实质性结节或包块。根据异位内膜发生部位，临床病理类型可分为腹膜型、卵巢型、直肠阴道隔型和其他类型四种。

1. 腹膜型或腹膜子宫内膜异位症
指盆腔腹膜的各种子宫内膜异位种植，主要包括红色病变（早期病变）、棕色病变（典型病变）以及白色病变（陈旧病变）。

2. 卵巢型或卵巢子宫内膜异位症
子宫内膜异位症最易发生的部位是在卵巢，约80%病变累及一侧卵巢，50%累及双侧卵巢。生长于卵巢内的异位内膜可因反复出血而形成单个或多个囊肿，称为卵巢子宫内膜异位囊肿。囊肿的直径一般为5~6cm，大者直径可达25cm左右。囊肿内含暗褐色糊状陈旧血液，状似巧克力液体，故又称卵巢巧克力样囊肿。

3. 直肠阴道隔型或直肠阴道隔子宫内膜异位症
病灶位于宫骶韧带、直肠子宫陷凹和子宫后壁下段，处于盆腔后部较低位与经血中内膜碎屑接触多，是内异症的好发部位。

4. 其他部位的子宫内膜异位症
包括肠道、泌尿道、肺、瘢痕子宫内膜异位症（腹壁切口及会阴切口）以及其他少见的子宫内膜异位症。在显微镜下，病灶中见到子宫内膜上皮、内膜腺体或腺样结构、内膜间质及出血；但异位内膜反复出血后，上述典型的组织结构可能被破坏，异位内膜的组织病理特征极少，出现临床表现和病理不一致的现象。

【临床表现】

1. 症状
子宫内膜异位症病变广泛，临床表现多样，与病变部位相关，呈周期性发作。约25%的病人无自觉症状。

（1）**痛经和下腹痛**：继发性、进行性加重的痛经为典型症状。疼痛多位于下腹及腰骶部，可放射至肛门、会阴及大腿。疼痛的严重程度与病灶大小不一定成正比，与病灶的部位及浸润深度有关，如较大的子宫内膜异位囊肿病人可能并无疼痛，而盆腔内小的散在病灶却可以引起剧烈疼痛。常于月经前1~2d开始，月经第1日最剧烈，持续至整个月经期。偶有周期性腹痛出现稍晚与月经不同步。少数病人有月经以外的慢性盆腔疼痛，经期加剧，但也有27%~40%病人无痛经表现。

（2）**深部性交痛**：20%~30%病人有此症状。多见于直肠子宫陷凹有异位病灶或因局部粘连使子宫后倾固定的病人。性交时碰撞或子宫收缩上提而引起疼痛，月经来潮前最明显。

（3）**不孕**：子宫内膜异位症病人不孕率可高达40%。可能是盆腔粘连、子宫后倾固定、输卵管粘连闭锁或蠕动减弱等机械性因素，也可能是盆腔微环境改变、免疫功能异常、卵巢排卵功能障碍和黄体形成不良所致。

（4）**月经失调**：15%~30%的病人有月经量增多或经期延长，月经淋漓不尽或经前点滴出血。可能与病灶破坏卵巢组织、影响卵巢排卵、导致黄体功能不足或同时合并有子宫腺肌病等因素有关。

（5）**其他特殊症状**：①当内膜异位种植和生长在盆腔以外的其他组织时，可在病变部位出现周期性疼痛、出血或块状物增大。肠道内异症病人可出现腹痛、腹泻或便秘，甚至有周期性少量便血。当异位内膜侵犯肺部、膀胱时，可发生周期性咯血、尿血等症状。②较大的卵巢子宫内膜异位囊肿破裂囊内液流入腹腔可引起急腹症，病人可出现剧烈腹痛，伴恶心、呕吐、肛门坠胀。

2. **体征**　子宫多后倾固定，直肠子宫陷凹、宫骶韧带或子宫后壁下段等部位扪及触痛性结节，在子宫一侧或双侧附件处扪到与子宫相连的囊性偏实不活动包块，多有轻压痛。病变累及直肠阴道间隙者，可于阴道后穹隆见到蓝紫色斑点，扪及隆起的小结节或包块。

【辅助检查】

1. **超声检查**　可确定卵巢子宫内膜异位囊肿的位置、大小和形状。

2. **CA125值测定**　内异症病人血清CA125值升高。因为血清CA125升高还可见于其他盆腔疾病，如卵巢肿瘤等，故诊断的特异性不高。血清CA125测定可用于监测内异症的治疗效果和复发情况。

3. **腹腔镜检查**　是内异症诊断的最佳方法。腹腔镜下对可疑病变进行活检可确定诊断，特别是有不孕或腹痛而盆腔检查和B超检查无阳性发现者可明确诊断。

【治疗原则】

治疗要点为以"去除病灶、减轻疼痛、促进生育、减少复发"为治疗目的。治疗方法应根据年龄、症状、病变部位以及对生育要求等不同情况全面考虑。

1. **期待疗法**　对轻度子宫内膜异位症病人，每3~6个月随诊一次，并对症处理病变引起的轻微经期腹痛，可给予前列腺素合成酶抑制剂（吲哚美辛、奈普生、布洛芬）等非甾体抗炎药；对希望生育者，应鼓励尽早妊娠，一旦妊娠，异位内膜病灶坏死萎缩，分娩后症状缓解并有望治愈。

2. **药物治疗**　适用于慢性盆腔疼痛、经期痛经症状明显、有生育要求及无卵巢囊肿形成病人。临床常采用假孕或假绝经性激素疗法，疗程一般为6~9个月。作为手术前后的辅助治疗，疗程可缩短为3~6个月。

3. **手术治疗**　对于不孕症病人或者药物治疗后症状不缓解，或局部病变加剧、卵巢子宫内膜异位囊肿直径>5cm者，应选择手术治疗。可采用腹腔镜或剖腹手术。腹腔镜是目前手术治疗内异症的主要手段。

【护理诊断/问题】

1. **疼痛**　与经血潴留、痛经、下腹部疼痛有关。

2. **焦虑**　与长期不孕、周期性痛经、担心治疗效果有关。

3. **性生活型态的改变**　与性交痛和不孕有关。

4. **营养失调：低于机体需要量**　与长期痛经影响食物摄入、月经过多失血等有关。

【护理目标】

1. 痛经症状缓解,心理、生理舒适感增加。

2. 消除焦虑情绪,树立治愈疾病的信心。

3. 病人性生活质量提升。

4. 病人营养得到补充,一般情况良好。

【护理措施】

1. **用药护理** 药物治疗包括激素抑制疗法和对症治疗。激素抑制疗法目的是抑制卵巢功能,阻止异位内膜的生长,减少内异症病灶的活性以及减少粘连的形成。对症治疗是使用非甾体抗炎药缓解疼痛。

(1)临床上常用的激素类药物

1)口服避孕药:是最早用于治疗内异症的激素类药物,适用于轻度内异症病人。目前临床常用的是低剂量高效孕激素和炔雌醇复合制剂,每日 1 片,连用 6~12 个月。其作用机制是降低垂体促性腺激素水平,并直接作用于子宫内膜和异位内膜,导致内膜萎缩和经量减少的作用。药物副作用较少,主要有恶心、呕吐,并警惕血栓的形成。

2)孕激素:单用人工合成高效孕激素,通过抑制垂体促性腺激素分泌,并直接作用于异位内膜和子宫内膜,从引起子宫内膜的蜕膜化继而导致子宫内膜萎缩和闭经。临床上常用醋酸甲羟孕酮、甲地孕酮或炔诺酮等,一般连用 6 个月。由于孕激素诱导的卵巢功能抑制通常是不稳定的,雌激素水平波动和突破性出血经常发生,为控制突破性出血,常需配合应用少量雌激素。其他的副作用有恶心、轻度抑郁、水钠潴留、体重增加等。病人在停药数月后痛经缓解,月经恢复。

以上两种药物治疗是由雌、孕激素联合或大剂量孕激素连续使用诱导的一种高激素状态的闭经以及其他一些类似正常妊娠的状况,故又称为假孕疗法。

3)达那唑(danazol):是合成的 17α- 乙炔睾酮衍生物,为雄激素类衍生物。用法为每日 400~600mg,分 2~3 次口服,共 6 个月。主要作用机制是抑制月经中期黄体生成素(LH)峰值从而抑制排卵,还可抑制参与卵巢甾体激素合成的多种酶,并增加血液中游离睾酮水平,形成高雄激素和低雌激素环境。达那唑治疗又称为假绝经疗法,适用于轻度及中度内异症以及痛经明显或不孕者。常见副作用包括:闭经、男性化、痤疮、多毛、老年性阴道炎、潮热和声音变粗。已有肝功能损害、高血压、心力衰竭、肾功能不全及妊娠者不宜服用。

4)孕三烯酮(gestrinone):是合成的 19- 去甲睾酮衍生物。用法为 2.5mg,每周 2~3 次,于月经第 1 日开始服药,连续 6 个月。作用机制是抗孕激素、抗雌激素作用,升高血液中游离睾酮水平。孕三烯酮与达那唑疗效相近,但副作用较轻,对肝功能影响小且可逆,很少因转氨酶过高而中途停药,且用药量少、方便。

5)促性腺激素释放激素类似物(GnRH-a):长期应用可抑制垂体功能,导致卵巢分泌的激素显著下降,可出现暂时性闭经,即"药物性卵巢切除"或"假绝经",达到治疗子宫内膜异位症的作用。目前可用的药物为醋酸亮丙瑞林缓释剂,肌内注射 3.75mg,每月 1 次,共 6 个月;奈法瑞林鼻喷剂,每日 2 次,每次 200μg,持续 6 个月;戈舍瑞林缓释剂,皮下埋置 3.6mg,每 28d 1 次,共 6 个月。不良反应主要表现为与低雌激素水平相关的潮热、阴道干涩、性欲减退、骨质丢失等绝经期症状。

在应用 GnRH-a 3~6 个月时可以酌情给予反向添加方案,如妊马雌酮加甲羟孕酮或替勃龙,提高雌激素水平,预防低雌激素状态相关的血管症状和骨质丢失的发生,增加病人药物依从性。

6)孕激素拮抗剂:米非司酮(mifepristone)与子宫内膜孕酮受体的亲和力是孕酮的 5 倍,且有较强的抗孕激素作用,每日口服 25~100mg,造成闭经使病灶萎缩。

(2)用药期间注意事项

1)激素治疗时间一般需要 6 个月以上,治疗过程中常出现一些不良反应,应嘱病人坚持用药,不良反应会在停药后消失。

2）由于药物大部分在肝脏代谢，部分病人会出现不同程度的肝细胞损害，嘱病人定期复查肝功能，如有异常应停药。

3）特别强调治疗中途不能停药，否则可能出现子宫出血、月经紊乱等问题。

2. 手术治疗及护理

（1）**常用手术方式**：包括保守性手术、半根治手术、根治手术和辅助性手术。

1）保守性手术：手术尽量去除肉眼可见的病灶，剔除巧克力囊肿以及分离粘连。适用于年轻或需要保留生育功能者。术后复发率约40%。

2）半根治手术：切除子宫和病灶，但保留至少一侧或部分卵巢。适用无生育要求、症状重、复发、经保守治疗或药物治疗无效但希望保留卵巢内分泌功能的45岁以下病人，术后复发率约5%。

3）根治性手术：切除全子宫和双附件以及所有肉眼可见的病灶。适合年龄大、无生育要求、症状重或者复发经保守手术或药物治疗无效者。术后几乎不复发。

4）辅助性手术：如宫骶韧带切除以及骶前神经切除术。介入治疗指在超声引导下行卵巢巧克力囊肿穿刺，不仅诊断率可达80%左右，而且可在囊内注射无水酒精及高效孕酮，取得较好的治疗作用。

（2）**手术病人的护理**

1）手术前后护理详见本教材第五章内容。

2）子宫内膜异位症易复发，除行根治手术外，术后需要用药以减少复发。告知病人出院后坚持服药，定期门诊复查。术后1个月禁性生活，1个月后门诊复查。

3. 卵巢子宫内膜异位囊肿的护理　对有卵巢子宫内膜异位囊肿病人注意观察有无扭转和破裂迹象。临床常见的是破裂，表现为急腹症，腹膜刺激征显著伴不同程度的休克，需要立即手术。护士要及时通知医生并做好剖腹探查的术前准备工作。

4. 疼痛的护理

（1）痛经剧烈者，月经期应卧床休息，保持心情愉快，注意保暖，可用热水袋外敷下腹部。子宫后倾者，俯卧位可以减轻疼痛。按摩、穴位疗法等物理治疗也有助于缓解疼痛；可遵医嘱给予前列腺素合成酶抑制剂（吲哚美辛、萘普生、布洛芬）或其他止痛剂缓解疼痛。

（2）对于尚未生育者，鼓励其尽早妊娠，使异位内膜组织萎缩，分娩后痛经症状可缓解。

5. 心理护理　耐心倾听病人的述说，向病人介绍疾病的相关知识，要求坚持规范治疗，增强其治愈疾病的信心。向病人详细说明治疗经过，了解本病治疗时间较长，药物治疗的副作用较大等问题，使其有耐心并积极配合治疗与护理。

6. 健康指导　根据子宫内膜异位症发病机制学说，可采取以下方面的预防措施。

（1）**防止经血逆流**：月经期避免剧烈运动、避免性交；先天性生殖道畸形如阴道横隔、残角子宫、无孔处女膜、宫颈闭锁或后天性炎性阴道狭窄、宫颈管粘连等所引起的经血潴留，应及时手术治疗，以避免经血逆流入腹腔。

（2）**避免医源性异位内膜种植**：月经期避免性交和盆腔检查，若有必要应避免重力挤压子宫内膜；月经来潮前禁做输卵管通畅检查和宫颈及阴道手术等；人工流产吸宫术时，宫腔内压力不宜过高，避免突然将吸管拔出使宫腔血液和内膜碎片随负压吸入腹腔；动作轻柔，避免造成宫颈损伤导致宫颈粘连；切开子宫的手术注意保护好腹壁切口。

（3）**适龄婚育和药物避孕**：妊娠可延缓子宫内膜异位症的发生发展；已有子女者可口服避孕药抑制排卵，促使内膜萎缩和经量减少，使子宫内膜异位症发生机会相应减少。

【护理评价】

1. 病人疼痛是否减轻。

2. 病人情绪是否稳定，焦虑、沮丧的不良心理状况是否得到改善。

3. 治疗后性生活是否恢复正常。

4. 病人营养状况是否得到改善。

第二节　子宫腺肌病

案例导入

马女士，33岁，五年前剖宫产一名男婴，产后每次来月经都有腹痛难忍并进行性加重，影响正常生活和工作，月经量明显增多、经期延长，三合诊和B超检查发现子宫明显增大。

请思考：

1. 该病人目前主要的护理问题是什么？

2. 如何改善病人的症状？

当子宫内膜腺体和间质侵入子宫肌层时，称为子宫腺肌病。子宫腺肌病多发生于30~50岁的经产妇，约有半数合并子宫肌瘤，约15%病人合并盆腔子宫内膜异位症。一般认为多次妊娠和分娩时子宫壁的创伤和慢性子宫内膜炎可能是导致此病的主要原因。病理上分为弥漫型和局限型两种。弥漫型常见，子宫多呈均匀性增大；局限型指异位子宫内膜在局部肌层中生长形成肿块，又称为子宫腺肌瘤。镜检见肌层内有呈岛状分布的子宫内膜腺体与间质。

知识拓展

高强度超声聚焦技术

高强度超声聚焦（high intensity focused ultrasound）技术，简称HIFU技术，其原理类似太阳光可以通过凸透镜聚焦一样，超声波也可以聚焦，还可以安全地穿透身体。而高强度超声聚焦手术。是利用超声波的这些特性，将低能量的超声波聚焦到体内病灶组织，在组织"焦点"区聚焦到足够的强度，形成65~100℃的瞬间高温，发挥超声波固有的热效应，同时还发挥空化效应，机械效应等特性，导致治疗区域蛋白质组织发生凝固性坏死，从而达到消融病灶的目的。此技术对子宫腺肌病的治疗效果好，对机体影响小。

【护理评估】

1. 健康史　评估病人的年龄，特别注意30~50岁经产妇的月经周期与月经量有无改变，痛经存在的时间与程度变化，通过妇科检查了解子宫的大小等。

2. 临床表现

（1）**症状**：约35%的病人无任何临床症状。

1）月经失调：40%~50%的病人主诉月经过多。主要表现为经期延长，经量增多，一般超过80ml。主要与子宫内膜面积增加、子宫肌层纤维增生使子宫收缩不良、子宫内膜增生因素有关。

2）痛经：痛经的发生率为15%~30%。一般随病灶的增生、增大，痛经呈进行性加剧。痛经常在月经来潮的前一周开始，至月经结束。

（2）**体征**：子宫多呈均匀性增大，一般不超过12周妊娠子宫大小，质地较硬，可有压痛。少数子宫表面不规则，呈结节状突起，可能为局限性腺肌瘤或伴子宫肌瘤所致。月经期由于病灶充血、水肿及出血，子宫可增大，质地变软，有压痛或压痛较平时明显。

3. 心理－社会支持状况　病人的心理问题表现在对痛经的恐惧和月经失调的担忧，以及由此带来生活质量下降的问题。由于病情严重和药物治疗效果差需进行手术治疗者，病人会出现抉择冲突。

4. 辅助检查

（1）B型超声检查：子宫均匀增大，边界清楚，可见肌层不规则回声增强。

（2）腹腔镜或宫腔镜检查：可作为辅助诊断的方法。

（3）活组织病理检查：在腹腔镜下对可疑子宫肌层病变进行活检可以确诊。

【护理诊断／问题】

1. 疼痛　与异位内膜经期出血和炎性刺激有关。

2. 焦虑　与痛经、害怕手术和担心预后有关。

3. 营养失调：低于机体需要量　与经期延长、经量增多、失血过多有关。

【护理措施】

1. 心理护理　引导病人表达真实感受，通过介绍与疾病相关的治疗和护理措施，帮助病人缓解和消除焦虑、恐惧的情绪。

2. 保守治疗的护理

（1）对年轻、有生育要求或近绝经期者可试用达那唑、孕三烯酮或促性腺激素释放激素类似物或激动剂（GnRH-a）等进行治疗。

（2）因为子宫腺肌病对孕激素反应不敏感，近年来局部用药研究越来越多。宫腔放置左炔诺孕酮宫内节育系统（曼月乐），可直接减少病灶中的雌二醇受体，导致子宫内膜萎缩，减少经血量；另外通过减少子宫内膜中前列腺素的产生，缓解痛经症状。对年轻不生育、需要保留子宫的病人值得推广。

3. 手术治疗的护理

（1）若病人药物治疗无效且长期有剧烈痛经则应行全子宫切除术，卵巢是否保留取决于病人年龄和卵巢有无病变。

（2）对子宫腺肌瘤的年轻、要求保留生育功能的病人行病灶切除术，可明显改善症状但术后易复发。

（3）手术前后护理详见第五章"妇科手术配合及护理"。

（热西旦阿依•艾合买提）

思考题

　　邵女士，30岁，G₂P₁，近3年来出现痛经且日益加重，伴经量多。妇科检查：外阴正常，阴道通畅，宫颈光滑。子宫体后位，正常大小，质中，左侧附件区可及囊性肿块，约5cm×5cm×6cm大小，张力高，活动受限，右侧韧带处可扪及多个散在结节。血红蛋白80g/L。

请思考：

（1）该病人可能的疾病诊断是什么？为明确诊断，应选择何种辅助检查？

（2）如确诊为子宫内膜异位症，应采取的治疗原则是什么？

（3）说出该病人的护理诊断并制订护理措施。

ER 13-3

练习题

第十四章 | 女性生殖器官损伤性疾病病人的护理

ER 14-1　ER 14-2

教学课件　思维导图

学习目标

知识目标：

1. 掌握子宫脱垂的概念、病因、分度护理评估和护理措施。

2. 熟悉外阴、阴道创伤、生殖道瘘、压力性尿失禁的护理评估和护理措施。

3. 了解外阴、阴道创伤、子宫脱垂、生殖道瘘、压力性尿失禁病人的病因。

能力目标：

1. 通过学习学会使用子宫托对子宫脱垂的病人进行护理操作及健康指导。

2. 应用所学知识对患有其他女性生殖器官损伤性疾病的病人实施护理操作及健康指导。

素质目标：

通过学习女性生殖器官损伤性疾病相关的预防及护理知识，培养关爱女性、感恩母亲的人文关怀精神，同时培养勇于钻研、探索与创新的优秀品格，树立正确的世界观、人生观和价值观。

女性生殖系统因其解剖位置的特殊性及退化、外伤、分娩等原因导致的损伤、支持减弱，从而易引起生殖系统损伤性疾病。女性生殖系统损伤性疾病的治疗与否取决于其是否严重到影响病人的生活质量，治疗方式主要有非手术和手术治疗两种方法。当女性因分娩外伤导致外阴、阴道创伤时常采用手术方式治疗。当损伤导致女性生殖器与相邻的泌尿道、肠道之间出现异常管道时，临床上称为尿瘘和粪瘘。尿瘘和粪瘘的诊断和定位取决于各种检查，手术是其主要的治疗方法。

第一节　外阴、阴道创伤

案例导入

李女士，30 岁，骑自行车不慎摔倒时，外阴部严重碰撞，疼痛难忍，行走困难，休息后也无缓解，遂被家人急送入院。体格检查：T 37℃，P 94 次 /min，R 18 次 /min，BP 90/60mmHg，神志清醒，痛苦面容。

请思考：

1. 请问李女士目前最主要的护理问题是什么？

2. 请为李女士制定相应的护理措施。

急产、巨大胎儿分娩、产妇会阴体弹性缺乏、阴道狭窄或有陈旧性瘢痕组织、宫缩过强、助产操作不当等；或外伤，例如碰伤、跌倒、外阴骑跨或受到尖锐硬物撞击等均可导致外阴、阴道创伤。幼女受到性侵犯可致外阴、阴道软组织损伤，初次性交粗暴可致处女膜严重破裂或阴道损伤。总之，外阴、阴道创伤的主要原因是分娩损伤和外伤。

【护理评估】

1. 健康史 详细询问病人导致创伤的原因，如外伤、分娩创伤、遭强暴、性交后阴道出血等。

2. 身体状况 评估疼痛的程度、性质，外阴、阴道创伤的位置、深浅及范围。

(1)**症状评估**

1)疼痛：为主要临床症状，其程度因损伤位置、深浅范围的不同可从轻微疼痛至难以忍受，甚至疼痛性休克。

2)局部肿胀：较常见。局部形成外阴或阴道水肿或血肿，可见紫蓝色块状肿物，压痛明显。

3)外阴、阴道流血：若外阴、阴道受损，伤及动脉则可出现持续性出血，颜色鲜红。

4)其他症状：根据出血量的多少、急缓，病人可出现贫血或失血性休克的症状。若合并感染，可出现发热，局部红、肿、热、痛等炎症表现。

(2)**体征**：病人常呈痛苦面容，若出血量大，亦可伴面色苍白，脉搏细速，血压下降。

3. 心理 - 社会支持状况 病人及家属常因突然遭遇的意外后而表现出惊慌、焦虑、不安等情绪反应。

4. 辅助检查 若出血量多则红细胞计数及血红蛋白数值减少；若伴感染则白细胞、中性粒细胞数值增加。

5. 治疗原则及主要措施 尽快止血、清除血肿、预防或纠正休克、抗感染。主要根据病人的创伤情况确定具体治疗方案，以手术治疗为主。

【护理诊断 / 问题】

1. 疼痛 与阴道、外阴创伤有关。

2. 恐惧 与突发外伤有关。

3. 潜在并发症：失血性休克、感染。

【护理目标】

1. 病人疼痛减轻或者消失。

2. 病人能有效应对恐惧。

3. 病人出血量及时得到控制，生命体征稳定在正常范围，无感染迹象。

【护理措施】

1. 对出血速度快且量多者，应立即协助病人取中凹位、保暖、吸氧，快速建立静脉通道，遵医嘱输血、输液，补充血容量，做好交叉配血试验，及时给予止血药物。

2. 对症护理

(1)**保守治疗病人的护理**：血肿较小的病人可采取保守治疗。保守治疗的病人建议取健侧卧位，可避免血肿受压造成的疼痛；保持外阴部清洁、干燥，外阴冲洗 3 次 /d，大便后及时清洁外阴。按医嘱及时给予镇静、止血、止痛的药物。创伤后 24h 内局部冷敷，可降低局部血流速度及局部神经的敏感性，减少病人的疼痛及不适感；24h 后局部热敷以促进血肿的吸收。

(2)**手术治疗病人的护理**：向病人及家属解释手术治疗的必要性、手术的过程及注意事项。术后阴道内常填塞纱条、外阴加压包扎，病人若疼痛明显则应积极止痛；阴道纱条如数取出，检查外阴伤口有无继续出血，病人有无进行性疼痛加剧或阴道、肛门坠胀等再次血肿的表现；保持外阴清洁、干燥；遵医嘱给予抗生素预防感染。

3. 病情观察 密切观察病人生命体征及尿量、神志的变化。

4. 心理护理 突如其来的外阴、阴道损伤导致病人及家属出现恐惧及担忧，在抢救休克的同时使用亲切、温和的语言安慰病人，解释疼痛和不适产生的原因，说明积极配合治疗的必要性。

5. 健康指导 积极预防急产、巨大胎儿分娩、宫缩过强、不必要的阴道助产手术等；预防外阴骑跨伤或跌倒、触于尖锐的硬物上等。

【护理评价】

1. 病人的疼痛症状是否消失。

2. 病人的恐惧感是否消失,能否积极配合治疗和护理。

3. 病人在治疗24h内生命体征是否维持正常。

第二节　阴道膨出

案例导入

孙女士,69岁,长期慢性咳嗽十余年,3个月前发现咳嗽时有肿物自阴道膨出,近半个月加重,并伴有尿频、尿急,咳嗽时不自主溢尿。

请思考:

1. 孙女士出现上述症状的原因是什么?

2. 如何指导孙女士配合治疗?

阴道膨出可分为阴道前壁与后壁膨出,可单发亦可合并发生,多与子宫脱垂合并发生。阴道前壁膨出又称阴道前壁脱垂,其中若为阴道内2/3膀胱区域脱出,则称为膀胱膨出,若为支持尿道的膀胱宫颈筋膜受损,导致的尿道紧连的阴道前壁下1/3以尿道口为支点向下膨出,则称尿道膨出。阴道后壁膨出又称为直肠膨出,阴道后壁膨出常伴直肠子宫陷凹疝,如内容物为肠管,则称肠疝。

【护理评估】

1. **健康史**　了解病人的分娩史,分娩过程中有无产程延长、阴道助产、外阴、阴道撕裂伤等病史;了解病人有无慢性咳嗽、腹腔积液或便秘而造成腹腔内压力增加;询问病人有无绝经。

2. **身体状况**

(1) **症状评估**:轻症病人一般无症状。重症病人可有不同程度的腰骶部酸痛、下坠感,或感到有异物自阴道脱出,久站或咳嗽、打喷嚏后因腹压增加而症状加重,卧床休息时症状减轻。阴道前壁膨出者常伴有尿频、排尿困难、残余尿量增加,部分病人可伴压力性尿失禁,但随病情加重,压力性尿失禁症状可消失,甚至出现排尿困难,并发尿路感染的阴道前壁膨出者难以排空小便,易发生尿潴留、膀胱炎。重度膀胱膨出多伴有尿道膨出,此时常伴压力性尿失禁症状。阴道后壁膨出常伴便秘,严重者需用手指经肛门挖出粪块。

(2) **体征**:阴道前/后壁膨出按中国传统分度均分为3度,均以屏气时膨出最大限度来判定。①Ⅰ度膨出:阴道前/后壁膨出已达处女膜缘,尚未出阴道口外。②Ⅱ度膨出:部分阴道前/后壁膨出已膨出阴道口外。③Ⅲ度膨出:阴道前/后壁已全部膨出于阴道口外。

3. **心理-社会支持状况**　阴道前壁膨出病人,常伴有尿潴留、膀胱炎、压力性尿失禁等,重度的阴道膨出病人可伴排便、排尿困难,严重影响日常生活及社交。因此,病人可表现出焦虑或情绪低落、忧伤甚至社交障碍。

4. **辅助检查**

(1) **残余尿量测定**:嘱病人排空小便后导尿确定残余尿量。

(2) **尿常规检查**:伴感染者,可见白细胞数计数增加。

(3) **压力性尿失禁相关检查**(详见本章第五节压力性尿失禁)。

(4) **其他**:必要时可行膀胱镜和尿道镜检查有助于诊断。

5. 治疗要点 无症状者不须治疗；膨出超过处女膜的有症状病人，可行阴道前/后壁修补术。加用医用合成网片或生物补片可加强局部修复，对重度膨出修复有减少复发的作用。

【护理诊断/问题】

1. 焦虑 与阴道前后壁膨出导致压力性尿失禁，排便、排尿困难有关。

2. 潜在并发症：泌尿系感染。

【护理措施】

1. 保守治疗 嘱病人注意增加营养，注意休息，避免久站及膀胱过度充盈。阴道前壁膨出病人遵医嘱定时进行盆底肌锻炼：锻炼安排可在一天中的任何时间进行，站立、仰卧和坐位均可进行。锻炼前需排空膀胱，做收紧肛门及阴道的动作，每次收缩持续时间不少于 3s，然后放松，再重复上述动作共 2 次，接着行快速收缩会阴肌肉 5 次，如此反复进行 10~15min，2~3 次/d；或者不刻意分组，自择时段做 150~200 次/d，一般应持续 6~12 个月。轻症病人通过此锻炼可一定程度上改善压迫症状和提升排尿控制能力。便秘严重者，在必要时可遵医嘱给予缓泻剂和直肠栓剂。

2. 手术治疗 向病人及家属解释手术治疗的必要性、手术的过程及注意事项。术后以平卧位为宜，可降低外阴、阴道张力，促进伤口愈合，缓解疼痛。术后留置导尿 5~7d，其间保持导尿管通畅。术后应控制首次排便时间，一般术后 5d 解大便为宜。术后 3d 可予促大便软化的药物，促使大便软化，避免排便困难。术后保持外阴清洁、干燥，遵医嘱给予抗生素。

3. 心理护理 病人因阴道前后壁膨出而导致的压力性尿失禁和排便、排尿困难是引起不良心理反应的主要原因，护士应积极采取措施，鼓励病人说出内心的烦恼和痛苦，向病人介绍缓解方法，使病人配合治疗和护理。

4. 健康指导 积极治疗和预防腹压增加的疾病如便秘、慢性咳嗽，避免重体力劳动。提高产科质量，避免困难阴道助娩术。手术后定期到门诊随访，检查术后恢复情况，术后禁止性生活和盆浴，预防感染。

【护理评价】

1. 病人焦虑情绪是否得到缓解，能否积极配合治疗和护理。

2. 病人在治疗期间是否发生泌尿系感染。

第三节 子宫脱垂

> **案例导入**
>
> 张女士，72 岁，孕 4 产 3，绝经 20 余年，以往身体健康。3 年前自己偶然发现阴道口有肿块脱出，长时间站立或搬重物时症状加重，刚开始可自行用手将肿块还纳回阴道内，以后反复发生，感肿块脱出越来越大，行走不便，影响日常生活，伴腰背酸痛不适。妇科检查：可见宫颈已完全脱出阴道口，宫体部分在阴道内，部分在阴道外。
>
> **请思考：**
>
> 1. 请对张女士制定相应的护理措施。
>
> 2. 如何对张女士进行健康教育？

子宫脱垂（uterine prolapse）是指子宫从正常位置沿阴道下降，宫颈外口达坐骨棘水平以下，甚至子宫全部脱出阴道口外。分娩损伤是子宫脱垂最主要的病因；其次是产后过早参加重体力劳动及长期腹压增加，如慢性咳嗽、排便困难、腹腔积液等；子宫脱垂偶见于年轻女性，其原因多为先天性盆底组织发育不良或长期营养不良；老年妇女因盆底肌的支持结构减弱，盆底松弛也可导致子宫脱垂或加重子宫脱垂的程度。

我国临床上常以嘱病人向下屏气时子宫脱垂的最重程度作为分度标准,将子宫脱垂分为三度(图 14-1)。

Ⅰ度:轻型为宫颈外口距离处女膜缘小于 4cm,但未达处女膜缘;重型为宫颈已达处女膜缘,但未超出,阴道口可见到宫颈。

Ⅱ度:轻型为宫颈已脱出阴道口,但宫体仍在阴道内(图 14-2);重型为宫颈及部分宫体已脱出阴道口。

Ⅲ度:子宫颈和子宫体全部脱出至阴道口外。

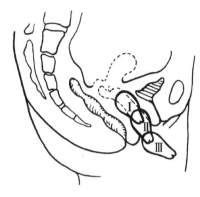

图 14-1　子宫脱垂分度

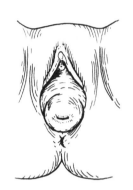

图 14-2　子宫脱垂Ⅱ度轻型

【护理评估】

1.健康史　了解病人分娩过程中是否顺利,有无产程延长、阴道助产或外阴、阴道撕裂伤等病史;同时应评估病人其他身体健康状况及是否罹患导致腹压增加的疾病,如便秘、慢性咳嗽、盆腹腔肿瘤等。

2.身体状况　轻症病人多无自觉症状,重症病人主要有如下表现:

(1)**下坠感及腰骶部酸痛**:重度脱垂的子宫对韧带及筋膜的牵拉及盆腔充血,可导致病人出现下坠感及腰骶部酸痛,此症状常在久站、行走、蹲位、重体力劳动后加重,卧床休息后可缓解。

(2)**阴道肿物脱出**:常在腹压增加时脱出,休息时可变小或消失,严重者休息后不能回缩,需用手还纳至阴道内。长期脱出在阴道口外的子宫,影响病人行走,暴露在外的宫颈和阴道黏膜频繁与衣物摩擦易引发宫颈溃疡、分泌物增多,继发引起感染、出现脓性分泌物甚至出血。

(3)**排尿及排便异常**:子宫脱垂的病人常合并阴道前后壁膨出。阴道前壁膨出的病人可出现排尿困难、尿潴留及压力性尿失禁等;阴道后壁膨出者可出现便秘、排便困难。

> **知识链接**
>
> ### 盆腔器官脱垂定量分期法
>
> 　　临床上对盆腔器官脱垂的分度方法有几种。目前国际较多采用 Bump 提出的盆腔器官脱垂定量分期法(pelvic organ prolapse quantitation, POP-Q)。临床治疗中不绝对强调使用某一种分度方法,手术治疗前后采用的分度方法一致即可。程度评价均以病人平卧时最大用力向下屏气时的脱垂程度为准。盆腔器官脱垂定量分期法是分别利于阴道前壁、阴道顶端、阴道后壁上的 2 个分解剖指示点与处女膜的关系来界定盆腔器的脱垂程度。以处女膜平行以 0 表示,位于处女膜之上用负数表示,位于处女膜之下用正数表示。以阴道前壁、后壁和顶端的 6

个点为指示点(前壁两点 Aa、Ba,后壁两点 Ap、Bp,顶端两点 C、D,其中阴道后壁的 Ap、Bp 与阴道前壁的 Aa、Ba 对应)。同时记录阴道总长度(TVL),阴裂的长度(gh)、会阴体的长度(pb)。测量值均为厘米表示。其中 TVL 为总阴道长度;gh 为尿道外口中线到处女膜后缘的中线距离;pb 为阴裂的后端边缘到肛门中点距离。测量值均用厘米表示。

3.心理-社会支持状况　重症病人因长期脱垂的子宫导致行动不便,无法从事重体力劳动,同时排尿、排便异常、性生活受影响,而表现出情绪低落、忧伤、焦虑。

4.辅助检查　可行妇科检查、压力性尿失禁的相关检查(详见本章第五节压力性尿失禁)等。

5.治疗要点　无症状不合并压力性尿失禁病人不需要治疗。有症状者根据病人年龄、子宫脱垂程度、有无并发症等选择非手术治疗或手术治疗。治疗以安全、简单和有效为原则。非手术治疗为子宫脱垂的一线治疗方法,其目的在于缓解症状,增加盆底肌肉的强度、耐力和支持力,可预防症状加重、避免或延缓手术治疗。手术治疗常用于脱垂超出处女膜且有症状的病人。应根据病人的年龄、生育要求及全身健康状况实施个体化治疗方案。

【护理诊断/问题】

1.慢性疼痛　与子宫脱垂牵拉韧带、宫颈,阴道壁溃疡有关。

2.焦虑　与子宫脱垂对生活工作的影响及对预后的担忧有关。

3.组织完整性受损　与暴露在阴道口外的子宫颈、阴道壁与衣物长期摩擦有关。

【护理措施】

1.一般护理　指导病人加强营养,增强体质,避免重体力劳动,积极治疗慢性咳嗽、便秘等引起腹压增高的疾病。教会其进行盆底肌肉康复训练和物理疗法,教会病人缩肛运动,每次用力收缩盆底肌肉不少于 3s,稍后放松,持续 10~15min,2~3 次/d,以增加盆底肌肉群的张力。

2.有关子宫托的护理　子宫托是一种支持子宫和阴道壁,并使其维持在阴道内而不脱出的工具(图 14-3)。病人应在使用子宫托前进行试戴,选择大小适宜的子宫托,以放置后不易脱出又无不适感为最佳。各类型的子宫托放置前病人应排尽大小便,洗净双手。使用环形带支撑型子宫托时,病人仰卧床上,双腿屈膝分开,先将脱出物轻轻回纳,再将子宫托对折,置入阴道后使其自行打开,用一根手指沿阴道方向向后推子宫托,至推不动时,病人向下用力屏气,子宫托不脱出,说明放置妥当。取出时,用中指伸入阴道,触及凹口处,轻轻拉出即可。使用填充型子宫托时,病人取站

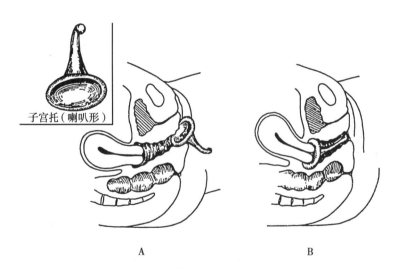

子宫托(喇叭形)

A　　　　　　　　　B

图 14-3　喇叭形子宫托及其放置

A.将喇叭形子宫托从阴道外口送入阴道内;B.用一根手指沿阴道方向向后推子宫托,至推不动时,病人向下用力屏气,子宫托不脱出,说明放置妥当。

位或蹲位，用手指抓住子宫托的柄部，将圆盘沿一侧斜面置入阴道，当圆盘全部进入阴道后，将圆盘推至阴道顶端，圆盘吸附于阴道顶端，轻拉子宫托的柄部，子宫托不被拉出，说明放置妥当。取出时，用2至3根手指，捏住子宫托的柄部，上下左右轻轻晃动，解除圆盘的吸力后取出。

在使用子宫托时应注意：①放置前阴道应有一定水平的雌激素作用。绝经后妇女可选用阴道雌激素霜剂，一般在用子宫托前4~6周开始应用，并在放托的过程中长期使用。②子宫托应每日早上放入阴道，睡前取出消毒后备用，避免放置过久压迫生殖道而致糜烂、溃疡，甚至坏死造成生殖道瘘。③保持阴道清洁，月经期和妊娠期停止使用。④上托以后，分别于第1个月、3个月、6个月时到医院检查1次，以后每3~6个月到医院检查1次。

3. 手术治疗的护理

（1）**术前准备**：术前5d开始进行阴道准备。Ⅰ度子宫脱垂病人用1:5 000的高锰酸钾溶液坐浴2次/d。Ⅱ度、Ⅲ度子宫脱垂的病人，如合并黏膜溃疡，可行阴道冲洗后局部涂含抗生素的软膏，勤换内裤。注意冲洗液的温度，一般在41~43℃为宜，冲洗后戴无菌手套将脱垂的子宫还纳于阴道内，让病人平卧于床上半小时；用清洁的卫生带或丁字带支托下移的子宫，避免子宫与内裤摩擦；积极治疗局部炎症，按医嘱使用抗生素及局部涂含雌激素的软膏。

（2）**术后护理**：除按一般外阴、阴道术后护理外，应取平卧位卧床休息7~10d；留置导尿10~14d；术后应尽量避免做增加腹压的动作，如下蹲、咳嗽等；术后口服缓泻剂预防便秘；保持会阴清洁，每日外阴擦洗，注意观察阴道分泌物的情况，遵医嘱用抗生素预防感染。

4. 心理护理　亲切与病人交谈，鼓励病人说出对疾病的担忧及对生活工作的影响，向病人介绍子宫脱垂的相关知识，做好家属的工作，让其理解、关心病人，使病人配合诊治和护理，协助病人早日康复。

5. 健康指导　术后休息3个月，禁止性生活及盆浴，半年内避免重体力劳动。术后2个月到医院复查伤口愈合情况；3个月后再到门诊复查，医生确认完全恢复以后方可有性生活。

【护理评价】

1. 病人腰骶部酸痛及下坠感是否减轻或消失，是否感觉舒适。
2. 病人焦虑情绪是否缓解，能采取积极的应对措施。
3. 病人及家属能复述出院后的康复知识和自我护理技能。

第四节　生殖道瘘

> **案例导入**
>
> 陈女士，29岁，历经30余个小时后顺产分娩一男婴，体重4.2kg，阿普加评分6分，送入新生儿科治疗。陈女士分娩后出现阴道无痛性持续流液。
>
> **请思考：**
> 1. 陈女士最可能的疾病诊断是什么？
> 2. 为明确诊断，陈女士应进行哪些检查？
> 3. 请为陈女士制定相应的护理措施。

由于各种原因导致生殖器官与其毗邻器官之间形成异常通道称为生殖道瘘，临床以尿瘘（urinary fistula）（图14-4），又称泌尿生殖瘘（urogenital fistula）最常见，其次为粪瘘（fecal fistula），若尿瘘、粪瘘同时存在，则称为混合性瘘（combined fecal fistula）。

一、尿瘘

尿瘘是指生殖道与泌尿道之间形成异常通道，尿液自阴道排出，不能自控。尿瘘可发生在生殖道与泌尿道之间的任何部位，根据尿瘘发生部位可将其分为膀胱阴道瘘（vesicovaginal fistula）、尿道阴道瘘（urethro-vaginal fistula）、膀胱尿道阴道瘘（vesico-urethro-vaginal fistula）、膀胱宫颈瘘（vesico-cervical fistula）、输尿管阴道瘘（uretero-vaginal fistula）、膀胱宫颈阴道瘘（vesico-cervical vaginal fistula）、膀胱子宫瘘（vesico-uterine fistula）。常见尿瘘为产伤和盆腔手术损伤所致的膀胱阴道瘘和输尿管阴道瘘。外伤、放射治疗后、膀胱结核、晚期生殖泌尿道肿瘤、子宫托安放不当、局部药物注射治疗均可导致尿瘘。

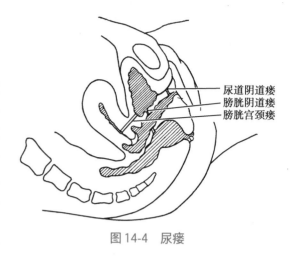

尿道阴道瘘
膀胱阴道瘘
膀胱宫颈瘘

图 14-4 尿瘘

【护理评估】

1. 健康史 了解病人有无难产史，有无盆腔手术史，详细询问病人有无膀胱结核病史、放射治疗后或晚期生殖、泌尿道肿瘤病史。了解病人漏尿的时间及漏尿表现。

2. 身体状况

（1）**漏尿**：产后或盆腔手术后出现阴道无痛性持续性流液是最常见、最典型的症状。漏尿出现的时间因病因不同而有差异，手术直接损伤导致的尿瘘在损伤后立即出现漏尿；坏死型尿瘘一般在产后及手术后 3~7d 出现漏尿；手术直接损伤者术后立即出现漏尿；放射损伤所致尿瘘发生时间晚且常合并粪瘘。因瘘孔的位置、大小的差异，漏尿可表现为持续漏尿、体位性漏尿、压力性尿失禁或膀胱充盈性漏尿等。若为较高位的膀胱瘘孔，则病人处于站立位时无漏尿，平卧位时则漏尿不断；若瘘孔极小，则病人在膀胱充盈时才出现漏尿；若为一侧输尿管阴道瘘，尿液可通过健侧输尿管进入膀胱，故在漏尿的同时仍有自主排尿。

（2）**外阴瘙痒或疼痛**：由于尿液的长期刺激局部皮肤、组织炎症增生及感染，可引起外阴部瘙痒和灼烧感。若一侧输尿管下段锻炼所致阴道漏尿，因尿液长期刺激阴道的一侧顶端，可致周围组织增生，妇科检查时可触及局部组织增厚。

（3）**尿路感染**：合并尿路感染时，可出现尿频、尿急、尿痛等不适的症状。

3. 心理 - 社会支持状况 病人常因漏尿产生的异味，不愿意参加社会交往活动，而感到无助。家属和周围人群的不理解易使病人出现自卑等不良情绪。

4. 辅助检查

（1）**亚甲蓝试验**：主要用于鉴别膀胱阴道瘘、膀胱宫颈瘘或输尿管阴道瘘。试验时将三个棉球逐一放在阴道顶端、中 1/3 处和远端，再将稀释好的 300ml 亚甲蓝溶液经尿道注入膀胱，然后逐一取出棉球，根据蓝染棉球的情况估计瘘孔的位置。若蓝色液体经阴道壁小孔溢出者为膀胱阴道瘘，自宫颈口溢出为膀胱宫颈瘘，若棉球无色或黄染，说明流出的尿液来自肾脏，则属输尿管阴道瘘。

（2）**靛胭脂试验**（indigo carmine test）：静脉推注靛胭脂 5ml，10min 内若见蓝色液体自阴道顶端流出，则为输尿管阴道瘘。

（3）**其他**：膀胱镜、输尿管镜检查可了解膀胱容积、黏膜情况，有无炎症结石、憩室，明确瘘孔位置、大小、数量及瘘孔和膀胱三角区的关系等；静脉肾盂造影有助于输尿管阴道瘘及膀胱阴道瘘的诊断；64 层螺旋 CT 尿路造影可清晰显示肾盂、输尿管及膀胱的全貌，已成为一种新型非侵入性检查尿瘘的方法。

5. 治疗要点 手术修补为主要治疗方法。手术治疗要注意时间的选择,直接损伤的尿瘘需尽早手术修补;其他原因所致尿瘘应等待 3 个月,待组织水肿消退、局部血液供应恢复正常再行手术;瘘修补失败后至少应等待 3 个月后再次手术。

【护理诊断/问题】

1. 皮肤完整性受损 与排泄物刺激外阴部皮肤有关。

2. 社交孤独 与长期漏尿产生的异常气味所致的不愿与他人交往有关。

3. 自我形象紊乱 与长期漏尿引起精神压力有关。

【护理目标】

1. 病人外阴皮炎得到有效控制。

2. 病人的人际交往情况逐渐恢复正常。

3. 病人理解漏尿导致的身体变化,增强治愈的信心。

【护理措施】

1. 采取适当体位 对有些妇科手术后所致小漏孔的尿瘘病人应留置尿管,指导病人保持正确的体位,使小漏孔自行愈合。一般采取使漏孔高于尿液面的卧位。

2. 鼓励病人饮水 嘱咐病人每日饮水不少于 3 000ml,必要时按医嘱静脉输液,以保证充足的液体入量,达到稀释尿液、冲洗膀胱的目的,同时可减少酸性尿液对皮肤的刺激,缓解病人的不适。

3. 手术治疗的护理

(1)术前准备:除按一般外阴、阴道手术病人的准备以外,应积极控制外阴炎症,为手术创造条件,即术前 3~5d 每日用 1:5 000 的高锰酸钾溶液坐浴,若外阴部出现湿疹,可在坐浴后行红外线照射后涂抹氧化锌软膏,保持局部清洁干燥,待痊愈后再行手术;若有尿路感染者,遵医嘱给予抗生素治疗,感染控制后再手术;对老年妇女或闭经者按医嘱术前半月给予口服雌激素或局部使用雌激素,促使阴道上皮生长,利于术后伤口愈合;必要时给予地塞米松促使瘢痕软化。

(2)术后护理:术后护理是尿瘘修补手术成功的关键。应保持会阴清洁,积极预防咳嗽、便秘,并尽量避免下蹲等增加腹压的动作。术后必须留置导尿或耻骨上膀胱造瘘 7~14d,避免尿管脱落,保持尿管通畅,以免膀胱过度充盈,影响切口的愈合。拔管后协助病人每 1~2h 排尿 1 次,然后逐步延长排尿时间。应根据病人漏孔的位置决定体位,膀胱阴道瘘的漏孔在膀胱后底部者,应取俯卧位;漏孔在侧面者应健侧卧位,使漏孔居于高位。术后每日补液不少于 3 000ml,达到膀胱冲洗的目的。

4. 心理护理 由于长期漏尿,病人常感无助和自卑,护理人员不能因特殊气味而疏远病人,应经常与病人沟通,为病人和家属建立治愈疾病的信心;同时指导家属如何关心、理解病人的感受,从而让病人消除顾虑,积极主动配合治疗和护理。

5. 健康指导 遵医嘱继续服用抗生素或雌激素药物。禁止性生活及重体力劳动 3 个月。尿瘘修补术成功者,若再次妊娠应加强孕期保健并提前住院分娩。尿瘘修补术失败者,应教会其保持外阴清洁、避免外阴皮肤反复刺激的方法,预约下次手术的时间,增强病人再次手术的信心。

【护理评价】

1. 出院时,病人外阴皮疹是否消退。

2. 病人能否与其他人进行正常的社交活动。

3. 病人是否逐渐恢复自信心,能否积极配合治疗。

二、粪瘘

肠道与生殖道之间的异常通道称为粪瘘(fecal fistula),最常见的是直肠阴道瘘(rectovaginal fistula)。可以根据瘘孔在阴道的位置,将其分为低位、中位和高位瘘。与尿瘘相同,粪瘘可因产伤、盆腔手术损伤引起,其他如先天发育畸形、感染性肠病、长期安放子宫托不取、生殖器恶性肿瘤晚期浸润或放疗,均可导致粪瘘。

【护理评估】

1. **健康史** 详细询问病人既往史,了解病人有无难产、盆腔手术史、感染性肠病史等,找出粪瘘的原因。

2. **身体状况** 阴道内排出粪便是主要症状。若瘘孔较小,则阴道内可无粪便污染,但肠内气体可自瘘孔经阴道排出,稀便时则从阴道流出;若瘘孔较大,则成形粪便可经阴道排出,稀便时呈持续外流。

3. **心理-社会支持状况** 不能自主控制肛门排便和排气往往令病人羞于启齿,产生意志消沉、孤僻、害怕被发现等心理,如不及时防治,则会使其精神颓废,社会适应能力逐步退化。

4. **辅助检查** 阴道检查时,较大的粪瘘肉眼可见,较小的粪瘘在阴道后壁可见瘘孔处鲜红肉芽组织,直肠指诊可触及瘘孔,若为极小的瘘孔,可用一探针从肉芽组织处向直肠方向探查,直肠内手指触及探针则可确诊。阴道穹隆处小的瘘孔、小肠和结肠阴道瘘需行钡剂灌肠检查方能确诊,必要时可行内镜检查。

5. **治疗要点** 手术修补为主要治疗方法。粪瘘手术应选择恰当的手术时机。若为手术损伤造成的粪瘘,则应术中立即修补;若为先天性粪瘘,则应在病人15岁左右、月经来潮后再行手术,避免造成阴道狭窄;若为压迫坏死性粪瘘,则应等待3~6个月后再行手术修补。

【护理诊断/问题】

1. **皮肤完整性受损** 与排泄物刺激外阴部皮肤有关。

2. **社交孤立** 与长期漏粪导致身体产生异味所致的不愿与他人交往有关。

3. **自我形象紊乱** 与长期粪瘘引起精神压力有关。

【护理措施】

1. **皮肤护理** 粪瘘病人的病床可使用塑料布或布单,再用旧布等将病人臀部兜住,或用硬纸壳做成簸箕式样,里边垫上废纸置于臀下,方便使用后取出倒掉,以节省布类和清洗的麻烦。掌握排便规律,按时接便盆排便为最佳。便后用温肥皂水洗净会阴及肛周,若发现臀部有发红现象,可使用凡士林油或氧化锌软膏等,夏天可采用爽身粉,保持局部干燥。

2. **手术治疗的护理** 术前3d严格肠道准备,少渣饮食2d,术前流质饮食1d,同时口服肠道抗生素以抑制肠道菌群。手术前1晚及手术当日清晨行清洁灌肠。术后5d内控制饮食及不排便,禁食1~2d后改少渣饮食,同时口服肠蠕动抑制药物。保持会阴清洁。第5日起,口服药物软化大便,逐渐使病人恢复正常排便。

3. **心理护理** 护理人员应帮助病人充分认识粪瘘的有关问题,经常与病人沟通,告知病人和家属通过手术能使该病痊愈或好转,指导病人如何配合治疗和护理。

4. **健康指导** 提高产科质量是预防产科因素所致粪瘘的关键。分娩时注意保护会阴,防止会阴严重撕裂的发生。会阴缝合后常规进行直肠指诊,发现有缝线穿过直肠黏膜,应立即拆除重新缝合。

第五节 压力性尿失禁

案例导入

周女士,30岁,半年前分娩一女婴,体重4.5kg,产程延长,会阴Ⅱ度裂伤,近半年来,周女士长期卧床休息,较少下床活动。近1个月以来,出现咳嗽时尿液不自主流出,遂来我院就诊。

压力性尿失禁(stress incontinence),又称真性压力性尿失禁、张力性尿失禁、应力性尿失禁,指腹压突然增高时导致尿液不自主流出,并非由逼尿肌收缩压或膀胱壁对尿液的张力压升高所引起。其特点是正常状态下无遗尿,而腹压突然增高时,出现不自主溢尿。

压力性尿失禁分为两型。90%以上为解剖型压力性尿失禁,主要为妊娠与阴道分娩的损伤或绝经后雌激素水平降低导致盆底松弛所致。不足10%的病人为先天发育异常所致的尿道内括约肌障碍型。

临床上常用简单的主观分度法,将尿失禁的程度划分为三级。

Ⅰ级尿失禁:只有发生在剧烈压力下,如咳嗽、打喷嚏或慢跑。

Ⅱ级尿失禁:发生在中度压力下,如上下楼梯或快速运动。

Ⅲ级尿失禁:发生在轻度压力下,如站立时,当病人在仰卧位时可控制尿液。

【护理评估】

1. 健康史 评估病人是否存在引起尿失禁的各种病因,如有无难产史、有无盆腔手术史、盆腔巨大肿物、便秘等病史及绝经后雌激素水平情况。

2. 身体状况 增加腹压时的不自主溢尿是最典型的症状,此外尿急、尿频、急迫性尿失禁和排尿后膀胱区胀满感亦是常见症状。80%的压力性尿失禁病人伴有阴道膨出。

3. 心理-社会支持状况 压力性尿失禁病人常表现为不愿出门及不愿参与社交活动,常感自卑、无助等,易产生社交恐惧和孤僻症。

4. 辅助检查 目前暂无单一的诊断性试验。以病人的症状为主要依据,除常规查体、妇科检查及相关的神经系统检查外,还可做以下试验:

(1)**压力试验**(stress test):病人取截石位,充盈膀胱,嘱病人咳嗽的同时,观察尿道口有无尿液漏出。若每次咳嗽时均伴有尿液不自主流出,则可提示压力式尿失禁;若延迟溢尿或有大量的尿液溢出,则可提示非抑制性膀胱收缩;若取截石位时没有尿液溢出,则嘱病人转站立位重复上述试验。

(2)**指压试验**(Bonney test):检查者把中、示指放入病人阴道前壁的尿道两侧,指尖位于膀胱与尿道交接处,向前上抬高膀胱颈,再行压力试验,如不自主溢尿现象消失,则为阳性(图14-5)。

(3)**棉签试验**(Q-tip test):病人取仰卧位,将涂有利多卡因凝胶的棉签置入尿道,使棉签头处于尿道膀胱交界处,分别测量病人在静息时和Valsalva动作(紧闭声门的屏气)时棉签棒与地面之间形成的角度。在

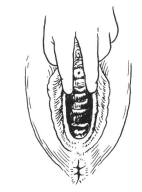

图14-5 压力性尿失禁检查(指压试验)

静息及做Valsalva动作时该角度差小于15°为良好的结果,说明有良好的解剖学支持;如角度差大于30°,说明解剖学支持薄弱;15°~30°时,结果不能确定。

(4)**其他**:尿动力学检查(urodynamics study)、尿道膀胱镜检查、超声检查。

5. 治疗要点 非手术治疗用于轻、中度压力性尿失禁治疗和手术治疗前后的辅助治疗。经非手术治疗后,有30%~60%的病人可改善症状,并治愈轻度压力性尿失禁。手术治疗方式多样,目前公认的金标准术式为阴道无张力尿道中段悬吊术和耻骨后膀胱尿道悬吊术,前者更为微创,现已成为一线手术治疗方法。

【护理诊断/问题】

1. **社交孤立**　与不愿与人交往有关。

2. **自我形象紊乱**　与长期尿失禁引起的精神压力有关。

【护理目标】

1. 病人逐渐恢复正常人际交往。

2. 病人尿失禁的状况逐渐缓解或消失。

【护理措施】

1. **非手术治疗**　可指导病人进行盆底肌锻炼（详见本章第二节阴道膨出）、盆底电刺激、膀胱训练、α-肾上腺素能激动剂和阴道局部雌激素治疗等。

2. **手术治疗**　根据手术方式不同，做好相应的术前准备和术后护理。

3. **心理护理**　增加与病人之间的交流与沟通，帮助其树立配合治疗与护理的信心。

4. **健康指导**　预防和积极治疗导致腹压增加的疾病，产后避免重体力劳动可减少压力性尿失禁的发生率。嘱病人保持会阴部清洁，勤换内裤；多吃水果蔬菜，保持大便通畅；术后休息3个月，其间禁止盆浴和性生活，半年内避免重体力劳动。坚持盆底肌锻炼，每天做凯格尔运动。

【护理评价】

1. 病人能否与其他人进行正常的社交活动。

2. 病人是否逐渐恢复自信心，能否积极配合治疗。

（王钰姗）

思考题

曾女士，65岁，G_4P_3，长期慢性咳嗽5年余，近2年感有肿物脱出阴道口，可用手将其还纳回阴道内，近3个月感肿物还纳阴道困难，且咳嗽时有尿液不自主溢出，并伴腰酸感及下腹坠胀不适，行走不便。到医院行妇科检查，示：阴道前壁膨出，子宫颈及子宫体均完全脱出于阴道口外，宫颈肥大水肿，有溃疡。子宫略小，两侧附件未触及异常。

请思考：

(1) 该病人最可能的临床诊断是什么？

(2) 应采用何种治疗方式？

(3) 如何对该病人进行护理？

ER 14-3

练习题

第十五章 │ 女性生殖器官发育异常病人的护理

教学课件　　　思维导图

学习目标

知识目标：

1. 掌握女性生殖器官发育异常病人的护理措施。

2. 熟悉处女膜闭锁、阴道发育异常、子宫发育异常及女性性发育异常的临床表现。

3. 了解女性生殖器官的发育。

能力目标：

1. 应用所学知识对各类女性生殖器官发育异常的病人实施护理操作。

2. 分析各类生殖器官发育异常的病人的健康需求，针对性地提供健康指导。

素质目标：

通过学习女性生殖器官发育异常的相关知识，培养具备同理心的人文关怀精神，同时培养关心、尊重、理解的优秀品质。

　　染色体、性腺或生殖器发育过程异常是导致女性异常的主要原因。若为染色体或性腺异常，则表现为外生殖器性别模糊及青春期后性征发育异常；若为生殖器官发育过程异常，则表现为解剖结构异常。由于在起源上，女性生殖器与泌尿器官关系密切，二者在发育过程中可相互影响，故女性生殖器官发育异常的病人常合并泌尿器官异常。

第一节　女性生殖器官的发育

　　人类胚胎的性别是在受精时决定的。成功进入卵子中的精子，其携带的性染色体的类型决定了胚胎的性别。若胚胎具备的性染色体为 XX，则发育到 8 周左右时，女性生殖系统就开始分化。女性生殖器官的发育过程，包括性腺的发育、女性生殖管道的发育及女性外生殖器的发育。

一、性腺的发育

　　原始生殖嵴（genital ridge），也称泌尿生殖嵴，即胚胎第 5 周时由两中肾内侧的间皮增厚所形成。胚胎此时无性别分化，直至胚胎第 7 周时，男性与女性生殖嵴均相同。原始生殖细胞（primordial germ cell）为性腺发育的起源。在胚胎第 4 周，原始性腺细胞自胚胎卵黄囊延背部上皮凹陷迁移，于胚胎第 6 周达性腺原始生殖嵴的间质内，整合入原始性腺（primitive gonad）中。胚胎第 8 周，原始性索萎缩。

　　胎儿的基因型和性染色体决定性腺发育，但最终性别表型是性染色体和占优势的生化及激素环境共同决定。在两个 X 染色体的作用下，未分化性腺的皮质更倾向于分化为女性，在胚胎第 10 周，分化出卵巢结构。而 Y 染色体性别决定区（sex-determining region of Y chromosome，SRY）蛋白可诱导未分化的性腺向睾丸分化并产生雄激素。SRY 蛋白、雄激素及抗米勒管激素（anti-Müllerian hormone，AMH）共同影响男性的发育，在三种物质缺乏的环境中，生殖器将向女性发育。女性生殖器发育成熟则需依靠雌激素。

二、女性生殖管道的发育

1. 子宫、输卵管和阴道上段的发育 胚胎第7周，位于中肾管外侧起源于中胚层的副中肾管，与中肾管同步发育，它将最终形成子宫、输卵管和阴道上段。胚胎第8周，两侧副中肾管迁移至中肾管内侧并在中线处汇合，中段管腔完成融合再吸收，形成子宫，其中中胚层部分形成子宫内膜层和子宫肌层。在融合的最初阶段，子宫腔内存在一纵隔，此纵隔将逐渐吸收并在胎儿20周时消失，若未消失则形成子宫纵隔畸形。未融合的两侧副中肾管头段维持管状结构，最后发育形成输卵管，开口端成为输卵管伞部。融合部分的尾段形成阴道上段2/3。

2. 下生殖道的发育 在脐带（umbilical cord）下方的泄殖腔膜（cloacal membrane）形成于胚胎第3周。泄殖腔皱褶向前方融合，在胚胎第4周形成生殖结节（genital tubercle）。胚胎7周时，尿直肠隔融入泄殖腔膜，将直肠与泌尿生殖道隔开。尿生殖膜上形成孔道与羊膜腔相通，形成原始的尿生殖窦。原始尿生殖窦最终分化为尾端的盆腔外部分和盆腔内部分。女性尿生殖窦盆腔内部分的远端形成尿道和阴道下1/3段。

三、女性外生殖器的发育

生殖结节形成于胚胎第4周，尿道和肛门凹陷由泄殖腔膜在胚胎第6周局部内陷形成。原始尿道沟周围围绕原始尿道皱褶，阴唇隆起位于尿道周围外侧。胚胎第7周，泄殖腔膜消失，原始尿道沟与泌尿生殖窦相通。

外生殖器于胎儿第10周起开始出现性别差异，至胎儿12周基本完成性别分化。女性未融合的生殖隆起（labioscrotal swelling）形成两侧大阴唇，前端融合的部分则形成阴阜和阴唇前端的联合。尿道皱襞后端融合形成小阴唇系带，未融合的尿道皱褶部分形成小阴唇。未融合的生殖隆起部分为尿生殖窦开口的阴道下端和阴道前庭。胎儿第14周，生殖结节发育形成阴蒂。

第二节　常见女性生殖器官发育异常

一、处女膜闭锁外生殖器发育异常

处女膜闭锁（imperforate hymen）又称无孔处女膜，是女性外生殖器发育异常最常见的类型。系发育过程中，阴道末端的泌尿生殖窦组织未腔化所致。青春期月经初潮前可无任何症状，较难发现。偶有幼女因大量黏液积聚在阴道内，致处女膜膨出而发现。因处女膜无孔，反复月经来潮使经血在阴道内积聚，造成子宫、输卵管积血，甚至盆腔积血（图15-1）。输卵管伞端常因积血而粘连闭锁。由于经血逆流至盆腔，故易合并子宫内膜异位症。少数处女膜发育异常可表现为小孔的筛孔处女膜和纵隔处女膜。

处女膜闭锁病人的主要表现为青春期发生周期性进行性加重的下腹坠痛。严重者可出现尿频、肛门坠胀等症状。外阴检查可见处女膜向外膨出，呈紫蓝色；肛诊可扪及盆腔囊性包块。盆腔B超检查可发现子宫及阴道内有积液，积

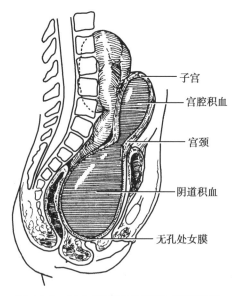

子宫

宫腔积血

宫颈

阴道积血

无孔处女膜

图15-1　处女膜闭锁并阴道、宫腔积血

液形成血块后,积液征象不明显。确诊后应行及时手术治疗。用粗针穿刺处女膜正中膨隆部,抽出褐色积血明确诊断后,即行"X"形切开处女膜,引流积血。积血大部排出后,常规检查宫颈是否正常。切除多余的处女膜瓣,缝合切口边缘黏膜,防止切口粘连和保证引流通畅。术后留置导尿管1~2d,每日擦洗外阴 1~2 次直至积血排净为止,外阴部置消毒会阴垫。术后给予抗生素预防感染。

二、阴道发育异常

胚胎发育过程中,若副中肾管在形成和融合过程中出现异常或其他致畸因素所致,可引起阴道发育异常。根据 1998 年美国生殖学会提出的分类法,将其分为:副中肾管发育不良,即子宫、阴道未发育(MRKH 综合征),典型表现为先天性无阴道;泌尿生殖窦发育不良,常见为部分阴道闭锁;副中肾管融合异常,又分为垂直融合异常和侧面融合异常,垂直融合异常表现为阴道横隔,侧面融合异常表现为阴道纵隔及阴道斜隔综合征。

1.先天性无阴道(congenital absence of vagina) 因双侧副中肾管发育不全或双侧副中肾管尾端发育不良所致。几乎均合并无子宫或仅有始基子宫,卵巢功能正常。就诊原因常为原发性闭经或婚后性生活障碍。检查时可见外阴和第二性征发育正常,但未见阴道口或仅在前庭后部见一浅凹,偶见短浅阴道盲端。非手术治疗可采用顶压法,即用阴道模具压迫阴道凹陷,以逐渐增加阴道长度,直至能满足性生活要求为宜。为不影响日间工作和生活,阴道模型一般是夜间放置日间取出。对于机械扩张法无效或不适用的先天性无阴道病人可行阴道成形术,即采用各种方法在膀胱直肠间造穴。

2.阴道闭锁(atresia of vagina) 因泌尿生殖窦未参与阴道下段形成所致。根据阴道闭锁的解剖学特点,可将其分为阴道下段闭锁和阴道完全闭锁。阴道下段闭锁的病人,子宫内膜功能多为正常,症状出现较早,主要表现为阴道上段扩张,严重时可合并宫颈、宫腔积血。阴道完全闭锁的病人,子宫内膜功能多不正常,且常合并子宫畸形,经血容易逆流至盆腔,故易发生子宫内膜异位症。一旦明确诊断,应立即手术治疗,手术以解除阴道阻塞,经血引流通畅为原则。

3.阴道横隔(transverse vaginal septum) 因双侧副中肾管汇合后的尾端未与泌尿生殖窦相接处贯通或仅部分贯通所致。阴道横隔分为完全性阴道横隔和不全性阴道横隔(图 15-2)。横隔以位于上、中段交界处为多见。完全性阴道横隔表现为原发性闭经伴周期性进行性加重的腹痛。不全性横隔位于上段者多无症状,位置较低者,常因性生活不满意而就诊,阴道分娩时影响胎先露下降。治疗为手术切除横隔,缝合止血。阴道横隔病人分娩时,若横隔厚则应行剖宫产;若横隔薄则可在胎先露部下降压迫横隔时,将其切开继续阴道分娩,分娩后再切除横隔。横隔切除术后应定期扩张阴道或放置阴道模具,防止横隔残端挛缩。

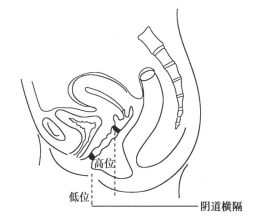

图 15-2 阴道横隔示意图

4.阴道纵隔(longitudinal vaginal septum) 因双侧副中肾管汇合后,尾端纵隔未消失或未完全消失所致。分为完全纵隔和不完全纵隔。完全纵隔下端达阴道口,无症状,性生活和正常分娩无影响;不完全纵隔未达阴道口,可有性生活困难或不适,分娩时胎先露下降受阻。阴道纵隔对性生活产生影响时,应手术治疗,若在分娩时发现,可在胎先露下降压迫纵隔时先切断其中部,待分娩结束后将其切除。

5.阴道斜隔综合征 病因不明,可能与一侧副中肾管向下延伸未达到泌尿生殖窦而形成盲端有关。常合并同侧泌尿器官发育异常,多为双宫体、双宫颈及斜隔侧肾缺如。临床上根据斜隔是否有孔及其是否与双子宫联通将其分为三类(图15-3)。阴道斜隔病人,一般表现为痛经且发病年龄较轻,月经周期正常。妇科检查一侧穹隆或阴道壁可触及囊性肿物。手术时机以经期为宜,做最大范围的隔切除,术后无须放置阴道模具。

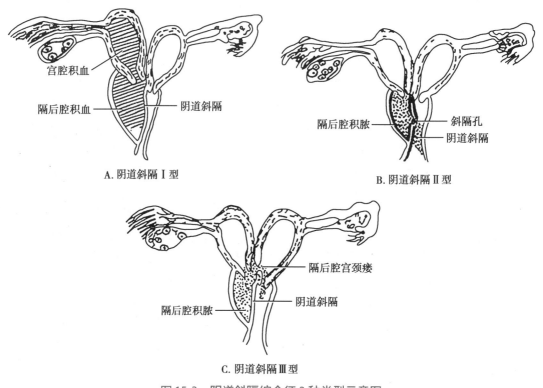

A.阴道斜隔Ⅰ型

宫腔积血
隔后腔积血 —— 阴道斜隔

B.阴道斜隔Ⅱ型

隔后腔积脓 —— 斜隔孔
—— 阴道斜隔

C.阴道斜隔Ⅲ型

隔后腔宫颈瘘
—— 阴道斜隔
隔后腔积脓 ——

图 15-3　阴道斜隔综合征 3 种类型示意图

三、宫颈及子宫发育异常

宫颈及子宫发育异常多因形成子宫段副中肾管发育及融合异常。

1. 先天性宫颈发育异常(congenital abnormal of the cervix)　罕见,包括宫颈缺如、宫颈闭锁、先天性宫颈管狭窄、宫颈角度异常、先天性宫颈延长症伴宫颈管狭窄、双宫颈等。若病人子宫内膜功能正常,可在青春期后出现周期性腹痛及诱发子宫内膜异位症。可手术建立人工子宫阴道通道,但成功率较低,故有建议直接行子宫切除术。

2. 子宫未发育或发育不良　包括先天性无子宫(congenital absence of uterus)、始基子宫(primordial uterus)及幼稚子宫(infantile uterus)。卵巢发育正常。先天性无子宫或实体性始基子宫病人无明显症状,主要表现为青春期后无月经,可不予处理。幼稚子宫病人月经稀少或初潮延迟,常伴痛经。主要治疗方法为雌孕激素序贯疗法。具有宫腔和内膜的幼稚子宫若宫颈发育不良或无阴道者,常因月经血潴留或经血逆流导致周期性腹痛,需手术切除。

3. 单角子宫与残角子宫　单角子宫(unicornous uterus):仅一侧副中肾管正常发育,同侧卵巢功能正常;另侧副中肾管完全未发育或未形成管道,且子宫附件及肾脏往往同时缺如。单角子宫病人常无症状,可不予处理。残角子宫(rudimentary uterus horn):一侧副中肾管正常发育,另一侧副中肾管中下段发育异常。有正常输卵管和卵巢,常合并同侧泌尿器官发育畸形。若病人子宫内膜功能正常,且宫腔与单角宫腔不相通,常出现痛经及子宫内膜异位症。一旦确诊,应切除残角子宫及同侧输卵管,预防输卵管异位妊娠的发生。若在妊娠早、中期发现残角子宫,应及时切除,预防子宫破裂;若在妊娠晚期发现残角子宫,则应在剖宫产术后将其切除。

4. 双子宫（didelphys uterus） 因双侧副中肾管未完全融合，各自发育形成两个子宫和两个宫颈，也可为一个子宫颈缺如或发育不良。病人多无症状，合并阴道纵隔者可有相应症状。一般不予处理。若反复流产，在除外染色体、黄体功能以及免疫等因素后，行矫正手术。

5. 双角子宫（bicornis uterus） 根据宫角在宫底水平融合不全的程度可分为完全双角子宫和不全双角子宫。常无症状，若经量较多可伴有痛经。一般不予处理，若反复出现流产，可行子宫整形术。

6. 纵隔子宫（septate uterus） 是最常见的子宫畸形，分为完全纵隔子宫及不全纵隔子宫。前者纵隔末端达到或超过宫颈内口；后者纵隔末端终止在内口以上水平。病人一般无症状。临床上主要表现为影响育龄期妇女的生育结局，其中以反复流产最为多见。宫腹腔镜联合检查是诊断纵隔子宫的"金标准"。纵隔子宫影响生育时，应行腹腔镜下宫腔镜切除纵隔，通常术后 3 个月即可妊娠，且结局良好。

7. 弓形子宫（arcuate uterus） 宫底中间有一浅凹陷，称为弓形子宫。目前对多大程度的凹陷可定义弓形子宫尚存在争议。病人常无明显症状，一般可不予处理。若出现反复流产，则应行子宫整形术。

第三节 女性性发育异常

女性性发育异常（disorders of sex development，DSD）是性染色体、性腺、外生殖器或性征方面存在一种或多种先天性异常或不一致的疾病的总称。DSD 的类型较多，目前多根据染色体核型分为 3 大类，即染色体异常型 DSD、46，XX 型 DSD 和 46，XY 型 DSD。

1. 第二性征发育不全的性发育异常 此类病变的染色体异常，核型可为 45，XO、45，XO 的嵌合型或 47，XXX 等。

（1）**特纳综合征**（Turner's syndrome）：为最常见的性发育异常，其核型为 45，XO、45，XO 的嵌合型、X 短臂和长臂缺失、47，XXX 等。主要表现为卵巢不发育并伴有体格发育异常，如面容呆板、眼距宽、身材矮小（不足 150cm）、蹼颈、盾状胸、肘外翻。病人第二性征不发育并伴有子宫发育不良及原发性闭经，其主要治疗原则为促进身高发育、乳房及生殖器发育与预防骨质疏松。

（2）**46，XY 单纯性腺发育不全**：又称 Swyer 综合征，其核型为 46，XY。主要表现为第二性征发育不全与原发性闭经。妇科检查可见发育不良的子宫、输卵管，性腺为条索状或发育不良的睾丸。此条索状性腺易发展为肿瘤，应尽早切除。外阴性别模糊者，可通过整形使之成为女性外阴。

2. 第二性征发育正常的性发育异常 病人核型为 46，XX，第二性征发育、卵巢多正常，但内生殖器发育异常，如先天性无阴道等。

3. 女性男性化的性发育异常 病人核型为 46，XX，因胚胎或胎儿期暴露于高雄激素下，故其外生殖器因暴露的剂量及时期的差异而出现不同程度男性化。雄激素过高的原因主要为先天性皮质增生症和其他来源的雄激素。

（1）**肾上腺皮质增生症**：为一种常染色体隐性遗传病，患病胎儿缺乏合成皮质醇所必需的肾上腺皮质的几种酶，其中以 21- 羟化酶缺陷最常见。由于酶的缺乏，皮质醇合成量减少，对下丘脑和垂体负反馈作用消失，垂体分泌的促肾上腺皮质激素增加，刺激肾上腺增生，皮质分泌大量雄激素，导致女性男性化。过量分泌的雄激素可加速骨骺愈合，影响病人身高发育。因此一旦确诊应尽早治疗。

（2）**其他来源雄激素**：孕早期服用具有雄激素的药物，可致使女性胎儿外生殖器轻度男性化，且在青春期前症状不再加重，生殖内分泌激素均正常。

第四节 女性生殖器官发育异常病人的护理程序

案例导入

汪女士,30 岁,原发性不孕 5 年。行子宫输卵管碘油造影提示一侧宫腔显影,附件为单侧,一侧肾脏缺如。

请思考:

1. 请问汪女士最可能的疾病诊断是什么?
2. 请对汪女士制定进行相应的护理措施。

【护理评估】

1. 健康史 询问病人的年龄、月经史、婚育史,有无周期性下腹痛;有无尿频、便秘、肛门坠胀等症状;性生活是否困难,有无不孕或多次流产、早产史;了解病人母亲在孕期是否服用过雄激素类药物;了解病人的生活、习惯等,评估家族中有无类似发育异常的情况等。

2. 身体状况

(1)症状评估:评估病人腹痛的部位、程度、性质、持续时间等,性生活满意度,有无月经来潮,月经血量是否正常。

(2)体征:观察病人第二性征发育情况,有无阴道、阴道是否通畅、阴茎大小、阴道口处黏膜是否膨出呈紫蓝色或有浅凹陷;阴道有无横隔、纵隔或斜隔;是否存在双阴道。妇科检查(未婚者行直肠 - 腹部诊)了解子宫、输卵管、卵巢发育情况,有无盆腔压痛。

3. 心理 - 社会支持状况 生殖器官发育异常的病人,易因身体的异常而导致心理的障碍。往往感到紧张、忧虑,尤其是得知病情可能影响生育后,病人常表现得更加自卑,对生活失去信心。应注意病人就诊时的心情、家庭支持状况等,已婚或准备结婚者要观察丈夫对生育的态度。

4. 辅助检查

(1)B 超检查:可探查内生殖器官的发育状况、位置、数量、大小、形状等,及盆腔积血的情况。

(2)实验室检查:染色体核型检查,血雌激素、雄激素值,血 FSH 值、LH 值等。

(3)性腺活检:腹腔镜或剖腹探查取性腺做病理学检查。

5. 治疗原则 根据病人所患疾病及症状不同,决定是否需要手术治疗。

【护理诊断 / 问题】

1. 自尊低下 与身体异常和不能生育有关。

2. 下腹疼痛 与宫腔积血、手术创伤有关。

【护理措施】

1. 心理护理 部分病人无明显症状,但此疾病常使病人产生自卑、敏感的心理问题,病人常出现既怕病情泄露,又担心婚后性生活障碍的困扰。护理时应以热情的态度和亲切的语言,在合适的时间多与病人及家人交流沟通,让他们了解疾病的发生发展,以及目前可行的治疗方法,让病人参与治疗方案的制定等。

2. 术前护理 需做阴道成形术的病人,应根据病人年龄准备适当型号的阴道模型,并为病人准备两个以上的阴道模型及丁字带,消毒后备用。对游离皮瓣阴道成形术者,应准备一侧大腿中部皮肤,皮肤进行剃毛及消毒后,用无菌治疗巾包裹,以备术中使用。对于涉及肠道的手术如乙状结肠阴道成形术者应做好肠道的准备。

3. 术后护理 需使用阴道模型的病人,应教会其更换阴道模型的方法。按顺序由小到大使用阴道模型局部加压扩张,逐渐加深阴道长度,直至能满足性生活要求为止。阴道模型夜间放置,日间取出，以便于工作和生活。病人第一次更换阴道模型时疼痛明显，需在更换前半小时服用止痛药。阴道模型应选择适当的型号，并在模型表面涂抹润滑剂，以减轻疼痛。阴道模型应每日消毒并更换。宫腔积血的病人，为促进积血排出，术后建议取头高脚低位或半卧位。注意保持阴道引流通畅，防止创缘粘连；术后尽早离床活动。行乙状结肠阴道成形术的病人，应观察人工阴道的血运情况，分泌物的量、性状，有无感染，并控制首次排便时间。

4. 健康指导 指导病人术后复诊的时间。嘱病人及家属注意下次月经来潮时，经血流出是否通畅，若出现下腹胀痛或肛门坠胀感应及时就诊。鼓励病人坚持使用阴道模型，并每日消毒更换，青春期女性应用阴道模型至结婚有性生活为止。待阴道伤口完全愈合后可以性生活。

（王钰姗）

思考题

病人，女，15岁，因月经未来潮伴周期性腹痛进行性加重3个月来医院就诊。腹痛每次持续几天后可缓解，腹痛时有肛门坠胀感。查体：生命体征均正常，第二性征发育正常，下腹压痛明显。妇科检查：外阴发育无异常，见处女膜向外膨隆，呈紫蓝色，未见阴道开口。

请思考：

1. 请问病人最可能的疾病诊断是什么？

2. 为了明确诊断，病人还需进一步做什么检查？

ER 15-3

练习题

第十六章 ｜ 不孕症妇女的护理

教学课件

思维导图

学习目标

知识目标：

1. 掌握不孕症和辅助生殖技术的定义和分类。

2. 熟悉不孕症的病因、常见辅助检查和治疗要点。

3. 了解各种辅助生殖技术的适应证和常见并发症。

能力目标：

1. 运用所学知识对不孕症妇女进行护理评估并协助医生诊疗。

2. 运用所学知识对行辅助生殖技术的夫妇进行护理及健康教育。

素质目标：

通过学习不孕症的相关知识，注重不孕症夫妇的心理感受，能够与其进行耐心、良好的沟通，提供人文关怀。

案例导入

林女士，31 岁，结婚 3 年仍未生育，夫妻二人来到医院生育门诊进行就诊。询问后得知该夫妇婚后无两地分居史，经检查：男性少精、弱精，女性患有输卵管炎。目前夫妻希望通过医学助孕的办法尽快怀孕。

请思考：

1. 该夫妇一直未生育的原因可能有哪些？

2. 护士可以为夫妇俩制定哪些护理措施？

第一节　不　孕　症

【概述】

不孕症是一种由多种病因导致的生育障碍状态，是生育期夫妇的生殖健康不良事件。女性无避孕性生活至少 12 个月而未孕称为不孕症（infertility）。在男性则称为不育症。不孕症可分原发性和继发性两类，其中未避孕且从未妊娠者称为原发性不孕，既往曾有过妊娠史而后不孕者称为继发性不孕。夫妇一方 / 双方因先天或后天的解剖生理缺陷，通过目前的治疗方法无法治愈不能妊娠者为绝对不孕；夫妇一方 / 双方因某种因素阻碍受孕，导致暂时不孕，经过治疗可以受孕者为相对不孕。国家卫生健康委员会 2021 年 10 月发布的《不孕不育防治健康教育核心信息》数据显示：我国不孕不育发病率为 7%~10%。

【病因】

阻碍受孕的因素包括女方因素、男方因素、男女双方因素和不明原因。

（一）女方因素

受孕是一个复杂的生理过程，正常受孕必备条件包括：①卵巢排出正常的卵子。②精液正常，精子数目与形态均正常。③精子和卵子能够在输卵管内结合成为受精卵。④受精卵被顺利输送到子宫腔。⑤子宫内膜准备充分适合受精卵植入。这些环节中任何一个不正常，均会阻碍受孕。所以导致女性不孕的因素包括盆腔因素、排卵障碍及免疫因素。

1. 盆腔因素 是我国女性不孕症最主要的病因，尤其是继发性不孕症，约占全部不孕因素的35%。具体病因包括：①输卵管病变、盆腔粘连、盆腔炎症及其后遗症，包括盆腔炎症（如淋病奈瑟菌、沙眼衣原体、结核分枝杆菌等感染）及盆腔手术后粘连导致的输卵管梗阻、周围粘连、积水和功能受损等。②子宫体病变：主要包括子宫黏膜下肌瘤、体积较大影响宫腔形态的肌壁间肌瘤、子宫腺肌病以及子宫内膜息肉等。③子宫颈因素：宫颈狭窄、宫颈发育异常影响精子进入宫腔。宫颈炎症可引起宫颈黏液量和性状发生变化，不利于精子的活动和穿透，导致不孕。④子宫内膜异位症：典型症状为盆腔痛和不孕，与不孕的确切关系和机制目前尚不完全清楚。⑤先天性发育畸形：包括米勒管畸形，如纵隔子宫、双角子宫和双子宫、先天性输卵管发育异常等。

2. 排卵障碍 占女性不孕的25%~35%。排卵障碍可持久存在，也可能发生动态变化，因此不能将其作为持久的病因进行界定。常见病因包括：①下丘脑病变：如低促性腺激素性无排卵。②垂体病变：如垂体功能障碍、高催乳素血症等。③卵巢病变：如多囊卵巢综合征、早发性卵巢功能不全等。④其他内分泌疾病：如先天性肾上腺皮质增生症、甲状腺功能异常等。

3. 免疫因素 主要包括女性体液免疫异常和子宫内膜局部细胞免疫异常。女性体内可产生抗透明带抗体，改变透明带的性状或阻碍受精乃至植入过程，从而导致不孕。子宫内膜局部存在的大量免疫细胞可在胚胎种植中发挥积极作用，当子宫内膜局部免疫细胞功能异常时可能导致种植失败和不孕。

（二）男方因素

导致男性不育的因素主要包括精液异常、男性性功能障碍和免疫因素。

1. 精液异常 很多因素可引起精子的数量、结构、功能异常，表现为无精、弱精、少精、精子发育停滞、畸精症等。常见病因包括①先天发育异常：先天性睾丸发育不全无法产生精子；双侧隐睾导致生精小管萎缩妨碍精子的产生。②全身性疾病或损害：如营养不良、下丘脑-垂体-睾丸轴的功能紊乱、肾上腺功能异常、甲状腺功能异常、糖尿病、理化因素如接触杀虫剂、铅、砷，或进行放化疗以及吸毒、酗酒、精神过度紧张等均可影响精子的产生，可致精子减少甚至无精子。③局部原因：如睾丸结核引起的睾丸组织破坏、腮腺炎并发睾丸炎导致的睾丸萎缩、精索静脉曲张造成的精子质量乃至数量的下降。严重的生殖道感染可影响精子的生成及活力。局部阴囊温度过高如长期高温桑拿等因素亦可影响精子的产生。

2. 男性性功能障碍 指器质性或心理性原因引起的勃起功能障碍、不射精、逆行射精，或性唤起障碍所致的性交频率不足等。

3. 免疫因素 目前临床尚无明确的诊断标准。精子、精浆、透明带和卵巢这些生殖系统抗原均可产生自身免疫或同种免疫，产生相应的抗体，阻碍精子和卵子的结合导致不孕。

（三）不明原因性不孕

不明原因性不孕是一种生育力低下的状态。指经过不孕症的详细检查，依靠现今检查方法尚未发现明确病因的不孕症，约占不孕人群的10%~20%，可能病因包括免疫因素、遗传缺陷、隐性输卵管因素、受精障碍、胚胎发育阻滞等。

除了以上原因，男女双方还都可能存在知识缺乏和精神因素导致不孕不育。如夫妻双方因为对双方生殖系统的解剖结构和生理功能不了解导致不正确的性生活。精神的恐惧、紧张、忧虑会通过神经系统影响下丘脑和垂体从而影响内分泌系统造成不孕。

【护理评估】

1. 健康史 应从家庭、社会、性生殖等多方面全面评估男女双方的既往史和现病史。详细询问男方既往发育史(有无影响生育的疾病史及外生殖器外伤史、手术史,有无生殖器官感染史等),手术史包括疝修补术、输精管切除术等病史。同时了解个人生活习惯、嗜好以及个人职业、环境暴露史等。详细询问女方年龄、职业、月经情况(包括初潮、周期、经期、经量、有无痛经及严重程度等),有无结核病史或接触史,有无生殖器官炎症史,有无慢性疾病史,有无腹部或盆腔手术史。继发性不孕需了解以往分娩或流产情况以及有无感染史。男女双方的相关资料还包括结婚年龄、婚育史,是否两地分居、性生活情况(包括性交频率、采用过的避孕措施、有无性交困难)、有无烟酒嗜好、成瘾性药物、吸毒史、个人职业及特殊环境、毒物接触史、家族有无出生缺陷及流产史等。

2. 身体状况 体格检查:包括测量身高与体重,了解体脂分布特征。观察有无雄激素过多体征(全身毛发过多、痤疮、黑棘皮征等);乳房发育情况,是否有溢乳;甲状腺情况等。妇科检查包括外阴发育、阴毛分布、阴蒂大小、处女膜的情况;阴道是否通畅,有无横隔或纵隔;宫颈有无异常分泌物、大小及颜色;子宫大小、位置、形状、活动度、有无压痛;附件有无压痛及包块;盆腔有无压痛、反跳痛和包块。男方检查包括全身和生殖器官的发育情况、有无畸形或病变,包括阴茎、阴囊、前列腺的大小、形状等。

3. 辅助检查 应进行男女双方全面有序的检查,不但能明确原因,且能估计预后并指导处理方案的选择。

(1) **男方检查**:精液常规检查是不孕夫妇首选的检查项目。初诊时男方要进行 2~3 次精液检查,以获得基线数据。精液检查的项目主要包括精液的量及液化时间、精子形态和精子的密度、活率、活力等。其他检查包括激素检测、生殖系统超声和遗传筛查等。

(2) **女方检查**

1) 卵巢功能检查:包括基础体温测定、阴道脱落细胞涂片检查、宫颈黏液结晶检查、超声检查连续监测卵泡发育、排卵及黄体形成,月经来潮前子宫内膜检查、血激素(包括 FSH、LH、E_2、P、T、PRL)水平测定等,了解卵巢的内分泌功能、基础状态和储备能力。必要时要进行甲状腺功能测定及其他检查。

2) 输卵管通畅试验:①子宫输卵管 X 线造影术,在月经干净后的 3~7d 进行。②子宫输卵管超声造影:通过向宫腔注入造影剂,在超声下观察宫腔的形态和输卵管的通畅情况(图 16-1、图 16-2)。

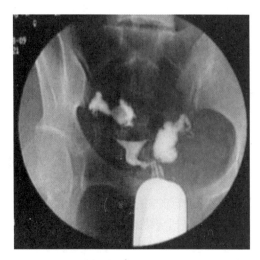

图 16-1　子宫输卵管碘油造影(双侧输卵管积水)

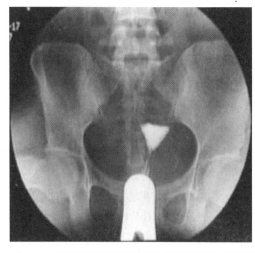

图 16-2　子宫输卵管碘油造影(输卵管间质部阻塞)

3）宫腔镜检查：直视检查子宫腔内形态、内膜厚度、双侧输卵管开口，观察是否有宫腔粘连、内膜息肉、黏膜下肌瘤、子宫畸形等。

4）腹腔镜检查：用于了解盆腔情况。通过腹腔镜可直视子宫、输卵管、卵巢的大小、形态以及有无盆腔粘连等异常情况，同时可进行子宫肌瘤剔除术、盆腔粘连分解、异位病灶切除等手术。结合输卵管通液术（亚甲蓝液）可确定输卵管是否通畅及周围组织有无粘连。

5）性交后精子穿透力试验（postcoital test）：又称 Sims-Huhner 试验，是检测精子对宫颈黏液的穿透性和相容性的试验。试验前 3d 避免阴道冲洗和用药，禁止性交。

6）精子免疫学检查：如抗精子抗体、抗子宫内膜抗体等。包括酶联免疫吸附测定、放射免疫测定、免疫荧光及混合抗球蛋白反应（mixed antiglobulin reaction，MAR）等。

知识拓展

《世界卫生组织人类精液检查与处理实验室手册》

世界卫生组织（WHO）《人类精液及精子 - 宫颈黏液相互作用实验室检验手册》于 1980 年首次出版，2021 年，WHO 更新发布了《世界卫生组织人类精液检查与处理实验室手册》（简称手册）（第 6 版），该手册提供了关于精液检查和临床评估精液制备、专项检测、冷冻保存、精液分析实验室质量控制以及男性不育症研究等实验室检查的最新循证资料，旨在保持和维持精液与精子的分析质量和不同实验室结果的可比性。第 6 版手册首次将中国男性精子样本纳入作为分析的基础，该手册中保留、修订的内容，在一定程度反映了国际上现今精液检查与精子评估的标准化、实用性和发展方向，对我国男科学实验室的发展有指导和促进作用。

4. 心理 - 社会支持状况　生育常被看作是女性基本的社会职能之一，不孕诊断可能给女性带来巨大的心理以及生理的压力。生理方面包括各种检查、激素治疗等干预措施带来的不适，心理方面常常在希望和失望之间反复受到波折而影响心理健康。对大多数夫妇来说，不孕是其生活中经历的最有压力的事件之一，导致其出现情绪的不良变化。相较于男性，女性更易出现心理问题，包括：恐惧、悲伤、敏感、焦虑、抑郁、处事偏激、负罪感，甚至导致自尊紊乱和自我形象紊乱，最终会导致性关系不和谐及婚姻满意度下降等。同时，不孕妇女在不断寻求检查和治疗过程中也会出现很大的经济压力。

5. 治疗要点

（1）**一般治疗**：拥有平和、积极、健康的心态尤为重要，积极改变生活方式，体重超重者应通过正确的方法减轻体重，纠正贫血和营养不良状态；增强体质，摒弃烟酒等不良嗜好，同时应掌握科学的性知识。

（2）**对因治疗**：根据不同原因进行相应的药物或手术治疗，如使用药物促排卵，改善黄体功能；通过输卵管内注药或手术治疗输卵管阻塞或粘连；对子宫畸形、内膜息肉、子宫肌瘤、宫腔粘连或卵巢肿瘤等行手术治疗。

（3）**辅助生殖技术**：根据不同情况选择相应的辅助生殖技术进行助孕，如人工授精、试管婴儿等。

【**护理诊断 / 问题**】

1. **知识缺乏**：缺乏解剖知识和性生殖相关知识；缺乏助孕技巧。

2. **有长期低自尊的危险**　与不孕症诊治过程中繁杂的检查、无效的治疗效果有关。

【**护理目标**】

1. 夫妇双方掌握基本的生殖器官解剖和性生殖知识，掌握助孕技巧。

2. 女性能够寻找自我控制的方法，正确认识和评价自我能力。

【护理措施】

1. 生活指导

（1）**改善生活方式**：增加营养，注意饮食（如蛋白质和矿物质等）均衡，保证叶酸和锌的充分摄入。坚持体育锻炼，超重者应以科学方式减轻体重。改变不良的生活方式，避免熬夜，戒烟、戒毒、不酗酒，保持心态平和，避免精神过度紧张和劳累。治疗慢性疾病，纠正营养不良和贫血。

（2）**指导妇女提高妊娠技巧**：指导女性有效与伴侣进行沟通，谈论自己的希望和感受，教会妇女掌握性知识，学会自我预测排卵的方法，如月经规律的情况下计算排卵期（下次月经来潮前 14d 左右）、基础体温的测量、观察宫颈黏液性状等。在排卵期适当增加性交次数，如在排卵前 2~3d 或排卵后 24h 内性交增加受孕机会。性交前、中、后避免阴道灌洗或阴道润滑剂。性交后不要立即如厕，可抬高臀部平卧 20~30min，以利于精子进入宫颈。

2. 协助诊断和治疗

（1）**解释诊疗引起的不适**：向妇女解释诊断性检查过程可能引起的不适，如子宫输卵管碘油造影可能引起腹部疼挛感，在术后持续 1~2h，随后可以在当日或第 2 日返回工作岗位而不留后遗症。腹腔镜手术后 1~2h 可能会感觉一侧或双侧肩部疼痛，可遵医嘱给予多模式镇痛。

（2）**指导病人配合相关检查**：基础体温的监测需要连续进行 3 个月经周期；超声检查监测排卵，一般于月经周期第 8 日起，每日监测卵泡增长的速度和有无排卵；输卵管通畅试验和子宫输卵管造影需要在月经干净后的 3~7d 进行，如输卵管不通畅做该项检查会有疼痛等不适感；判断有无排卵和子宫内膜情况应选择月经来潮前及来潮后 12~24h 内，取子宫内膜行组织学检查；性交后精子穿透力试验的进行应选择在临近排卵期，试验前 3d 禁止性交，避免阴道冲洗或用药。性交后卧床 0.5h，2~8h 到医院取子宫颈黏液，其中活动精子数量≥20 个 /HPF 为正常。男方精液检查要求采集标本前 3d 不排精，精液取出后收集于干燥的消毒杯中，30min 内送检。

（3）**协助治疗实施**：对药物治疗，如排卵障碍、黄体功能不全者，应注意指导用药方法及注意事项。对因器质性病变需手术治疗者，如卵巢肿瘤切除术、输卵管成形术、子宫内膜粘连松解术等，做好手术前后的护理。绝对不孕者应给予心理支持的同时提供相关信息，使其能够根据自身情况选择相应的辅助生殖技术。在不孕症诊治过程中，妇女往往会考虑治疗方案的选择，许多因素会影响不孕夫妻的决定，医护人员应帮助不孕夫妇了解各种辅助生殖技术的优缺点及其适应证，以便帮助其进行合理决策。

3. 提供心理支持　护士应对夫妇双方提供心理护理，可以单独进行以保证隐私，也可以夫妇双方同时进行。心理护理的具体措施应根据性别、治疗年限、生育压力、负性情绪、社会支持、婚姻调适、心理弹性等因素进行调整。护士可教会妇女放松方法，如练习瑜伽、调整认知、改进表达情绪的方式方法等。当多种治疗措施的效果不佳时，护士需帮助夫妇正面面对治疗结果，帮助他们选择停止治疗或选择继续治疗，不论不孕夫妇作出何种选择，护士都应给予尊重并提供支持。

4. 正视不孕症治疗的结局　不孕症治疗可能的 3 个结局包括：①治疗失败，妊娠丧失。如果妊娠丧失是因为异位妊娠，妇女往往感到失去了一侧输卵管，此时悲伤和疼痛的感触较多。②治疗成功，发生妊娠。此时期她们的焦虑并没有减少，常常担心在分娩前出现不测，即使娩出健康的新生儿，她们仍需要他人帮助来确认事实的真实性。③治疗失败，停止治疗。一些不孕夫妇因为经济、年龄、心理压力等因素放弃治疗，可能会领养一个孩子。

【护理评价】

1. 不孕夫妇是否表示获得了正确的有关不孕的信息。

2. 不孕夫妇是否能够说出对不孕的感受，是否对不孕的现状具备了良性的认知态度，是否找到方法调整和控制自己的情绪。

第二节　辅助生殖技术及护理

案例导入

王女士，33岁，已婚，因两次异位妊娠而切除双侧输卵管，今天夫妇俩到生殖医学中心进行咨询，希望通过辅助生育技术实现做父母的愿望。

请思考：

1. 他们最适合选择哪项辅助生育技术？
2. 在实施相关技术前夫妻双方应该做哪些准备？在治疗过程中还需注意哪些问题？

辅助生殖技术（assisted reproductive techniques，ART）也称为医学助孕，是指在体外对配子和胚胎采用显微操作技术，帮助不孕夫妇受孕的一组方法。ART包括人工授精、体外受精-胚胎移植及其衍生技术等。然而，ART的开展以及相关法律规范的实施为该技术的运用带来社会、伦理等诸多方面的问题也日益突出。

【**常用辅助生育技术**】

（一）人工授精

人工授精（artificial insemination，AI）是将精子通过非性交方式注入女性生殖道使其妊娠的一种技术。按照授精部位可分为宫腔内人工授精（intrauterine insemination，IUI）、宫颈管内人工授精（intra-cervical insemination，ICI）、阴道内人工授精（intra-vaginal insemination，IVI）、输卵管内人工授精（intra-tubal insemination，ITI）及直接经腹腔内人工授精（direct intra-peritoneal insemination，DIPI）。按来源不同可分为两类：夫精人工授精（artificial insemination by husband，AIH）和供精人工授精（artificial insemination by donor，AID）两种。按国家规定，目前AID精子来源一律由国家卫生健康委员会批准设置的人类精子库提供和管理。

1. 适应证

（1）**夫精人工授精**：①男性性功能障碍（阳痿、早泄、少精、弱精、液化异常、生殖器畸形等）但精液正常或轻度异常。②女性宫颈因素不孕（如宫颈管狭窄）、生殖道畸形及心理因素导致无法性交。③免疫性不孕（抗精子抗体阳性等）。

（2）**供精人工授精**：主要适用于丈夫精子质量有问题，包括：①不可逆的无精子症、严重的精液量减少（不足1ml精液不能接触宫颈口与宫颈黏液）、低精子计数、弱精症和畸精症。②输精管复通失败。③射精障碍。此类病人中，除不可逆的无精症外，其他病人通过卵胞质内单精子显微注射技术也可能获得与自己有血亲关系的后代，如果病人坚持放弃技术助孕的权益，则必须与其签署知情同意书后，方可采用供精者授精技术助孕。

2. 禁忌证　目前尚无统一标准。一般包括：①患有严重的全身性疾病或传染病。②严重生殖器官发育不全或畸形。③严重宫颈糜烂。

3. 方法和步骤　目前临床上较常用的方法是IUI和ICI。IUI的常规流程为：将精液洗涤处理后，去精浆，取0.3~0.5ml精子悬浮液，在女方排卵期间，通过导管经宫颈管注入结构正常的宫腔内。排卵障碍者可先行促排卵治疗，人工授精可在女方自然周期和促排卵周期进行。受孕时间为排卵前后3~4d，于排卵前后各注射一次为宜。人工授精可在自然周期和促排卵周期进行，在促排卵周期内应控制优势卵泡数目，当有3个及以上优势卵泡发育时，可能增加多胎妊娠发生率，建议取消本周AI。

（二）体外受精-胚胎移植

体外受精-胚胎移植（in vitro fertilization and embryo transfer，IVF-ET）技术，是指从女性卵巢取

出卵子,在体外培养后与精子受精,发育到一定时期后将胚泡移植入妇女的宫腔内,使其着床发育成胎儿的过程,俗称"试管婴儿"。体外受精 - 胚胎移植技术是现代助孕技术中最常用的基本技术,为其他助孕技术的进一步开展奠定了基础。

1. 适应证 输卵管堵塞性不孕症(原发性和继发性)为最主要的适应证,如患有输卵管炎、盆腔炎致使输卵管堵塞、积水等。其他包括通过常规治疗方法无法妊娠者,如子宫内膜异位症、排卵障碍;男性因素不育症(精子数量少、活力差、射精异常等);免疫性不孕;不明原因多次人工授精失败等。

2. 方法和步骤

(1)IVF-ET 的术前准备:详细掌握月经情况。完善各项辅助检查,并根据结果选择治疗方案和治疗时机,并签署知情同意书。

(2)IVF-ET 的主要步骤:采用药物刺激卵巢诱发排卵以获取较多的卵母细胞供使用,采用 B 型超声监测卵泡发育。于卵泡发育成熟尚未破裂时,经阴道超声介导下穿刺成熟卵泡,抽取卵母细胞。将取出的卵母细胞放入培养液中使卵子进一步成熟,达到与排卵时相近状态,以提高受精率与卵裂率。优化处理过的精子与卵母细胞在模拟输卵管环境的培养液内混合受精,受精卵在体外培养 3~5d。待体外培养的受精卵形成卵裂球期或囊胚期胚胎,再移植入子宫腔内。移植后应用孕酮进行黄体支持,胚胎移植 2 周后测血或尿 β-hCG,明显增高提示妊娠成功,按照高危妊娠加强监测管理。移植 4~5 周后阴道超声检查确定宫内临床妊娠。

(三)卵胞质内单精子注射

卵胞质内单精子注射(intracytoplasmic sperm injection, ICSI)是应用显微操作技术,在体外将单个活动的形态正常的精子注入卵细胞胞质内使其受精,体外培养至早期胚胎再放回子宫内发育(图 16-3)。1992 年比利时 Palermo 成功应用了 ICSI 技术,获世界首例 ICSI 试管婴儿。1996 年中山医科大学诞生我国首例 ICSI 婴儿。

1. 适应证 主要适用于重度少、弱、畸形精子症的男性不育病人。也适用于不可逆的梗阻性无精子症、体外受精失败、精子顶体异常以及需行植入前胚胎遗传学诊断 / 筛查的不孕夫妇。存在严重染色体异常等情况不宜应用该技术。

2. ICSI 主要步骤 刺激排卵和卵泡监测同 IVF-ET 过程,后行经阴道超声介导下取卵,去除卵丘粒细胞,在高倍倒置显微镜下行卵母细胞质内单精子显微注射授精,胚胎体外培养、胚胎移植及黄体支持同 IVF-ET 技术。

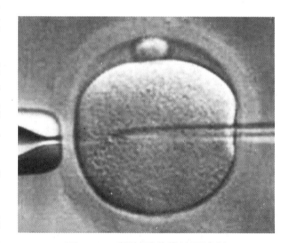

图 16-3 卵胞质内单精子注射

(四)植入前遗传学诊断 / 筛查

植入前遗传学诊断 / 筛查(preimplantation genetic diagnosis/screening, PGD/PGS)是指利用现代分子生物学技术与显微操作技术,从体外受精第 3 日的胚胎或第 5 日的囊胚中,取 1~2 个卵裂球或部分滋养细胞,进行遗传学的检测分析,然后选择正常的胚胎进行移植以获得健康后代。PGD 能够避免将自身的基因缺陷遗传给后代,同时避免了因传统产前诊断遗传疾病而终止妊娠所带来的情感焦虑,此项技术给有遗传病的父母提供拥有生育健康后代的机会,更容易实现优生目标,随着细胞和分子生物学技术的快速发展,目前已有数百种单基因疾病和染色体核型异常均能在胚胎期得到诊断。

（五）配子移植技术

配子移植是将男女生殖细胞取出，并经适当的体外处理后移植入女性体内的一类助孕技术。包括经腹部和经阴道两种途径，将配子移入腹腔（腹腔内配子移植）、输卵管（输卵管内配子移植，gamete intrafallopian transfer, GIFT）及子宫腔（宫腔内配子移植，gamete intrauterine transfer, GIUT）等部位，其中以经阴道 GIUT 应用最为多见。其特点是省去了体外胚胎培养阶段，故技术简便，主要适用于双侧输卵管梗阻、缺失或功能丧失者。目前配子移植的临床使用已逐渐减少，主要针对经济比较困难或者反复 IVF-ET 失败的病人，可以作为备选方案之一。

> **知识拓展**
>
> ### 合理应用人类辅助生殖技术
>
> 不孕不育治疗手段多样，通过生活方式调整、中西医药物治疗、手术治疗、心理疏导等综合手段可以使 80%~90% 的病人获得妊娠，仅有少部分病人需要应用人类辅助生殖技术治疗。2021 年 11 月，国家卫生健康委员会发布了《不孕不育防治健康教育核心信息》，强调要合理应用人类辅助生殖技术，禁止买卖卵子及代孕。买卖卵子、代孕等行为严重损害女性健康权益，违背社会公序良俗，践踏伦理道德底线，应自觉抵制相关行为。目前，我国经批准开展人类辅助生殖技术的医疗机构名单、地址等信息可登录国家卫生健康委员会网站查询。

【辅助生殖技术的常见并发症】

1. 卵巢过度刺激综合征（ovarian hyperstimulation syndrome, OHSS）　是指药物促排卵治疗过程中对卵巢刺激过度，导致多个卵泡发育、雌激素水平过高及颗粒细胞的黄素化，引起全身血管通透性增加、血液中水分进入体腔和血液成分浓缩等血流动力学病理改变，hCG 升高会加重病理进程。在接受促排卵药物的妇女中，约 20% 发生不同程度卵巢过度刺激综合征，重症者为 1%~4%。轻者可表现为腹胀或轻微腹痛、卵巢增大。重者腹胀明显，大量腹腔积液、胸腔积液，导致血液浓缩、重要脏器血栓形成和功能损害，严重者可导致死亡。自然周期方案和卵巢温和刺激可减少该并发症的出现。

2. 多胎妊娠　促排卵药物的使用或多个胚胎移植可导致多胎妊娠的发生。多胎妊娠会导致母婴并发症的增加，对母亲的危害包括：使流产、早产、妊娠糖尿病、妊娠期高血压、羊水过多、胎膜早破、异常分娩、产后出血、产后抑郁等的发生率大大增加。对胎儿、新生儿的影响包括：增加胎儿发育异常、胎儿生长受限、低出生体重儿等风险。2003 年我国卫生部修订的《人类辅助生殖技术规范》中提出每周期移植胚胎的总数不超过 3 个，其中 35 岁以下第一次助孕周期不得超过 2 个。对于 3 胎及以上妊娠者，可在孕早期或孕中期实施选择性胚胎减灭术。

3. 器官损伤　ART 实施过程中可能会导致邻近盆腔器官损伤，包括膀胱损伤、输尿管损伤、输尿管阴道瘘、子宫损伤、肠管损伤等，其中以膀胱损伤最为常见。损伤膀胱血管时可出现排尿痛、肉眼血尿，出血少时可自行缓解，出血多凝聚成血块时可出现排尿困难甚至尿潴留。

4. 心理问题　行 ART 的不孕症夫妇多已经历多年不孕的困扰及其他治疗，进入 ART 周期后，因 ART 治疗过程复杂，常有侵入性检查和治疗，出现与治疗相关的内分泌水平变化及取卵、胚胎移植、妊娠诊断等关键性应急事件，使治疗中的夫妇遭受着更大的身心压力，使用该技术的不孕症妇女更容易出现心理问题，常见的有焦虑、抑郁、病耻感等。

5. 其他并发症　与 ART 相关的并发症常见的还包括取卵后出血、感染、异位妊娠等。取卵后出血以阴道出血最为常见；感染可表现为盆腔脓肿或脓毒血；异位妊娠以输卵管妊娠最常见。同时，因 ART 常使用促排卵药物刺激卵巢，促排卵药物及超生理剂量的雌激素、孕激素水平是否会增加不孕症妇女远期恶性肿瘤（如卵巢癌、子宫内膜癌、乳腺癌等）的发生风险，近年来逐渐成为生殖医学关注的热点。

【护理评估】

评估夫妇双方相关病史，如年龄、职业、身体健康状况，以及既往不孕症治疗时的并发症病史、超排卵治疗情况（促性腺激素的剂量、卵泡数量、一次助孕治疗中卵子数量、血清雌二醇峰值、使用hCG 的日期、取卵的日期、胚胎移植中胚胎的数量）、症状的发生、发展以及严重程度。必须询问的表现有腹部症状、胸部症状、消化道症状、尿量、体重，并检查四肢有无凹陷性水肿。

【护理诊断/问题】

1. **恐惧** 与之前经历的治疗过程失败有关，或过度担心辅助生殖技术失败。

2. **焦虑** 与手术和药物对自身和胎儿的影响以及治疗费用等因素有关，与担心隐私泄露有关。

3. **疼痛** 与反复药物注射和手术操作引起身体的创伤或治疗相关并发症有关。

4. **知识缺乏**：缺乏辅助生殖技术相关的基本知识及治疗后续注意事项。

【护理措施】

1. 治疗前的准备

（1）治疗前应增强不孕症夫妇的信心，耐心解答其提出的疑问，用通俗易懂的语言详细讲解各项辅助生殖技术的适应证、禁忌证、优缺点、费用等问题，对其进行人文关怀，帮助其克服恐惧感，使不孕症夫妇能够理解并选择适合的方案，对后续治疗成功率等问题有着正确的理解。

（2）寻求辅助生殖技术治疗的行为必须符合国家有关政策。做人工授精及试管婴儿的不孕夫妻需尽早准备好夫妻双方的证件、相关部门开具的准生证等证件，交医护人员查验并保留复印件。要完善男女双方治疗前的各项检查。

（3）治疗前 3 个月，夫妻双方应养成健康的生活方式，戒烟酒，保持心情愉快，避免过度劳累，避免发生各类疾病，尽量不用对卵子和精子可能有不良影响的药物。

2. 治疗护理

（1）合理、适度应用促排卵药物，严格遵守此类药物个体化原则和适时调整的要求，协助医生密切监测卵泡发育并配合取卵。

（2）对卵巢过度刺激综合征（OHSS）高危人群，应加强预见性护理，注意观察其症状和体征，判断有无发生该病的高危倾向，做好预防措施和相应的症状护理及治疗配合，包括①预防：了解实施ART 不孕症夫妇的基本资料，采取个体化促排卵、全胚冷冻等策略预防 OHSS 发生。告知其避免剧烈运动、体位突变等，以降低附件发生扭转的风险。②早期护理：OHSS 症状发生后，详细评估不孕症女性，早期发现，及时配合治疗和护理。明确治疗原则以增加胶体渗透压扩容为主，防止血栓形成等严重并发症，辅以改善症状和支持。

3. 实施取卵和移植术时的监护及术后护理

（1）实施卵巢取卵、人工授精、胚胎移植、配子移植等手术时，核对夫妻双方姓名及病历号。术中需注意观察其生命体征的变化，发现异常及时采取应对措施。人工授精操作结束后需仰卧位半小时，无不适方可离开。

（2）**术后护理**

1）术后应卧床休息 3~6h，限制活动 5~6d 以提高成功率。

2）胚胎移植后遵医嘱给予孕酮或 hCG 支持治疗。期间不能擅自停用孕酮。

3）移植后 14d 测血或尿 hCG，判断是否妊娠；若确定妊娠需在移植后第 4 周、第 6 周做 B 超，了解胚胎发育情况（有无胎囊、胎芽及胎心、有无多胎）。确定宫内妊娠者，按高危妊娠监护。

4. 心理护理 受传统观念和社会习俗的影响，我国不孕症夫妇在接受辅助治疗时承受着较大的心理压力，易导致心理问题的出现，例如压抑、焦虑、紧张、恐惧等负面情绪，影响治疗疗效和妊娠结局。应重视与不孕症夫妇的沟通与交流，帮助其增强信心，尤其面对如流产、治疗失败等不良结局时引导其说出内心的感受，做好心理疏导。医护人员应纠正其存在的认知偏差，减轻心理压力，帮助其认识自我，肯定自我，建立正向自我概念。

5. 健康指导　移植妊娠的妇女可从胚胎移植往前推 14d 作为计算预产期的日期。若三胎或三胎以上需入院适时行胚胎减灭术。警惕出现 OHSS 等并发症，如有腹胀、恶心、呼吸困难等症状请及时就医。辅助生殖技术成功妊娠者，流产和异位妊娠发生率高，如出现阴道出血、腹痛等症状应及时就诊。加强多胎妊娠产前检查的监护，要求提前住院观察，足月后尽早终止妊娠。

（张佳媛）

思考题

1. 韩女士，28 岁，婚后 3 年未避孕，未受孕，前来医院检查不孕不育问题。月经史：初潮年龄 14 岁，起初月经规律，周期 28~30d，经期 5~7d，血量中等，无痛经；近 5 年来月经不规律，周期 20~90d，经期 5~7d，量时多时少。妇科检查：外阴正常，阴道通畅，宫颈光滑，子宫前位，正常大小，质地正常，活动欠佳，双侧附件未及异常。基础体温测定为单相型。男方精液检查正常。

请思考：

(1) 韩女士不孕最有可能的原因是什么？

(2) 需要进一步检查的项目是什么？

2. 赵女士，34 岁，平素月经规律，30~32d，经期 4~6d，4 年前行人工流产术后至今未孕。妇科检查：阴道通畅，宫颈未见异常，子宫体后位，大小及活动度正常，质地软，活动度好，无压痛，双侧附件未见异常。既往无特殊病史。男方检查结果无异常。

ER 16-3

练习题

请思考：

(1) 下一步最有价值的辅助检查项目是什么？

(2) 若此项检查发现异常，应采取的治疗措施是什么？

(3) 针对以上所进行的检查和治疗，作为护士你应该给予哪些指导和建议？

第十七章 | 性与性功能障碍

教学课件　　　　思维导图

> **学习目标**
>
> **知识目标：**
> 1. 掌握女性性反应周期，女性性功能障碍的分类及临床特征。
> 2. 熟悉女性性功能障碍的影响因素。
> 3. 了解女性性功能的相关因素。
>
> **能力目标：**
> 1. 分析女性性功能障碍的原因，针对性地提供护理措施。
> 2. 运用所学知识对不同年龄段的女性进行性健康教育，促进女性性健康。
>
> **素质目标：**
> 通过学习性与性功能障碍的相关知识，培养学生尊重女性隐私，注重女性性反应的主观心理感受，提供有温度的护理。

性是人类的本能之一，也是人类生育、繁衍后代的基础。从生物学角度，性是一种自然现象和生理现象。从社会学角度，性不仅是生命实体的存在状态，同时也被赋予精神和文化内涵。女性性功能障碍是妇产科临床经常遇见的问题，但长期以来，受传统文化和社会习俗等因素的影响，人们对性的话题经常避而不谈，而女性的性健康问题也未引起医务人员和女性本身的重视。近年来，关于如何提高女性性生活质量、改善女性性功能障碍等方面的研究越来越多，说明女性性健康已逐渐受到关注。

第一节　女性性功能及其影响因素

一、女性性反应及性反应周期

性反应（sexual response）是指人体受性刺激后，身体出现可感觉到、观察到并能测量到的变化。这些变化不仅发生在生殖器，也可发生在身体其他部位。性刺激对机体可产生不同程度的影响，其中最明显的是生殖器官的解剖生理性反应。对于女性而言，突出表现为阴道周围的血管反射性扩张和充血、生殖器的膨胀和湿润。人类的性欲因性刺激而被唤起，进而性兴奋，性兴奋积蓄到一定强度，达到性高潮，从而使性能量释放，同时出现行为、生理及心理的阶段性变化模式和周期性变化规律，称为性反应周期（sexual response cycle）。性反应周期最初由美国学者 Masters 和 Johnson 于1966 年根据临床试验率先提出，是性医学史上最重要的发现之一，这使得人类对自身性活动的客观规律能够被掌握。目前，许多学者认为 Masters-Johnson 的周期模式忽视了性欲和性唤起这两个极为重要的人类对性反应的主观感受，建议将性反应周期划分为性欲期、性兴奋期、性持续期、性高潮期和性消退期。

1. **性欲期**（sexual desire phase） 是指心理上受到非条件性和／或条件性性刺激后对性的极度渴望阶段。此期以性幻想和性渴望为特征，一般只有心理变化，无明显生理变化。

2. **性兴奋期**（sexual excitement phase） 是指性欲被唤起后机体开始出现的性紧张阶段，亦是性冲动开始萌发和性功能全面发挥的准备阶段。此时期主要表现为阴道润滑和生殖器充血。阴道湿润一般出现在性刺激 10~30s 后，液体来自阴道壁渗出、宫腔液及前庭大腺等，导致阴道湿润；血管充血使阴蒂和大小阴唇肿胀，阴道长度增加，以便容纳阴茎。全身反应主要是皮肤血管充血及肌张力增加，如乳房肿胀、乳头竖起、心率加快、血压轻度升高、呼吸稍快及肌肉紧张等表现。心理上表现为性兴奋。

3. **性持续期**（sexual plateau phase） 是指性兴奋不断积聚、性紧张持续稳定在较高水平的阶段，又称平台期、高涨期。女性的乳房会进一步肿胀，肌肉紧张更加明显并出现部分肌强直，心率及呼吸进一步加快，血压进一步升高。此期生殖器官的血管充血更明显，阴蒂勃起，阴道更加湿润，阴道外 1/3 段由于充血呈环状缩窄而内 2/3 段扩张伴子宫提升。当阴茎纳入阴道后，具有弹性的阴道段能够紧贴阴茎，加强了对阴茎的围裹，且该阴道段具有丰富的感觉神经末梢，通过阴茎在阴道内不断摩擦抽动，女性会感受到强烈的性刺激并激发性高潮。心理上进入明显兴奋和激动状态。

4. **性高潮期**（sexual orgasm phase） 是在性持续期的基础上，迅速出现身心极度快感阶段，是性反应周期中最短暂、最关键的阶段。伴随性高潮到来，阴道和肛门括约肌发生不随意的节律性收缩，子宫也发生收缩和提升，同时伴全身痉挛、面部扭曲、出汗、呻吟及短暂神志迷惘等表现，全身多部位可出现性红晕。心率、呼吸进一步加快，血压进一步升高。女性性高潮仅持续数秒至数十秒。在这短暂时间里，通过强烈的肌肉痉挛使逐渐积聚的性紧张迅速释放，同时心理感受到极大的愉悦和快感。

5. **性消退期**（sexual resolution phase） 是指性高潮后性紧张渐渐松弛并恢复至性唤起之前状态的阶段。此时期第一个生理变化是乳房肿胀消退，随后生殖器充血、肿胀消退，全身肌张力恢复正常，心率、血压和呼吸均恢复平稳。感觉舒畅，心理满足。一般男性在性消退期后存在不应期，而女性只要有持续的性刺激，能连续出现性高潮。

二、女性性功能的相关因素

女性性功能是多因素综合作用的结果。

1. **年龄** 年龄是影响性功能的重要因素。随着年龄增长，女性的性欲、性快感和性高潮的出现率均呈递减趋势，性生活频率随年龄增长亦呈下降趋势。有研究显示，女性的性功能到 30~40 岁时才达到高峰，绝经后逐渐减退，60 岁左右开始明显减弱。可能是因为随着年龄增长，盆底肌肉松弛、生殖器官萎缩等变化使性反应能力下降；在围绝经期和绝经后，雌激素和雄激素水平下降，性欲下降、阴道干涩和性交疼痛，性活动缺乏自发性欲，这些均严重影响女性的性功能。

2. **文化程度** 随着女性文化程度的提高，性功能障碍的发生率呈下降趋势。另外，文化程度的高低，使得女性对自身性问题的认识程度存在差异，影响性功能的角度也不同。

3. **精神心理因素** 精神心理因素是人类性反应独有的也是重要的影响因素。如年幼时接受错误的性教育，认为性生活是不洁的行为，使性欲受到了抑制；另外，紧张、忧郁、焦虑等不良情绪也会影响性欲的产生；既往的不良刺激所遗留下来的不安与惧怕，如未婚人流与频繁的人工流产，所造成的痛苦与后遗症，均可以影响女性的性功能。

4. **分娩** 产后产妇体内雌激素水平下降，导致阴道壁黏膜变薄，萎缩，甚至干燥，影响女性性生活。多项研究显示，产后女性出现性交痛、阴道干涩和性欲降低等现象十分普遍。调查显示哺乳与性交痛、性欲降低和阴道干涩有关，母乳喂养会影响催乳素水平，卵巢活动受抑制，导致卵巢雄激素和雌激素的产生减少，较低的雄激素水平可能会导致性欲下降，而较低的雌激素水平会造成阴道干燥,减少阴道润滑,影响产后性功能。

5.健康状况 健康状况对性功能的影响既重要又复杂,只有身心健康的人才能长期维持较高的性功能水平。长期或大量服用某些药物,可致性功能减退,甚至可引起女性性功能缺乏。影响性功能的药物种类很多,其中重要并常见的有:利血平、普萘洛尔、氯丙嗪、溴丙胺太林和一些抗肿瘤药物。长期接受放射治疗的女性,也会影响其性功能。另外,身体功能状态差的女性,如工作过度劳累、外阴湿疹、外阴创伤(外阴擦伤或血肿)、外阴溃疡、外阴干皱、萎缩性硬化性苔藓、前庭大腺囊肿等都会影响女性的性功能。

第二节 女性性功能障碍

案例导入

王女士,27 岁,结婚半年,因婚前听一位好友说第一次性交疼痛剧烈而对性生活产生了恐惧心理,婚后每次性生活都感到精神紧张、恐慌,从而使丈夫的阴茎难以进入阴道。两人因此感情逐渐冷淡,王女士为此非常苦恼,于是到医院进行了妇科检查。检查时,医生仅能一手指进入阴道,且感到阴道括约肌收缩很紧,同时王女士阴道疼痛感觉明显,妇科检查:阴道无先天性缺陷,子宫大小和两侧附件均正常。

请思考:

1. 王女士的情况可能是什么原因导致的?
2. 对于王女士的情况,最佳的治疗方法是什么?

性功能是人类最基本的生理功能,它以健全的生殖系统为前提,在中枢神经系统和内分泌系统的双重调节下,在性交过程中依次完成性欲期、性兴奋期、性持续期、性高潮期和性消退期五个生理反应阶段,从而获得极大的愉悦和快感。成年女性在生殖系统健全的情况下,性反应周期的一个或几个阶段发生障碍,或出现与性交相关的疼痛,而不能参与或达到其所预期的性关系,造成心理痛苦,称为女性性功能障碍(female sexual dysfunction)。由于诊断标准不统一和客观评判标准不及男性,女性性功能障碍的发生率的报道差异较大。

知识拓展

女性性功能指数(female sexual function index, FSFI)

女性性功能指数(female sexual function index, FSFI)由美国精神病学专家 Rosen 等于 2000 年根据对女性性功能障碍的共识分类制定,共 19 个问题,涵盖性欲望、主观性唤起能力、性活动时阴道润滑性、性高潮、性生活满意度、性交痛,共 6 个维度。该量表已经被翻译成日语、阿拉伯语、马来西亚语、波兰语等多国语言,被不同国家研究者用于女性性功能调查研究。国内已有研究者采用 FSFI 中文版对中国女性性功能测量的效度进行评估,认为该量表可以很好地测评中国女性的性功能状况。

一、女性性功能障碍的影响因素

引起女性性功能障碍的原因主要有两大类:一是功能性障碍,为主要原因,占 80%~95%;二是器质性障碍,占 5%~20%。

功能性障碍的主要因素包括①社会心理因素：羞怯、忧郁、焦虑、畏惧、紧张等情感因素均可抑制女性性欲和性唤起，引起这些心理反应的社会或个人原因包括宗教或传统保守文化、既往痛苦或创伤性性经历、夫妻关系不和睦、过度压力、担心感染性传播疾病、担心妊娠等。②性知识、性技巧的缺乏和错误的认识：包括不了解女性性反应特点、缺乏适当性刺激和交流技巧、选择不适宜的时机和地点等，一般见于文化水平较低的女性。③药物性因素：任何能够改变人精神状态、神经传导、生殖系统血流和血管舒缩功能及性激素水平的药物，均可影响女性性功能。④其他因素：如女性在性生活中受过重大刺激，曾受过性侵犯，引起痕迹反应；有较强的自卑感、长时间情绪低落等因素。

器质性障碍的主要因素包括①手术因素：最常见的是双侧卵巢切除导致卵巢缺失。外阴根治术直接破坏生殖器解剖，对性功能影响极大。子宫和阴道手术也可因改变阴道解剖结构和盆腔血流及破坏盆腔神经等原因影响性功能。乳腺癌根治术可因性敏感区和体型破坏或心理因素影响性功能。②放疗因素：因肿瘤实施放疗，能引起卵巢功能损伤和阴道粘连或顺应性改变，影响女性性功能。③血管性因素：高血压、糖尿病、心脏病等能影响盆腔脏器血供，导致性刺激时进入阴道和阴蒂的血流减少而导致阴道充血和阴蒂勃起供血不足综合征。④妇科和泌尿系统疾病：如子宫内膜异位症、外阴阴道炎、压力性尿失禁等也会影响女性性功能。

二、女性性功能障碍的分类及临床特征

女性性功能障碍的分类基本依据性反应周期划分。根据《精神疾病诊断与统计手册（第 5 版）》(DMS-5)，各类女性性功能障碍及其临床特征如下：

1. 性兴趣或性唤起障碍（sexual interest or arousal disorder） 指性兴趣或性唤起缺乏或显著低下，在下列各项中出现至少三条：①在性活动中，兴趣缺乏或低下。②性或性欲想法或幻想缺乏或低下。③主动发起性活动缺乏或减少，也不接受性伙伴的启动。④在性活动中，几乎总是或在75%~100% 的性接触中性兴奋或性愉悦缺乏或低下。⑤在任何内在或外部的性或性暗示（文字、语言或视频）的刺激时，性兴趣或性唤起缺乏或低下。⑥在性活动中，几乎总是或在 75%~100% 的性接触中，生殖道或非生殖道感觉缺乏或低下。

2. 性高潮障碍（sexual orgasmic disorder） 指在性活动中，总是或几乎总是（75%~100% 的场合）出现下列中的任何一条：①性高潮明显延迟、很少发生或缺失。②性高潮的感觉强度明显降低。

3. 生殖道盆腔痛或插入障碍（genitopelvic pain or penetration disorder） 指持续或反复发生下列中的一条或更多：①在性交过程中阴道插入困难。②在性交中或试图插入时，有明显的外阴阴道痛或盆腔痛。③对预期发生的阴道插入、插入过程、由于插入引起的外阴阴道痛或盆腔痛，有明显的恐慌或焦虑。④在试图阴道插入时盆底肌明显紧张或收缩。

上述症状应持续至少 6 个月，不能用性以外的精神疾病、与性伙伴关系不睦或其他值得注意的应激来解释，也不能归咎于物质、药物或其他疾病的影响。

三、女性性功能障碍的治疗

女性性功能障碍的治疗不能只依据客观的生理指标，必须充分考虑女性性反应的复杂性和主观感受。常见的治疗方法包括心理治疗、一般治疗、行为疗法和药物治疗。

（一）心理治疗

多数性功能障碍为功能性，主要由心理因素造成。即使是器质性性功能障碍，亦多伴有心理因素。因此，心理治疗不容忽视。在全面掌握病情特点和明确性功能障碍类型的基础上综合分析，准确判断病人性心理障碍的类型和程度，结合其性格特征、行为特点、文化水平、宗教背景等，制定有针对性的治疗方案。鼓励性伙伴同时接受心理治疗。常见方法有精神分析法、婚姻疗法、催眠疗法等。

（二）一般治疗

主要包括提供有关性的知识和技巧，鼓励夫妻共同阅读性知识的专业书籍；纠正由于社会误导而形成的对性的曲解；鼓励和教育夫妇互相交流，畅谈过去恩爱的生活；商量改变性交姿势、性生活时间及地点；尝试性幻想、使用背景音乐、视频；使用润滑剂等。

（三）行为疗法

根据条件反射学说和社会学理论，纠正不正确行为。常用的方法包括：

1. 性感集中训练 即训练自己的主观性感受。可分三个阶段：第一阶段的重点是指导女方集中精力体验由男方爱抚身体所激发的感觉，但不触及生殖器和乳房；第二阶段的重点是生殖器刺激，但避免性交；第三阶段又称无需求性交阶段，在对生殖器刺激已发生良好反应的基础上，开始性交，重点是无需求（不追求性高潮）和以调整愉悦为定向的性体验。

2. 自我刺激训练 指导女性通过自我刺激的方法（如手淫或借助振荡器等）获得性高潮。成功的性高潮体验，有助于增强女性性欲和自信心。自我刺激成功后，性伴侣加入，一起体验性高潮。

3. 盆底肌锻炼 又称凯格尔运动（Kegel 运动），通过 Kegel 运动交替收缩和舒张盆底肌肉，以提高骨盆底肌群的张力和性交时阴道感觉的敏感性。

4. 脱敏疗法 也称阴道扩张法，针对插入障碍，利用一系列大小不等的阴道扩张器或自己或性伴侣的手指，逐渐扩张阴道。

（四）药物治疗

1. 性激素 绝经后和雌激素水平较低的妇女，阴道局部或全身应用雌激素可有明显效果，且雌激素能够减轻阴道萎缩、增加阴道局部的敏感性。无论绝经与否，雄激素制剂可明显改善女性的性欲和性生活满意度，但长期应用有男性化、心血管疾病等潜在副作用。

2. 抗抑郁药 通过增强多巴胺及抑制 5- 羟色胺、催乳素等途径提高性欲，如曲唑酮、丁胺苯丙酮、氟西汀等。

3. 中枢作用药物 鉴于女性的性体验更多依赖于主观性唤起，使用中枢作用药物可能比男性更合适。主要药物有黑皮质素受体激动剂、多巴胺受体激动剂等。

4. 外周作用药物 通过松弛血管平滑肌和促进血流，促进生殖器充血和阴道湿润，如磷酸二酯酶 -5 抑制剂、前列腺素 E1 激动剂等。但外周作用药物对女性的作用不及男性。

（五）原发病治疗

对于有器质性疾病的女性，如妇科炎症、子宫内膜异位症等，只有积极治疗原发病才有助于消除性功能障碍。

第三节　女性性卫生与性健康教育

一、女性性卫生

性卫生（sexual hygiene）是指通过性卫生保健实现性健康和达到提高性生活质量的目的。性卫生包括性心理卫生和性生理卫生两方面。

（一）性心理卫生

健康的性心理是健康性生活的保障和前提。夫妻双方首先应懂得性生活是人类心理和生理的正常需求和表现，是人体性功能的正常表现，也是夫妻生活中不可或缺的组成部分，不应为对方有性要求而厌烦、反感或恐惧，亦不要为自身的性要求而感到内疚或羞愧。对于女性，更要消除在性生活中的被动态度和自卑感，应主动参与，相互配合。其次，夫妻双方要对男女性反应的差异有充分认识和思想准备。女性性反应个体差异较大，存在主观和客观性反应不一致的情况，性敏感区分布广泛,对听觉和嗅觉较为敏感,尤其触觉最敏感。性高潮体验较男性强烈,且具有连续性高潮的能力,性消退期比较缓慢,无性不应期,但在性生活中女性性唤起常滞后于男性,达到性高潮也相对缓慢,因此要给予女方更多的爱抚和刺激。盲目追求女性性高潮,对着书本行事或过度刺激只能妨碍性高潮的出现,导致双方性功能障碍。应充分了解女性性反应的特点,有助于提高女性性反应。

(二)性生理卫生

1. 良好的生活习惯 女性应有良好的饮食习惯和起居习惯,不酗酒、不吸烟、远离毒品。酗酒既不利于健康,也可抑制性功能,酒精剂量越大、浓度越高,对性功能影响越大。吸烟能够抑制卵巢功能。

2. 性器官卫生 女性外生殖器解剖结构较为特殊,外阴前与尿道毗邻,后与肛门邻近,较男性更容易受到损伤及各种病原体的感染。因此,每次性生活之前,需特别注意外生殖器的清洁,这对预防女性泌尿生殖系统感染性疾病有重要意义。男性包皮过长者应行手术治疗,在性生活之前需要清洁外生殖器。

3. 性生活卫生 应根据夫妻双方具体情况,合理安排性生活的时间、频率和时机。对于女性,特别要注意月经期、妊娠期、产褥期和绝经期的性生活卫生。另外,由于性生活时大量消耗体力,伴有心率增加、血压升高、呼吸加快、全身肌张力增加等生理变化,所以对于心、肺、肝、肾等重要脏器有功能不全或有高血压、动脉粥样硬化等全身性疾病者,应在医师指导下进行性生活。

4. 避孕 对无生育要求或暂时不考虑生育的育龄夫妇,应采取合理有效、适合夫妻双方的避孕措施,避免意外妊娠。

5. 预防性传播疾病 应进行使用避孕套和各种性传播疾病危害性的教育。杜绝不洁性交、性滥交是预防性传播疾病的有效措施。在夫妻一方已患性传播疾病时,夫妻双方应共同治疗。治疗期间应暂停性生活,必要时推荐使用避孕套,以防夫妻间传播。

二、性健康教育

性健康教育(sexual health education)指有计划、有组织、有目标、有系统地进行性知识和性道德教育,其目的是向各年龄段人群普及性生理和性心理知识,建立对性的正确态度,确立科学的性观念,具有高尚的性道德,选择健康的性行为,预防性传播疾病和消除性犯罪。性健康教育中较为重要的内容是性知识教育,主要包括性医学知识、性心理知识、性道德教育、性法学教育等知识。性医学知识包括男女生殖器解剖、生理、性行为特点、避孕、与性有关的疾病、性功能障碍、性传播疾病及其预防等;性心理知识包括男女性心理形成、发展和成熟,性欲和性反应的特点等;性道德知识包括恋爱和婚姻道德、男女平等、尊重女性等;性法学知识包括性犯罪防范等。性健康关系到人的一生,不同年龄阶段、不同生活层次的人群均应接受有针对性的性健康教育。

(一)儿童期性健康教育

性唤起能力在出生时即可存在,因此性健康教育应从 0 岁开始。北欧的一些国家性教育起步较早,并取得良好的效果,其经验之一就是将性教育从小做起。在我国,"性教育"一直是一个颇具争议、敏感晦涩的话题,受传统观念影响,针对儿童开展的性教育相对滞后。儿童期性教育的重点在于指导孩子性别认同及建立性别角色意识,使孩子成年后的生物学性别、心理性别和社会性别角色三者保持一致。接受过恰当性教育的孩子,可以预防青春期产生的严重问题,并形成正确积极的性态度和价值观。家长不要压制儿童的求知欲,要避免孩子在幼儿时期就受到"性抑制",如看到孩子玩弄生殖器时,就训斥或打骂,或当孩子提出有关性方面的问题时,不予回答或责备,而是要因势利导地教育孩子,适时教孩子认识自己的性别,认识自己的身体,形成正确的性卫生行为习惯,懂得自我保护。

（二）青春期性健康教育

青春期是青少年生长发育的重要阶段，各器官系统迅速发育，生理和心理都发生急剧变化，因此，青春期的性健康教育是一生性教育的关键阶段，意义重大。要向青少年传授科学的性知识，纠正与性有关的认识和行为偏差，正确认识月经初潮、性欲和性冲动及手淫。适度手淫是消除性紧张的正常自慰行为，对健康并无害处，而且有助于日后的性生活。要从青春期开始宣传避孕和性传播性疾病防治的知识，要帮助青少年认识和适应青春期的急剧身心变化，能够正确、理智地对待"性待业期"出现的性问题和处理两性关系，增强男女两性性道德、性健康、性安全意识，这对预防过早发生的不安全性行为，保护青少年的健康成长，是尤为重要的。

> **知识拓展**
>
> ### 开展全面性教育，促进儿童青少年性健康
>
> 2018 年 1 月，联合国多家组织共同出版《国际性教育技术指导纲要（修订版）》（以下简称《纲要》），以便在全球范围内大力推广全面性教育。《纲要》中文版于 2018 年 7 月在中国发布，为国内在中小学推进全面性教育提供了方向、指南和重要的依据。接受和参与全面性教育，可提升儿童青少年对性与生殖健康的认知水平，提升保护自身、尊重他人身心健康的责任意识。未来的性教育干预研究需要大力推广全面性教育，尤其需要将社会性别的视角嵌入性教育的过程中，赋权儿童青少年具备批判性思维，反思性别规范，尊重个体权利和多元选择，进一步增强研究的科学性和系统性。

（三）成年期性健康教育

成年期性健康教育的主要任务是帮助成年人建立和谐幸福的夫妻生活，进行月经期、妊娠期及围绝经期等特殊时期的性生活指导，采取合适的避孕措施，预防性传播疾病。并在进一步普及性知识的同时，着重教育他们的性行为必须遵守性道德规范的行为要求，做一个有高尚道德情操的人；并教育他们学会如何对自己子女进行性健康教育。

（四）老年期性健康教育

长期以来，由于性教育的滞后，性神秘、性压抑的现象到处可见，特别是老年人的性问题上更存在诸多错误的观点，如进入老年期后，就应该对性生活逐渐感到厌倦；绝经就意味着绝欲；更有甚者认为如果老年人还有性要求，就属于"老不正经"。这些偏见都影响着老年妇女的身心健康。许多老年妇女由于上述见解而为自己出现性欲时感到羞耻、自卑，使老年人的性观念、性兴趣受到极大的抑制，并因此郁郁寡欢，影响健康。

人到老年期，仍然有性功能和性需求。老年妇女虽然丧失了生殖能力，但仍保持一定的性生活能力，还可获得兴奋、愉快和美好的感受。因此，老年人性健康教育的重点是帮助她们了解绝经后虽然躯体变老、生殖器官退化，性反应能力减弱，但仍有性欲和获得性高潮的能力，使他们了解保持性生活的必要性，并持科学态度。要指导建立适合老年人生理特点的性生活习惯和性行为方式，从而使老年伴侣间生活更和谐、更有乐趣、更加健康和幸福，以达到延年益寿的目的。

（张佳媛）

> **思考题**

1. 柳女士，29 岁，结婚 1 年。主诉婚后性生活时阴道干涩、轻度刺痛且无性感觉，但用自慰工具可以出现性高潮。既往体健，平时用复方炔诺酮片避孕。妇科检查未发现生殖器官存在异常，刺

激乳头、阴蒂、外阴均无明显反应。

请思考：

(1) 柳女士属于哪种类型的性功能障碍？

(2) 对于柳女士,你该如何进行健康指导呢？

2. 方女士,已婚,32 岁,受传统思想束缚,认为夫妻进行性生活是为了完成传宗接代的使命,婚后与丈夫进行性生活时无情感交流,也未达到过性高潮,长期以来致使夫妻感情受到影响,故希望得到治疗。既往体健,15 岁月经初潮,平素月经规律。妇科检查生殖器官无异常,血常规、阴道分泌物检查正常。

ER 17-3

练习题

请思考：

(1) 方女士属于哪种类型的性功能障碍？

(2) 对于方女士,你该如何进行健康指导呢？

第十八章 │ 生育调节及相关措施的应用护理

学习目标

知识目标：

1. 掌握常用避孕方法及护理措施；避孕失败补救措施及其护理。
2. 熟悉常用避孕方法的避孕原理；绝育方法的护理措施。
3. 了解女性生育年龄各期避孕节育措施的选择。

能力目标：

能运用所学知识指导育龄期妇女正确选择避孕节育措施并进行护理。

素质目标：

通过学习，培养尊重关爱妇女，保护妇女隐私的人文关怀精神，同时培养女性尊重生命、自尊自爱的优秀品格，树立正确的性爱观、恋爱观和婚姻观。

计划生育（family planning）是通过科学的方法实施生育调节，调控人口数量，加强母婴保健，提高人口素质，使人口增长与经济、资源、环境和社会发展计划相适应。计划生育政策是我国的一项基本国策，做好育龄夫妇避孕和节育方法知情选择，落实优生优育，避免先天性缺陷，是计划生育优质服务的主要内容。本章主要介绍避孕的方法、女性绝育的方法、避孕失败后的补救措施及护理。

知识拓展

我国计划生育政策的演变及发展

我国的计划生育政策经历了反复探索和不断完善的发展过程。20世纪70年代，我国把实行计划生育列为一项基本国策，提倡一对夫妻只生育一个孩子。进入21世纪后，随着我国人口老龄化问题、人口结构性问题等的出现，2015年10月29日，党的十八届五中全会提出，全面实施一对夫妻可生育两个孩子的政策。为进一步优化生育政策、改善我国人口结构、落实应对人口老龄化国家战略、保持我国人力资源禀赋优势，2021年8月20日，全国人大常委会会议表决通过了关于修改人口与计划生育法的决定，修改后的人口计生法规定，国家提倡适龄婚育、优生优育，一对夫妻可以生育三个子女。

第一节　常用避孕方法及护理

案例导入

王女士，28岁，丈夫张先生，29岁，结婚半年，妻子平素月经规律，检查生殖器官无异常，无其他疾病史。婚后丈夫因一直使用避孕套避孕感觉麻烦，且目前两人暂时没有怀孕计划，特来门诊咨询相关问题。

请思考：
1. 建议他们选用的最佳避孕方法是哪一种？
2. 该方法有哪些禁忌证和副作用？

避孕（contraception）是计划生育的重要组成部分，是指采用科学的方法，在不妨碍正常性生活和身心健康的情况下，使妇女暂时不受孕。理想的避孕方法应符合安全、有效、简便、实用、经济的原则，男女双方均能接受且愿意持久使用。常用的方法有宫内节育器、药物避孕和外用避孕等。

一、宫内节育器

宫内节育器（intrauterine device，IUD）是一种安全、有效、简便、经济、可逆的避孕方法，为我国育龄妇女所接受并广泛使用。

（一）种类

IUD 大致可分为两大类（图 18-1）。

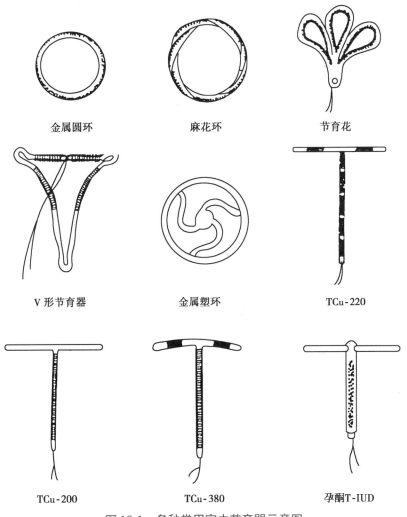

图 18-1　各种常用宫内节育器示意图

1. **惰性 IUD** 第一代 IUD，由金属、硅胶、塑料或尼龙等惰性原料制成。由于金属单环脱落率及带器妊娠率高，1993 年已停止生产。

2. **活性 IUD** 第二代 IUD，内含活性物质如铜离子、激素、药物等，能增强避孕效果，减少副作用。分为含铜 IUD 和含药 IUD 两大类。

(1) **含铜 IUD**：包括 TCu-200、TCu-220、TCu-380A、VCu-200 等，T 或 V 表示 IUD 的形状，200、220 或 380 分别表示暴露于宫腔的铜丝表面积，分别为 200mm^2、220mm^2 或 380mm^2。含铜 IUD 的避孕效果与含铜表面积成正比。副作用主要表现为点滴出血，避孕有效率均在 90% 以上，是目前我国应用最广泛的 IUD。

1) 带铜 T 形 IUD（TCu-IUD）：TCu-IUD 呈 T 字形。以聚乙烯为支架，在纵臂或横臂上绕有铜丝或铜套。铜丝易断裂，放置年限较短，一般放置 5~7 年。含铜套的 IUD 放置时间可达 10~15 年。TCu-IUD 带有尾丝，便于检查及取出。

2) 带铜 V 形 IUD（VCu-IUD）：呈 V 形状，横臂及斜臂绕有铜丝，由不锈钢做 V 形支架，两横臂中间相套为中心扣，外套硅橡胶管，有尾丝，放置年限 5~7 年。

3) 母体乐（MLCu-375）：以聚乙烯为支架，呈伞状，两弧形臂上各有 5 个小齿，具有可塑性。铜表面积 375mm^2，可放置 5~8 年。

4) 宫铜 IUD：节育器形态更接近宫腔形状，不锈钢丝呈螺旋状，内置铜丝，铜表面积 300mm^2，分大、中、小号，无尾丝，可放置 20 年左右。

5) 含铜无支架 IUD：又称吉妮环。为 6 个铜套串在一根尼龙线上，顶端有一个结固定于子宫肌层，使 IUD 不易脱落，悬挂在宫腔中。铜表面积 330mm^2，有尾丝，可放置 10 年。

(2) **含药 IUD**：将药物储存于节育器内，通过每日微量释放提高避孕效果，降低副作用。目前我国临床主要应用含孕激素 IUD 和含吲哚美辛 IUD。

1) 左炔诺孕酮 IUD（LNG-IUD）：以聚乙烯作为 T 形支架，人工合成的孕激素——左炔诺孕酮储存在纵管内，纵管外包有聚二甲基硅氧烷的膜控制药物释放。目前有两种剂型。内含左炔诺孕酮 52mg，每日释放 20μg，放置时间为 5 年；内含左炔诺孕酮 13.5mg，每日释放 8~12μg，放置时间 3 年。左炔诺孕酮 IUD 的主要作用是使子宫内膜变化不利于受精卵着床，宫颈黏液变稠不利于精子穿透，部分妇女的排卵受到抑制。主要副作用为月经变化，表现为点滴出血，经量减少甚至闭经。取器后恢复正常。

2) 含吲哚美辛 IUD：通过每日释放一定量的吲哚美辛，可减少放置 IUD 后引起的月经过多等副作用。

(二) **避孕原理**

宫内节育器的避孕机制复杂，至今尚未完全清楚。大量研究表明，宫内节育器的抗生育作用，主要是局部组织对异物的组织反应而影响受精卵着床。

1. **对精子和胚胎的毒性作用** ① IUD 放置后压迫局部发生炎症反应，炎性细胞对胚胎有毒性作用。同时产生大量巨噬细胞覆盖于子宫内膜，影响受精卵着床，并能吞噬精子及影响胚胎发育。②铜离子具有使精子头尾分离的毒性作用，使精子不能获能。

2. **干扰着床** ①长期异物刺激导致子宫内膜损伤及慢性炎症反应，产生前列腺素，改变输卵管蠕动，使受精卵运行与子宫内膜发育不同步，受精卵着床受阻。②子宫内膜受压缺血及吞噬细胞的作用，激活纤溶酶原，局部纤溶酶活性增强，致使囊胚被溶解吸收。③铜离子进入细胞，影响锌酶系统如碱性磷酸酶和碳酸酐酶，阻碍受精卵着床及胚胎发育；并影响糖原代谢、雌激素摄入及 DNA 合成，使内膜细胞代谢受到干扰，使受精卵着床及囊胚发育受到影响。

（三）IUD 放置术

1. 适应证 ①凡育龄期妇女无禁忌证、自愿要求放置 IUD 者。②无禁忌证要求紧急避孕或继续以 IUD 避孕者。

2. 禁忌证 ①妊娠或可疑妊娠。②生殖道急性炎症。③人工流产出血多,怀疑有妊娠组织残留或感染可能;中期妊娠引产、分娩或剖宫产胎盘娩出后,子宫收缩不良有出血或潜在感染可能。④生殖器肿瘤。⑤生殖器畸形如纵隔子宫、双子宫等。⑥宫颈内口过松、重度陈旧性宫颈裂伤或子宫脱垂。⑦严重的全身性疾病。⑧宫腔 <5.5cm 或 >9.0cm(除外足月分娩后、大月份引产后或放置含铜无支架 IUD)。⑨近 3 个月内有月经失调、阴道不规则流血。⑩有铜过敏史。

3. 放置时间 ①月经干净后的 3~7d 无性交。②人工流产后立即放置。③产后 42d 恶露已净,会阴伤口愈合,子宫恢复正常。④剖宫产术后半年。⑤含孕激素 IUD 在月经第 4~7 日放置。⑥自然流产于月经恢复后放置,药物流产于 2 次正常月经后放置。⑦哺乳期放置应先排除早孕。⑧紧急避孕应在性交后 5d 内放置。

4. 放置方法 受术者排尿后取膀胱截石位。双合诊检查子宫大小、位置及附件情况。外阴阴道常规消毒铺巾,阴道窥器暴露宫颈后消毒宫颈与宫颈管,以宫颈钳夹持宫颈前唇,用子宫探针顺子宫位置探测宫腔深度。用放环器将节育器推送入宫腔,IUD 上缘必须抵达宫底部,带有尾丝的 IUD 在距宫颈外口 2cm 处剪断尾丝。观察无出血即可取出宫颈钳和阴道窥器。

5. 护理措施

(1)**术前护理**

1)术前核对姓名、手术名称,测量体温,评估受术者全身及专科情况。

2)向受术者介绍 IUD 避孕原理、放置术的目的和过程,舒缓紧张情绪,使其理解并积极配合手术。

3)用物准备:阴道窥器 1 个、宫颈钳 1 把、子宫探针 1 个、卵圆钳 2 把、放环器 1 个、剪刀 1 把、弯盘 1 个、洞巾 1 块、无菌手套 1 副、棉球若干、宫内节育器 1 个、0.5% 聚维酮碘液。

(2)**术后护理**

1)术后留在观察室观察 2h,无异常方可离开。

2)术后健康指导:①术后可能有少量阴道流血及下腹不适,如有发热、下腹痛、阴道流血较多时应随时就诊。②术后休息 3d,1 周内避免重体力劳动,2 周内禁性生活和盆浴,保持外阴清洁。③术后 3 个月内月经期或排便时注意有无节育器脱出。④术后第 1、3、6、12 个月进行随访,以后每年复查 1 次,直至取出停用。⑤根据 IUD 避孕年限不同,告知受术者到期更换以免影响避孕效果。

（四）放置 IUD 的副作用及其护理

1. 不规则阴道出血 是放置 IUD 常见的副作用,主要表现为经量增多、经期延长或少量点滴出血,一般无须处理,3~6 个月后逐渐恢复。若需药物治疗,可遵医嘱给予止血剂。若治疗无效者考虑取出节育器,改用其他避孕方法。

2. 腰腹坠痛、白带增多 少数妇女放置 IUD 后可出现白带增多或伴有下腹胀痛,应根据具体情况明确诊断后对症处理。

（五）放置 IUD 的并发症及其护理

1. 感染 多因无菌操作不严或 IUD 尾丝过长及生殖器官本身存在感染灶等,均可导致上行感染,引起宫腔炎症。一旦发生感染,应取出 IUD 并给予抗感染治疗。

2. IUD 异位 因操作不当,将节育器放到宫腔外而造成子宫穿孔。节育器过大、过硬或子宫壁薄而软,子宫收缩造成节育器逐渐移至宫腔外。确诊节育器异位后,采取经腹或腹腔镜下将节育器取出。

3. IUD 嵌顿或断裂 因节育器放置时损伤子宫壁或放置时间过久,致部分器体嵌入子宫肌壁或发生断裂,应及时取出。取出困难者,可在超声下或宫腔镜下取出。

4. IUD 下移或脱落 因操作不规范,节育器放置未达子宫底部;节育器与宫腔大小、形态不符;月经过多;宫颈内口松弛及子宫过度敏感所致。常见于节育器放置后第 1 年,常在月经期发生,与经血一起排出,不易被察觉。节育器脱落确诊后,查明原因后选择合适的型号或种类重新放置。

5. 带器妊娠 多因节育器下移、脱落或异位。带器妊娠者,行人工流产的同时取出节育器。

(六) IUD 取出术

1. 适应证 ①计划再生育者或者无性生活不再需避孕者。②放置期限已满需更换者。③绝经过渡期停经 1 年内。④拟改用其他避孕措施或绝育者。⑤有 IUD 副作用及并发症,经治疗无效。⑥带器妊娠,包括宫内和宫外妊娠。

2. 禁忌证 ①患生殖器官急性、亚急性炎症。②严重全身性疾病。

3. 取器时间 ①月经干净后的 3~7d。②带器早期妊娠者于人工流产时取出。③带器异位妊娠于术前行诊断性刮宫时或术后出院前取出 IUD。④子宫不规则出血或出血多者随时可取。

4. 取器方法 取器前通过查看尾丝,行 B 超或 X 线检查,确定宫腔内有无 IUD 及其类型。常规消毒后,有尾丝者,用血管钳夹住尾丝轻轻牵引取出。无尾丝者,需在手术室进行,按进宫腔操作程序操作,用取环钩或取环钳将节育器取出。取器困难者可在超声下进行操作,必要时在宫腔镜下取出。

5. 护理措施

(1) 术前向受术者介绍 IUD 取出术的目的和过程,舒缓紧张情绪,使其理解并主动配合。

(2) **用物准备**:基本同 IUD 放置术,将放环器改为取环钩,外加血管钳 1 把。

(3) **术后健康指导**:①术后可能有少量阴道流血,2~3d 后症状可消失。如有异常随时就诊。②术后注意休息,1 周内避免重体力劳动,2 周内禁性生活和盆浴,保持外阴清洁。③指导妇女落实其他避孕措施。

二、激素避孕

激素避孕(hormonal contraception)是指女性应用甾体激素达到避孕效果,是一种高效避孕方法。甾体激素避孕药的激素成分是雌激素和孕激素。

我国 1963 年成功研制出第一代甾体激素复方口服避孕药。第一代复方口服避孕药的孕激素主要为炔诺酮。第二代复方口服避孕药的孕激素为左炔诺孕酮,其活性强于第一代,具有较强的抑制排卵作用。第三代复方口服避孕药的孕激素其结构与天然孕酮更为相似,有更强的受体亲和力,既增强了避孕效果,又降低了副作用。

(一) 避孕原理

1. 抑制排卵 避孕药中雌、孕激素负反馈抑制下丘脑释放 GnRH,使垂体分泌的 FSH 和 LH 减少,同时直接影响垂体对 GnRH 的反应,阻止排卵前 LH 高峰形成,排卵受到抑制。

2. 改变宫颈黏液性状 避孕药中孕激素使宫颈黏液减少,黏稠度增加,拉丝度减少,不利于精子穿透。

3. 改变子宫内膜的形态与功能 避孕药抑制子宫内膜增殖变化,使子宫内膜与胚胎发育不同步,不利于受精卵着床。

4. 改变输卵管的功能 在雌、孕激素作用下,输卵管上皮纤毛功能、肌肉节段运动和输卵管液体分泌均受到影响,改变受精卵在输卵管内正常运动,干扰受精卵着床。

(二) 甾体激素避孕药的种类

目前常用的激素避孕药种类(表 18-1、表 18-2)。

表 18-1　常用的女用甾体激素复方短效口服避孕药

名称	雌激素含量 /mg	孕激素含量 /mg	剂型
复方炔诺酮片（避孕片 1 号）	炔雌醇 0.035	炔诺酮 0.6	22 片 / 板
复方甲地孕酮片（避孕片 2 号）	炔雌醇 0.035	甲地孕酮 1.0	22 片 / 板
复方避孕片（0 号）	炔雌醇 0.035	炔诺酮 0.3 甲地孕酮 0.5	22 片 / 板
复方去氧孕烯片	炔雌醇 0.03 炔雌醇 0.02	去氧孕烯 0.15 去氧孕烯 0.15	21 片 / 板 21 片 / 板
炔雌醇环丙孕酮片	炔雌醇 0.035	环丙孕酮 2.0	21 片 / 板
屈螺酮炔雌醇片 屈螺酮炔雌醇片Ⅱ	炔雌醇 0.03 炔雌醇 0.02	屈螺酮 3.0 屈螺酮 3.0	21 片 / 板 24＋4/ 板
左炔诺孕酮 / 炔雌醇三相片			
第一相（1~6 片）	炔雌醇 0.03	左炔诺孕酮 0.05	21 片 / 板
第二相（7~11 片）	炔雌醇 0.04	左炔诺孕酮 0.075	
第三相（12~21 片）	炔雌醇 0.03	左炔诺孕酮 0.0125	

表 18-2　其他女用甾体激素避孕药

类别	名称	孕激素含量 /mg	剂型	给药途径
探亲避孕片	炔诺酮探亲片	炔诺酮 5.0	片	口服
	甲地孕酮探亲避孕片 1 号	甲地孕酮 2.0	片	口服
	炔诺孕酮探亲避孕片	炔诺孕酮 3.0	片	口服
	53 号避孕药	双炔失碳酯 7.5	片	口服
长效避孕针	醋酸甲羟孕酮避孕针	醋酸羟孕酮 150	针	肌内注射
	庚炔诺酮注射液	庚炔诺酮 200	针	肌内注射
皮下埋植剂	左炔诺孕酮硅胶棒Ⅰ型	左炔诺孕酮 36/ 根	6 根	皮下埋植
	左炔诺孕酮硅胶棒Ⅱ型	左炔诺孕酮 75/ 根	2 根	皮下埋植
	依托孕烯植入剂	依托孕烯 68/ 根	1 根	皮下埋植
阴道避孕环	甲地孕酮硅胶环	甲地孕酮 200 或 250	只	阴道放置
	左炔诺孕酮阴道避孕环	左炔诺孕酮 5	只	阴道放置

（三）适应证与禁忌证

1.**适应证**　凡健康育龄妇女无避孕药禁忌证者。

2.**禁忌证和慎用情况**　①严重心血管疾病、血栓性疾病不宜应用，如高血压、冠心病、静脉栓塞等。②急、慢性肝炎或肾炎。③部分恶性肿瘤、癌前病变。④内分泌疾病，如糖尿病、甲状腺功能亢进症。⑤哺乳期不宜使用复方口服避孕药。⑥年龄＞35 岁的吸烟妇女服用避孕药，增加心血管疾病发病率，不宜长期服用。⑦精神病病人。⑧有严重偏头痛，反复发作者。⑨可疑妊娠。

（四）护理措施

1.**心理护理**　热情接待并做好细致的解释工作，帮助有需要的妇女选择适宜的避孕药种类，解除其思想顾虑并乐于接受，积极配合。

2.**正确使用避孕药**

（1）**复方短效口服避孕药**（combination oral contraception，COC）：是雌、孕激素组成的复合制剂。

雌激素成分主要为炔雌醇,孕激素成分各不相同,构成不同配方及制剂。服用方法及注意事项如下:

1) 单相片:复方炔诺酮片、复方甲地孕酮片于月经第 5 日开始服用第 1 片,连服 22d,停药 7d 后服用第 2 周期药物。复方去氧孕烯片、屈螺酮炔雌醇片和炔雌醇环丙孕酮片,于月经第 1 日服药,连服 21d,停药 7d 后服用第 2 周期。屈螺酮炔雌醇Ⅱ内含 24 片活性药片,4 片不含药的空白片。月经第 1 日开始服药,先服活性片,服完 24 片后服空白片。服完 28d 后无须停药接着服下一周期。若有漏服应及早补服,且警惕有妊娠可能。若漏服 2 片,补服后要同时加用其他避孕措施。漏服 3 片应停药,待出血后开始服用下一周期药物。

2) 三相片:三相片中每一相雌、孕激素含量是根据妇女生理周期而制订不同剂量,药盒内的每一相药物颜色不同,每片药旁标有星期几,提醒服药者按箭头所示顺序服药。左炔诺孕酮 / 炔雌醇三相片的服用方法是于月经周期第 3 日开始服药,每日 1 片,连服 21d。

复方短效口服避孕药的主要作用为抑制排卵,正确使用避孕药的有效率接近 100%。

(2) 复方长效口服避孕药:由长效雌激素和人工合成孕激素配伍而成。服药 1 次可避孕 1 个月。避孕有效率达 96%~98%。复方长效口服避孕药激素含量大,副作用较多,如类早孕反应、月经失调等,很少应用。

(3) 长效避孕针(contraceptive injection):有单孕激素制剂和雌、孕激素复合制剂两种,有效率达 98% 以上。尤其适用于对口服避孕药有明显胃肠道反应者。①雌、孕激素复合制剂肌内注射 1 次,可避孕 1 个月。首次于月经周期第 5 日和第 12 日各肌内注射 1 支,第 2 个月起于每次月经周期第 10~12 日肌内注射 1 支。一般于注射后 12~16d 月经来潮。由于激素剂量大,副作用大,很少用。②单孕激素制剂:醋酸甲羟孕酮避孕针,每隔 3 个月注射 1 针,避孕效果好;庚炔诺酮避孕针,每隔 2 个月肌内注射 1 次。应用长效避孕针有月经紊乱、点滴出血或闭经等副作用。由于单孕激素制剂对乳汁的质和量影响小,较适用于哺乳期妇女。

(4) 探亲避孕药:又称速效避孕药,适用于短期探亲夫妇,有抑制排卵、改变子宫内膜形态与功能、宫颈黏液变稠等作用。由于探亲避孕药的剂量大,现已经很少使用。

(5) 缓释避孕药:又称缓释避孕系统,是以具备缓慢释放性能的高分子化合物为载体,一次给药在体内通过持续、恒定、微量释放甾体激素,主要是孕激素,达到长效避孕目的。

1) 皮下埋植避孕剂(subdermal implant):是一种缓释系统的避孕剂,内含孕激素,有效率达 99% 以上。含左炔诺孕酮皮下埋植剂分为左炔诺孕酮硅胶棒Ⅰ型和Ⅱ型,Ⅰ型每根硅胶棒含左炔诺孕酮 36mg,总量 216mg,使用年限 5~7 年;Ⅱ型每根硅胶棒含左炔诺孕酮 75mg,总量 150mg,使用年限 3~5 年。含依托孕烯单根埋植剂内含依托孕烯 68mg,其放置简单,副作用小,埋植一次放置 3 年。

用法及注意事项:月经周期开始的 7d 内均可放置,用套管针将硅胶棒埋入左侧上臂内侧皮下,6 根皮埋剂呈扇形放置。放置 24h 后即可发挥避孕作用。副作用有不规则阴道流血或点滴出血,少数出现闭经,随放置时间延长逐步改善。若流血时间过长或不能耐受者,可给予雌激素治疗。

2) 缓释阴道避孕环(contraceptive vaginal ring):以硅胶或柔韧塑料为载体,内含激素的阴道环,每日释放小剂量的激素,通过阴道壁吸收入血液循环而达到避孕作用。甲地孕酮硅胶环内含甲地孕酮 200mg 或 250mg,每日释放 100μg,一次放置,避孕 1 年,经期无须取出。其副作用与其他单孕激素制剂基本相同。

3) 避孕贴片:避孕药放在特殊贴片内,粘贴于皮肤上,每日释放一定剂量避孕药,通过皮肤吸收达到避孕目的。月经周期第 1 日使用,每周 1 片,连用 3 周,停用 1 周。

3. 甾体激素避孕药的副作用及处理

(1) 类早孕反应:服药后约 10% 的妇女有食欲减退、恶心、呕吐、乏力、头晕等类似早孕反应,一般无须处理,坚持服药数个周期后副作用自然消失。症状严重需考虑更换制剂或停药改用其他措施。

（2）**不规则阴道出血**：又称突破性出血。多数发生在漏服避孕药后，少数未漏服避孕药也会发生。若点滴出血，无须处理，随着服药时间延长而逐渐减少直至停止；若流血量多者，每晚在服用避孕药同时加服雌激素直至停药；若出血量似月经量或流血时间接近经期者应停药，作为一次月经来潮。于下一周期再开始服用药物，或更换避孕药。

（3）**闭经**：1%~2% 妇女发生闭经，常发生于月经不规则妇女。对原有月经不规则妇女，使用避孕药应谨慎。停药后月经不来潮，需排除妊娠，停药 7d 后可继续服药，若连续停经 3 个月，需停药观察。

（4）**体重增加**：早期研制的避孕药中雄激素活性强，个别妇女服药后食欲亢进，体内合成代谢增加，体重增加。也可能由于雌激素促进水钠潴留致体重增加。随着口服避孕药不断发展，雄激素活性降低，孕激素活性增强，用药量小，副作用明显降低。新一代口服避孕药屈螺酮炔雌醇片有抗皮质激素的作用，可减少雌激素引起的水钠潴留。

（5）**色素沉着**：极少数妇女面部出现淡褐色色素沉着，停药后多数可自行消退或减轻。

（6）**其他**：个别妇女服药后出现头痛、复视、乳房胀痛等，可对症处理，必要时停药做进一步检查。

三、其他避孕方法

（一）紧急避孕

紧急避孕（emergency contraception）又称房事后避孕，是指在无保护性生活后或避孕失败后几小时或几日内，妇女为防止非意愿性妊娠的发生而采用的补救避孕法。包括口服紧急避孕药和放置含铜宫内节育器。

1. 适应证　①避孕失败，包括避孕套滑脱、破裂；未能做到体外排精；漏服短效口服避孕药；节育器脱落；错误计算安全期等。②性生活未采取任何避孕措施。③遭遇性暴力。

2. 方法

（1）**紧急避孕药**：①雌、孕激素复方制剂，我国现有复方左炔诺孕酮片，含炔雌醇 30μg、左炔诺孕酮 150μg。在无保护性生活后 72h 内服 4 片，12h 再服 4 片。②单孕激素制剂，现有左炔诺孕酮片，含左炔诺孕酮 0.75mg，无保护性生活 72h 内服 1 片，12h 重复 1 片。③抗孕激素制剂，如米非司酮片，在无保护性交后 120h 内服用 10mg。

（2）**宫内节育器**：在无保护性生活后 5d（120h）之内放入含铜 IUD，有效率达 95% 以上。适合希望长期避孕且符合放置 IUD 者及对激素应用有禁忌证者。

3. 副作用　服药后可能出现恶心、呕吐、不规则阴道流血及月经紊乱，一般无须处理。若月经延迟 1 周以上，需排除妊娠。米非司酮片副作用少而轻。

（二）外用避孕

1. 避孕套（condom）　又称阴茎套，为男性避孕工具，作为屏障阻止精子进入阴道而达到避孕目的。其为筒状优质薄型乳胶制品，顶端为小囊状，可储存精液。使用前选择合适的型号并检查有无漏孔，使用时将其套在阴茎上，排去小囊内空气，射精后在阴茎尚未软缩时，即捏住套口和阴茎一起取出。如射精后发现避孕套破损或滑落，应采用紧急避孕措施。每次性交均应更换新的避孕套并且全程使用。正确使用避孕成功率为 93%~95%。使用避孕套还能防止性传播疾病，故应用广泛。

2. 女用避孕套（female condom）　也称阴道套（vaginal pouch），是一种柔软、宽松的袋状聚氨酯（或乳胶）制品，开口处为一直径 7cm 的柔软"外环"，套内有一直径为 6.5cm 的游离"内环"，置于女性阴道中，阻止精子和卵子接触。既能避孕，又能防止性传播疾病。

3. 外用杀精剂　是在性交前置于女性阴道内，具有灭活精子而起到避孕作用的一类化学避孕制剂。目前临床常用的有避孕栓剂、片剂、胶冻剂、凝胶剂及避孕薄膜等，由活性成分为壬苯醇醚与基质制成，具有高效杀精作用。片剂、栓剂和薄膜置入阴道后需等待 5~10min，溶解后才能起效，然后进行性生活。若置入 30min 尚未性交，必须再次放置。使用正确，有效率达 95% 以上。使用失误，失败率高达 20% 以上，不作为避孕首选药。

（三）安全期避孕

安全期避孕又称自然避孕，是根据妇女的自然生理规律，不用任何避孕药物或器具，选择在月经周期中的易受孕期进行禁欲而达到避孕目的。包括日历表法、基础体温法、宫颈黏液观察法。日历表法适用于周期规则妇女，排卵多在下次月经前 14d 左右，据此推算排卵前后 4~5d 内为易受孕期，其余时间不易受孕，被视为安全期。基础体温法和宫颈黏液观察法是根据基础体温测量和宫颈黏液判断排卵日期。由于妇女排卵受外界环境、健康状况、情绪等因素影响可提前或推后，也可能发生额外排卵。因此，安全期避孕法并不是十分可靠，失败率高，不宜推广。

（四）其他避孕法

目前正在研究促黄体素释放激素类似物避孕、免疫避孕法的导向药物避孕和抗生育疫苗等。

第二节　女性绝育方法及护理

案例导入

李女士，38 岁，已婚，育有两子一女，平素月经规律，身体健康。之前一直使用避孕套避孕，和丈夫商量后想做绝育手术，故来医院咨询。

请思考：

1. 根据李女士的具体情况，介绍绝育方法。

2. 术后护理有哪些注意事项？

女性绝育术（female sterilization）是用手术或药物的方法，使妇女达到永久性不生育的目的。输卵管绝育术是普遍采用的方法，通过手术结扎输卵管或药物粘堵输卵管等方法，阻断精子与卵子相遇而达到绝育目的，是一种安全、永久性节育措施。若受术者要求生育时，可行输卵管吻合术。输卵管绝育术主要有经腹输卵管结扎术和经腹腔镜输卵管绝育术。

一、经腹输卵管结扎术

经腹输卵管结扎术（abdominal tubal ligation）是国内应用最广的绝育方法，具有切口小、组织损伤小、操作简易、安全、方便等优点。

（一）适应证

1. 要求接受绝育手术而无禁忌证者。

2. 患严重全身疾病不宜生育者。

（二）禁忌证

1. 24h 内两次体温达 37.5℃或以上。

2. 全身状况不佳，如心力衰竭、血液病等，不能胜任手术。

3. 患严重的神经症。

4. 各种疾病急性期。

5. 腹部皮肤有感染灶，或患有急、慢性盆腔炎。

（三）麻醉

采用局部浸润麻醉或硬膜外麻醉。

（四）手术步骤

1. 受术者排空膀胱，取仰卧位，留置导尿管。

2. 常规消毒手术野、铺无菌巾。

3. 手术经过

（1）取下腹正中耻骨联合上两横指（3~4cm）处，作约 2cm 纵切口，产后则在宫底下 2~3cm 作纵切口。依次切开皮肤、皮下脂肪、腹直肌前鞘和腹膜直至打开腹腔。

（2）寻找提取输卵管是手术的主要环节。根据不同的子宫位置可用卵圆钳取管法、指板取管法或吊钩取管法。提取输卵管后找到输卵管伞端才证实为输卵管，术中须同时检查卵巢有无异常。

（3）结扎输卵管主要有抽芯包埋法、输卵管银夹法和输卵管折叠结扎切除法。抽芯包埋法具有血管损伤少、并发症少、成功率高等优点，目前广泛应用。确认输卵管后用两把鼠齿钳夹持输卵管，于输卵管峡部浆膜下注入利多卡因使浆膜膨胀，切开膨胀的浆膜层，用蚊式止血钳游离输卵管，剪除输卵管约 1cm 长，结扎输卵管两侧断端，然后缝合浆膜层，将近端包埋于输卵管系膜内，远端留于系膜外。同法处理对侧输卵管。

（4）检查无出血点，清点器械、纱布无误后，逐层缝合腹壁关腹。

（五）术后并发症及其防治

1. **感染** 包括局部感染和全身感染。多因体内原有感染灶尚未控制，消毒不严或手术无菌操作观念不强。因此，术前要严格掌握手术适应证和禁忌证，术中严格执行无菌操作规程。术后发生感染应积极抗感染治疗。

2. **出血或血肿** 过度牵拉损伤输卵管或其系膜血管而引起。因此手术时操作忌粗暴，避免损伤血管，关闭腹腔前仔细检查有无出血。一旦发生出血或血肿，协助医生采取相应措施。

3. **损伤** 因局部解剖关系辨认不清或操作粗暴可致膀胱及肠管损伤。一旦发生损伤及时予以修补，并注意术后观察。

4. **输卵管再通** 绝育有 1%~2% 再通率。操作时手术者思想应高度集中，严防误扎、漏扎输卵管。

（六）护理措施

1. 手术时间

（1）非孕妇女月经干净后的 3~4d。

（2）人工流产或分娩后 48h 内。

（3）中期妊娠终止或宫内节育器取出术后可立即施行。

（4）自然流产待月经复潮后。

（5）剖宫产同时可做绝育术。

（6）哺乳期或闭经者排除早孕后。

2. 术前准备

（1）做好受术者的思想工作，耐心回答其所提出的各种疑问，解除其顾虑与恐惧。

（2）术前详细询问病史，并作全身体格检查与妇科检查，实验室检测阴道分泌物常规、血尿常规、凝血功能、肝肾功能等，全面评估受术者。

（3）按妇科腹部手术常规准备。

3. 术后护理

（1）术后密切观察受术者生命体征，评估有无腹痛、内出血或脏器损伤等情况。

（2）除行硬膜外麻醉外，受术者无须禁食，应及早下床活动。

（3）保持伤口敷料干燥、清洁，并注意观察伤口的恢复情况。

（4）鼓励受术者及早排尿。

（5）术后休息 3~4 周，2 周内禁性生活。

二、经腹腔镜输卵管绝育术

（一）适应证

同经腹输卵管结扎术。

（二）禁忌证

患有腹腔粘连、心肺功能不全、膈疝等，余同经腹输卵管结扎术。

（三）操作方法

采用局麻、硬膜外麻醉或全身麻醉。常规消毒腹部皮肤，于脐孔下缘作 1cm 小切口，将气腹针插入腹腔，充 CO_2 2~3L，然后插入套管针放置腹腔镜。在腹腔镜直视下用弹簧夹钳夹或硅胶环套于输卵管峡部，以阻断输卵管通道。也可采用双极电凝烧灼输卵管峡部 1~2cm。经统计各绝育术的失败率，以电凝术再通率最低 1.9‰，硅胶环 3.3‰，弹簧夹高达 27.1‰。机械性绝育术与电凝术相比，毁损组织少，可能为以后输卵管复通提供更高成功率。

（四）术后护理

（1）术后静卧 4~6h 后可下床活动。

（2）严密观察生命体征变化，注意有无体温升高、腹痛、腹腔内出血或脏器损伤征象。

第三节　避孕失败的补救措施及护理

> **案例导入**
>
> 　　韦女士，25 岁，既往月经规律，身体健康，无其他疾病史。和丈夫性生活时未采取任何避孕措施，现停经 40d，近两天晨起恶心，尿妊娠试验（＋），来院后给予 B 超检查，确诊为宫内早孕。病人近期服用过四环素类药物，要求手术流产。
> **请思考：**
> 1. 评估韦女士的情况是否符合手术流产指征。
> 2. 手术流产过程中会出现哪些并发症？如何护理？

　　避孕失败的补救措施是指因意外妊娠、母亲疾病不宜继续妊娠、检查发现胚胎异常需要终止妊娠等原因而采用人工方法终止妊娠的措施，包括早期终止妊娠的方法和中期终止妊娠的方法。

一、早期妊娠终止方法

　　人工流产（artificial abortion）指因意外妊娠、疾病等原因而采用人工方法终止妊娠，是避孕失败的补救方法。人工流产对妇女的生殖健康有一定的影响，任何单位和个人均不可实施非医学需要的胎儿性别鉴定和选择性别人工终止妊娠。做好避孕工作，避免和减少意外妊娠是计划生育工作的真正目的。终止早期妊娠的人工流产方法有药物流产、手术流产。

（一）药物流产

　　药物流产（medical induction）是用药物终止早期妊娠的一种避孕失败的补救措施。目前临床常用的药物是米非司酮和米索前列醇。米非司酮是一种类固醇类的抗孕激素制剂，具有抗孕激素及抗糖皮质激素作用。米索前列醇是前列腺素类似物，具有兴奋子宫和软化宫颈作用。两者配伍应用终止早孕完全流产率达 90% 以上。

1. 适应证

（1）早期妊娠<49d 可门诊行药物流产；>49d 应酌情考虑，必要时住院流产。

（2）本人自愿要求，血或尿 hCG 阳性，超声确诊为宫内妊娠。

（3）手术流产的高危对象，如瘢痕子宫、哺乳期、宫颈发育不良或严重骨盆畸形。

（4）多次手术流产史，对手术流产有疑虑和恐惧心理者。

2. 禁忌证

（1）有使用米非司酮禁忌证，如肾上腺及其他内分泌疾病、妊娠期皮肤瘙痒史、血液病、血管栓塞等病史。

（2）有使用前列腺素药物禁忌证，如心血管疾病、青光眼、哮喘、癫痫、结肠炎等。

（3）带器妊娠、异位妊娠。

（4）**其他**：过敏体质、妊娠剧吐，长期服用抗结核、抗癫痫、抗抑郁、抗前列腺素药等。

3. 用药方法

（1）**顿服法**：用药第 1 日顿服米非司酮 200mg，第 3 日早上口服米索前列醇 0.6mg。

（2）**分服法**：米非司酮 150mg 分次口服，第 1 日晨服 50mg，8~12h 后再服 25mg，第 2 日早、晚各服 25mg，第 3 日上午 7 时再服 25mg。每次服药前后至少空腹 1h。于第 3 日服用米非司酮 1h 后服米索前列醇 0.6mg。

4. 副作用及处理

（1）**胃肠道反应**：服药过程中部分妇女可出现恶心、呕吐或腹泻等胃肠道症状。轻者无须特殊处理，给予心理安慰。症状较重者，可按医嘱口服维生素 B_6 20mg 或甲氧氯普胺 10mg，必要时给予补液治疗，可缓解症状。

（2）**阴道流血**：出血时间长，出血多是药物流产的主要副作用。用药后应严密随访，若疑为不全流产时应及时行刮宫术，应用抗生素预防感染。实施药物流产前应排除异位妊娠，否则异位妊娠者误行药物流产可导致失血性休克。

5. 护理措施

（1）术前应详细询问停经时间、生育史、既往病史及药物过敏史，根据双合诊检查、尿 hCG 检查和 B 型超声检查明确早期宫内妊娠诊断，并进行血常规、出凝血时间以及阴道分泌物常规等检查。协助医师严格核对孕妇药物流产的适应证和禁忌证，签署知情同意书。

（2）关注妇女心理变化，介绍药物流产相关知识，陪伴妇女，减轻思想顾虑。

（3）耐心讲解米非司酮、米索前列醇的用药方法和不良反应。告知妇女遵医嘱服用药物，切记不可出现漏服、少服或者多服现象，不可提前或推迟服药。

（4）向妇女说明服药后排出胎囊的可能时间，大多数妇女在服药 6h 内会出现阴道少量流血，胎囊随之排出。个别妇女需要更长时间，需密切观察，耐心等待，告知妇女可能会出现阴道流血、小腹下坠感、腹痛等症状。

（5）协助妇女如厕，指导妇女使用专用器具收集排出物。协助医生根据排出物鉴定妊娠囊大小、是否完整。

（6）密切观察阴道流血、腹痛等情况，若流产不全或流产失败，协助医生做好清宫准备。

（7）嘱妇女药物流产后注意休息，保持外阴清洁，1 个月内禁止性生活及盆浴，预防感染。

（8）药物流产必须在正规有抢救条件的医疗机构开展。积极提供系统、规范的"流产后关爱"服务项目，帮助流产后女性选择合适的避孕方法，避免重复流产。

流产后关爱

流产后关爱（post-abortion care），简称PAC，是一种标准化的医疗服务流程，通过建立标准化的关爱服务模式，向前来接受人工流产手术的女性病人宣传避孕知识，及时落实有效的避孕方法，从而避免重复流产的伤害，保护女性生殖健康。PAC的核心成分包括流产并发症的医疗服务、流产后计划生育服务、流产后咨询服务、流产后社区服务以及流产后生殖健康综合服务等。

（二）手术流产

手术流产（surgical abortion）是采用手术方法终止妊娠，包括负压吸引术（vacuum aspiration）和钳刮术。

1. 负压吸引术

（1）**适应证**：①妊娠10周以内要求终止妊娠而无禁忌证。②患有某种严重疾病不宜继续妊娠。

（2）**禁忌证**：①生殖道炎症。②各种疾病的急性期。③全身情况不良，不能耐受手术。④术前两次体温在37.5℃以上。

（3）**术前准备**：①详细询问病史，进行全身检查及妇科检查。②血或尿hCG测定，超声检查确诊。③实验室检查包括阴道分泌物常规、血常规及凝血方面检测。④术前测量体温、脉搏、血压。⑤解除病人思想顾虑。⑥排空膀胱。

（4）**手术步骤**：受术者取膀胱截石位。常规消毒外阴、阴道，铺无菌巾。行双合诊检查复查子宫位置、大小及附件等情况。阴道窥器扩张阴道，消毒阴道及宫颈管，用宫颈钳夹持宫颈前唇。顺子宫位置的方向，用探针探测宫腔方向及深度，根据宫腔大小选择吸管。用宫颈扩张器由小号到大号循序渐进扩张宫颈管至比选用吸头大半号或1号。将吸管连接到负压吸引器上，缓慢送入宫底部，遇到阻力略向后退。按孕周及宫腔大小给予负压，一般控制在400~500mmHg，按顺时针方向吸宫腔1~2圈。感到宫壁粗糙，提示组织吸净，此时将橡胶管折叠，取出吸管。用小号刮匙轻轻搔刮宫底及两侧宫角，检查宫腔是否吸净。必要时重新放入吸管，再次用低负压吸宫腔1圈。取下宫颈钳，用棉球拭净宫颈及阴道血迹，术毕。将吸出物过滤，测量血液及组织容量，检查有无绒毛。未见绒毛需送病理检查。

2. 钳刮术

（1）**适应证**：①适用于妊娠10~14周以内自愿要求终止妊娠而无禁忌证者。②患有某种严重疾病不宜继续妊娠。

（2）**禁忌证、术前准备等同负压吸引术。**

（3）**手术步骤**：体位及消毒同负压吸引术。充分扩张宫颈管，可用橡皮导尿管于术前12h插入宫颈管内，手术前取出；也可术前口服、肌内注射或阴道放置扩张宫颈药物，如前列腺素制剂，可使宫颈扩张、软化；术中用宫颈扩张器扩张宫颈管。用卵圆钳钳夹妊娠组织，必要时轻刮宫腔一周。

3. 并发症及处理

（1）**出血**：妊娠月份较大时，因子宫较大，子宫收缩欠佳，出血量多。可在扩张宫颈后，宫颈注射缩宫素，并尽快取出绒毛组织。吸管过细、胶管过软或负压不足引起出血，应及时更换吸管和胶管，调整负压。

（2）**子宫穿孔**：是手术流产的严重并发症。发生率与手术者操作技术以及子宫本身情况有关，如哺乳期子宫、瘢痕子宫、子宫畸形等。手术时突然感到无宫底感觉，或手术器械进入宫腔深度超过原来所测深度，提示子宫穿孔，应立即停止手术。穿孔小，无脏器损伤或内出血，手术已完成，可注射子宫收缩剂保守治疗，并给予抗生素预防感染，同时密切观察受术者血压、脉搏等生命体征，有无腹痛及内出血情况。若宫内组织未吸净，应由有经验医师避开穿孔部位，也可在超声引导下或腹腔镜下完成手术。破口大、有内出血或怀疑脏器损伤，应立即剖腹探查或腹腔镜检查，根据情况做相应处理。

（3）**人工流产综合反应**：指手术时疼痛或局部刺激，使受术者在术中或术毕出现恶心呕吐、心动过缓、心律不齐、面色苍白、头昏、胸闷、大汗淋漓，严重者甚至出现血压下降、昏厥、抽搐等迷走神经兴奋症状。这与受术者的情绪、身体状况及手术操作有关。发现症状应立即停止手术，给予吸氧，一般能自行恢复。严重者可加用阿托品 0.5~1mg 静脉注射。术前重视精神安慰，术中动作轻柔，吸宫时掌握适当负压，减少不必要的反复吸刮，均能降低人工流产综合反应的发生率。

（4）**漏吸或空吸**：施行人工流产术未吸出胚胎及绒毛而导致继续妊娠或胚胎停止发育，称为漏吸。漏吸常见于子宫畸形、位置异常或操作不熟练引起。一旦发生漏吸，应再次行负压吸引术。误诊宫内妊娠行人工流产负压吸引术，称为空吸。术毕吸刮出物肉眼未见绒毛，要重复妊娠试验及超声检查，宫内未见妊娠囊。诊断为空吸必须将吸刮的组织全部送病理检查，警惕异位妊娠。

（5）**吸宫不全**：指手术流产术后部分妊娠物残留宫腔内，是手术流产常见并发症，与操作者技术不熟练或子宫位置异常有关。表现为术后阴道流血时间长且血量多或流血停止再现多量流血，应考虑为吸宫不全，血或尿 hCG 检测和超声检查有助于诊断。无明显感染征象，即行刮宫术，刮出物送病理检查，术后给予抗生素预防感染。若同时伴有感染者，应控制感染后再行刮宫术。

（6）**感染**：多因吸宫不全、消毒不严、术后性生活过早等导致。表现为急性子宫内膜炎、盆腔炎、腹膜炎等。治疗为半卧位休息，全身支持疗法，应用广谱抗生素。

（7）**羊水栓塞**：少见，往往由于宫颈损伤和胎盘剥离使血窦开放，为羊水进入创造条件，即使并发羊水栓塞，其症状及严重性不如晚期妊娠发病凶猛。治疗包括抗过敏、抗休克等。

（8）**远期并发症**：有宫颈粘连、宫腔粘连、月经失调、慢性盆腔炎、继发性不孕等。

4. 护理措施

（1）协助医生严格核对手术适应证和禁忌证。受术者签署知情同意书。做好术前准备。

（2）术中陪伴受术者为其提供心理支持，指导其运用呼吸技巧减轻不适。严密观察，出现异常及时报告医生。配合医生检查吸出物，必要时送病理检查。

（3）术后受术者应在观察室卧床休息 1h，注意观察腹痛及阴道流血情况；遵医嘱给予药物治疗；嘱受术者保持外阴清洁，1 个月禁止性生活及盆浴，预防感染；吸宫术后休息 2 周，若有腹痛及阴道流血增多，随时就诊。

（4）积极实施"流产后关爱"服务，向女性和家属宣传避孕相关知识，帮助流产后女性及时落实科学的避孕方法，避免重复流产。

二、中期妊娠终止方法

孕妇患有严重疾病不宜继续妊娠或防止先天畸形儿出生而需要终止中期妊娠，可以采取依沙吖啶引产和水囊引产。

（一）适应证

1. 妊娠≥14 周至 <28 周，患有严重疾病不宜继续妊娠者。

2. 妊娠早期接触导致胎儿畸形因素，检查发现胚胎异常者。

（二）禁忌证

1. 患有各种急性感染性疾病、慢性疾病急性发作期、生殖器官急性炎症。

2. 术前相隔 4h 两次体温均超 37.5℃。

3. 前置胎盘或腹部皮肤感染者。

（三）操作方法

1.依沙吖啶引产 包括羊膜腔内注入法和羊膜腔外注入法。依沙吖啶是一种强力杀菌剂，将其注入羊膜腔内或羊膜外宫腔内，可使子宫内蜕膜组织坏死而产生内源性前列腺素，引起子宫收缩。依沙吖啶直接对子宫肌肉也有兴奋作用。药物被胎儿吸收后，可致胎儿中毒死亡。临床常用依沙吖啶羊膜腔内注入法，引产成功率达 90%~100%。

（1）羊膜腔内注入法：孕妇排尿后取仰卧位，常规消毒腹部皮肤，铺无菌巾。穿刺点用 0.5% 利多卡因行局部浸润麻醉，用腰椎穿刺针垂直刺入腹壁，穿刺阻力第一次消失表示进入腹腔，继续进针又有阻力表示进入子宫壁，阻力再次消失表示进入羊膜腔。腰椎穿刺针进入羊膜腔内后，拔出针芯，见羊水溢出，接上注射器抽出少量羊水，注入 0.2% 依沙吖啶液。拔出穿刺针，局部消毒，纱布压迫数分钟后，胶布固定。

（2）羊膜腔外注入法：孕妇排尿后取膀胱截石位，常规消毒外阴阴道，铺无菌巾。阴道窥器暴露宫颈及阴道，再次消毒，用宫颈钳钳夹宫颈前唇，用敷料镊将无菌导尿管送入子宫壁与胎囊间，将依沙吖啶液由导尿管注入宫腔。折叠并结扎外露的导尿管，放入阴道穹隆部，填塞纱布。24h 后取出纱布及导尿管。

2.水囊引产 将消毒水囊放置在子宫壁和胎膜之间，根据妊娠月份大小，囊内注入 300~500ml 的 0.9% 氯化钠溶液，以增加宫腔压力和使胎膜剥离，局部前列腺素释放，引起子宫收缩，促使妊娠产物排出。一般水囊放置后 12~24h 可引起宫缩。

（四）注意事项

1.依沙吖啶引产

（1）依沙吖啶通常应用剂量为 50~100mg，不超过 100mg。

（2）羊膜腔外注药时，避免导尿管接触阴道壁，防止感染。

2.水囊引产

（1）水囊注水量不超过 500ml。

（2）放置水囊后出现规律宫缩时应取出水囊。若出现宫缩乏力，或取出水囊无宫缩，或有较多阴道流血，应静脉滴注缩宫素。

（3）放置水囊不得超过 2 次。再次放置，应在前次取出水囊 72h 之后且无感染征象。

（4）放置水囊时间不应超过 24h。若宫缩过强、出血较多或体温超过 38℃，应提前取出水囊。

（5）放置水囊后定时测量体温，特别注意观察有无寒战、发热等感染征象。

（五）并发症

1.全身反应 偶见体温升高，一般不超过 38℃，多发生在应用依沙吖啶后 24~48h，胎儿排出后体温很快下降。

2.阴道流血 约 80% 受术者出现阴道流血，一般不超过 100ml。

3.产道损伤 少数受术者可有不同程度软产道裂伤。

4.感染 是水囊引产最常见的并发症，术中应注意无菌操作，术后给予抗生素预防感染。

5.胎盘胎膜残留 发生率低。为避免妊娠组织残留，多主张胎盘排出后立即行刮宫术。

（六）护理措施

1.术前护理 护士要认真做好受术者身心状况评估，协助医生严格掌握适应证与禁忌证。告知受术者手术过程及可能出现的情况，取得其积极配合，签署知情同意书。指导受术者术前 3d 禁止性生活，依沙吖啶引产者需行 B 型超声检查以定位胎盘及穿刺点，做好穿刺部位皮肤准备。术前每日消毒阴道 1 次。

2.术中护理 为受术者提供安静舒适的环境。给予受术者支持和鼓励。注意严密观察受术者生命体征，识别有无呼吸困难、发绀等羊水栓塞症状，做好抢救准备。

3. 术后护理　让受术者尽量卧床休息，防止突然破水。注意监测受术者生命体征，严密观察并记录宫缩出现的时间和强度、胎心与胎动消失的时间及阴道流血等情况。产后仔细检查胎盘胎膜是否完整，有无软产道裂伤，若发现裂伤，及时缝合。胎盘胎膜排出后常规行清宫术，注意观察产后宫缩、阴道流血及排尿情况，若妊娠月份大的产妇引产后出现泌乳，需指导其及时采取退奶措施，保持外阴清洁，预防感染。

4. 健康指导　引产后妇女应注意休息，加强营养。鼓励其表达内心焦虑、恐惧和孤独等情感，给予同情、宽慰、鼓励和帮助。术后 6 周禁止性生活及盆浴，为其提供避孕指导。若出院后出现发热、腹痛及阴道流血量多等异常情况，应及时就诊。

第四节　避孕节育措施的选择

案例导入

林女士, 37 岁, 因停经 50d 来门诊行人工流产术。既往月经规律, 量可, 经期无不适。分别于 5 年前和 3 年前足月顺产一男一女。产后曾采用安全期避孕, 但因失败做过一次人工流产, 此次又因避孕失败再次进行人工流产术。林女士很苦恼, 希望有更可靠的避孕措施。

请思考：

1. 向林女士介绍女性生育年龄各期适宜的避孕方法。

2. 根据林女士的情况, 介绍适合她的避孕方法。

避孕方法知情选择指通过广泛深入宣传、教育、培训和咨询等途径, 帮助育龄妇女根据自身特点（包括家庭、身体、婚姻状况等）, 选择合适的安全有效的避孕方法。以下介绍生育年龄各期避孕方法的选择。

（一）新婚期

1. 原则　新婚夫妇年轻, 尚未生育, 应选择使用方便、不影响生育的避孕方法。

2. 选用方法

（1）复方短效口服避孕药使用方便, 避孕效果好, 不影响性生活, 列为首选。

（2）性生活适应后可选用避孕套, 也是较理想的避孕方法。

（3）外用避孕栓、薄膜等。

3. 注意事项

（1）尚未生育或未曾有人工流产手术者, 宫内节育器不作为首选。

（2）不适宜用安全期、体外排精及长效避孕药等避孕方法。

（二）哺乳期

1. 原则　不影响乳汁质量及婴儿健康。

2. 选用方法

（1）避孕套是哺乳期最佳避孕方式。

（2）单孕激素制剂长效避孕针或皮下埋植剂。

（3）放置宫内节育器。

3. 注意事项

（1）由于哺乳期阴道较干燥, 不适用避孕药膜。

（2）哺乳期放置宫内节育器时, 操作要轻柔, 防止子宫损伤。

（3）哺乳期不宜使用雌、孕激素复合避孕药或避孕针以及安全期避孕。

（三）生育后期

1. 原则 选择长效、安全、可靠的避孕方法，减少非意愿妊娠进行手术带来的痛苦及并发症。

2. 选用方法

（1）可根据个人身体状况选择避孕方法，如宫内节育器、皮下埋植剂、复方口服避孕药、避孕针、避孕套等。

（2）已生育两个孩子或以上的妇女，可采用绝育术。

3. 注意事项 对上述某种避孕方法有禁忌证者则不宜使用此种方法。

（四）绝经过渡期

1. 原则 此期仍有排卵可能，应坚持避孕，选择以外用避孕为主的避孕方法。

2. 选用方法

（1）避孕套避孕。

（2）原来使用宫内节育器无不良反应者可继续使用，至绝经后半年内取出。

（3）可选用避孕栓、凝胶剂避孕。

3. 注意事项

（1）绝经过渡期阴道分泌物较少，不宜选择避孕药膜避孕。

（2）不宜选用复方避孕药及安全期避孕。

（韩 丽）

思考题

1. 王女士，31岁，二胎剖宫产术后4个月，母乳喂养且奶水充足，未见月经复潮。

请思考：

（1）请为哺乳期的王女士选择合适的避孕措施。

（2）哺乳结束后，王女士可采用哪些方式进行避孕？

2. 刘女士，50岁，G_3P_2，生完二胎后一直选择放置IUD避孕已14年，节育器种类不明。现月经逐渐不规律前来咨询。

请思考：

（1）何时取出宫内节育器为宜？

（2）取器后如何对刘女士进行健康指导？

ER 18-4

练习题

第十九章 ｜ 妇女保健

教学课件　　思维导图

学习目标

知识目标：

1. 掌握妇女一生各时期的保健内容和职业妇女劳动保护措施。

2. 熟悉妇女保健的目的、组织机构和服务范围；熟悉生殖健康的概念及影响生殖健康的主要因素。

3. 了解妇女劳动保护法规和妇女保健常用的统计指标。

能力目标：

能做好妇女劳动保护，确保妇女在劳动中的安全与健康。

素质目标：

通过学习妇女保健的知识让学生体会国家战略，加强学生人类命运共同体意识，培养学生的爱国主义情怀和民族自豪感，从而知医爱医、强医兴医。

妇女保健学是一门运用现代医学和社会科学的基本理论、基本技能及基本方法，以妇女为研究对象，研究妇女身体健康、心理行为及生理发育特征的变化及其规律，分析其影响因素，制定有效的保健措施的学科。学科涉及女性的女童期、青春期、围婚期、生育期、围产期、围绝经期和老年期等各阶段。

第一节　概　述

一、妇女保健的目的

妇女保健的目的是通过积极的预防、普查、监护和保健措施，做好妇女各时期的保健工作，防治妇女常见病、多发病，降低患病率，控制或消灭某些疾病及遗传病的发生，控制性传播疾病的传播，保证母婴安全，降低孕产妇和围产儿死亡率。

二、妇女保健的重要性

妇女健康对社会经济发展有重大影响。孕产妇死亡率、婴儿死亡率和人均期望寿命是国际社会评价各国社会发展的主要指标。联合国报告提示，孕产妇和新生儿死亡使经济发展的速度减慢，平均每年导致全球生产力损失金额高达 150 亿美元。相反，投资妇女儿童健康可带来巨大的经济回报。

妇女的健康直接关系到子代的健康和出生人口的素质。人体生长发育的每一阶段都是以前一阶段为基础，同时又影响着下一阶段。如果某一阶段出现疏忽，或是某阶段的生理、心理、社会需求未能得到满足，造成的不良影响，不仅直接影响本阶段的健康，还会在下阶段反映出来，因之造成的损失和不良后果，往往很难弥补。出生人口的素质与母亲受孕前及受孕后的健康密切相关。不仅从生命开始形成的最初阶段就要开始对胚胎进行保护，在整个孕产期内要实施对母子进行统一管理的围产保健；还应对妇女进行孕前、婚前的保健和青春期少女及女童等的保健，使妇女从孩提时起就能得到卫生保健，预防疾病，健康地成长为未来的母亲。

妇女一生中生殖系统和生殖功能变化复杂，青春期和围绝经期是两个重大变化时期，除涉及生殖系统和生殖功能外，心理和社会适应能力也发生巨变，如不重视保健，将会影响女性青春期的正常发育和导致围绝经期妇女衰老的提前。在上述两期之间的生育期持续 30 年左右，妇女要经历结婚、妊娠、分娩、产褥、哺乳和生育调节等特殊生理过程。在这一系列过程中，如忽视妇女保健，不仅会导致妇女伤残，而且会影响胎儿、婴儿的健康和生命安全。

保护和促进妇女生殖健康（reproductive health），落实"母亲安全（safe motherhood）"，并使妊娠更安全（making pregnancy safer，MPS）是国际社会对人类的承诺。在人类进步和发展中，生命的准备、生命的保护和晚年生活质量已成为现代三大健康主题。通过社会动员使人民的自我保健意识和能力逐步提高，建立起有益于健康的生活方式和环境，并由医疗保健机构提供以健康保护和健康促进为中心的保健服务，最终实现"人人享有健康"的目标。

三、妇女保健的组织机构

妇女保健是向妇女提供以保障生殖健康为重点的医疗和公共卫生服务的事业。在我国，妇女保健工作由专门的组织机构和人员来承担。我国将妇幼保健行政机构称为妇幼卫生组织，将业务机构称为妇幼保健组织。

（一）行政机构

1. 国家卫生健康委员会　内设妇幼健康司，下设综合处、妇女卫生处、儿童卫生处、出生缺陷防治处。其主要职责是拟订妇幼卫生健康政策、标准和规范，推进妇幼健康服务体系建设，指导妇幼卫生、出生缺陷防治、婴幼儿早期发展、人类辅助生殖技术管理和生育技术服务工作。

2. 省级（直辖市、自治区）卫生健康委员会　内设妇幼健康处。

3. 市（地）级卫生健康委员会　内设妇幼健康科。

4. 县（区）级卫生健康委员会　内设医政科或防保科负责妇幼健康服务工作。

（二）专业机构

按照 2013 年《关于优化整合妇幼保健和计划生育技术服务资源的指导意见》，应切实加强基层妇幼保健服务网络建设，保证妇幼卫生服务各项工作落实。各省（区、市）应按照"省选设、市县合、乡增强、村共享"的方式，积极推进妇幼保健服务机构和职责整合，加快形成资源共享、优势互补、运转高效、群众满意的妇幼保健服务网络。妇幼健康服务机构按照全生命周期和三级预防的理念，以一级和二级预防为重点，为妇女儿童提供从出生到老年、内容涵盖生理和心理的主动、连续的服务与管理。

1. 国家级　设国家疾病预防控制中心妇幼保健中心。

2. 省、市级妇幼健康服务机构　省级妇幼健康服务机构承担全省妇幼保健技术中心任务，并协助卫生与生育技术行政部门开展区域业务规划、科研培训、信息分析利用、技术推广及对下级机构的指导、监督和评价等工作；地市级妇幼健康服务机构根据区域卫生规划承担妇幼保健技术分中心任务，并发挥着承上启下作用。省、市级妇幼健康服务机构主要设有 4 个部门：

（1）**孕产保健部**：设有孕产群体保健科、婚前保健科、孕前保健科、孕期保健科、医学遗传与产前筛查科、产科、产后保健科。此外，根据功能定位、群众需求和机构业务发展需要可增设产前诊断等科室。

（2）**儿童保健部**：设有儿童群体保健科、新生儿疾病筛查科、儿科、新生儿科等13个科室。

（3）**妇女保健部**：设有妇女群体保健科、青春期保健科、围绝经期保健科、乳腺保健科、妇科、中医妇科。此外，根据功能定位、群众需求和机构业务发展需要可增设妇女营养科、妇女心理卫生科、不孕不育科等科室。

（4）**生育技术服务部**：设有生育技术咨询指导科、生育技术手术科、男性生殖健康科、避孕药具管理科。

3. 县区级妇幼健康服务机构是三级妇幼健康服务机构的基础。侧重辖区管理、人群服务和基层指导。业务部门设置主要有：

（1）**孕产保健部**：设孕产保健科、产科。

（2）**儿童保健部**：设儿童保健科、儿科。

（3）**妇女保健部**：设妇女保健科、妇科。

（4）**生育技术服务部**：设生育技术咨询指导科、生育技术手术科、避孕药具管理科。

此外，乡级生育技术服务机构与乡（镇）卫生院妇幼保健职能整合，村级卫生室和生育技术服务室同时保留。

四、妇女保健的服务范围

妇女保健服务范围是妇女的一生，包括身体保健和心理社会方面的保健。妇女保健涉及女性的青春期、生育期、围产期、绝经过渡期和老年期，研究各期的特点和保健要求，以及影响妇女健康的社会环境、卫生服务、自然环境和遗传等方面的各种高危因素，制订保健对策和管理方法，开展妇女各期保健、生育技术服务、妇女常见病和恶性肿瘤的普查普治、妇女劳动保护、妇女心理保健等保健工作，从而提高妇女健康水平。

五、妇女保健工作的方法

妇女保健工作是一个社会系统工作，应充分发挥各级妇幼保健专业机构及三级妇幼保健网的作用。主要工作方法有：

1. 深入调查研究，根据具体情况制订切实可行的工作计划和防治措施，做到群众保健与临床保健相结合，防与治相结合。

2. 有计划地组织培训和继续教育，不断提高专业队伍的业务技能和水平。

3. 健全有关法律和法规，建立相关的规章制度，保障妇女和儿童的合法权益，加强管理和监督，保证工作质量。

4. 广泛开展社会宣传和健康教育，调动全社会全员参与，提高群众的自我保健意识。

> **知识链接**
>
> ### 《中华人民共和国妇女权益保障法》简介
>
> 《中华人民共和国妇女权益保障法》是为了保障妇女的合法权益，促进男女平等，充分发挥妇女在社会主义现代化建设中的作用，根据宪法和我国的实际情况而制定的。自1992年10月1日施行起，通过全国人民代表大会常务委员会不断更新修改，2018年10月26日第十三届全国人民代表大会常务委员会第六次会议通过《关于修改〈中华人民共和国妇女权益保障法〉的决定》。最新的妇女权益保障法全文包括总则、政治权利、文化教育权益、劳动和社会保障权益、财产权益、人身权利、婚姻家庭权益、法律责任、附则共九章六十一条。

第二节　生殖健康与妇女保健

一、生殖健康的概念

生殖健康于1994年4月由世界卫生组织正式定义,并于1994年9月在埃及开罗召开的国际人口与发展大会上获得通过,并将生殖健康的概念写入该会通过的行动纲领中。WHO给予生殖健康的概念为:在生命的整个过程中,生殖系统功能和过程中的身体、心理、社会适应的完好状态,而不仅是没有疾病和功能失调。

生殖健康的内涵主要包括:人们能够获得正常、满意和安全的性生活,不必担心意外妊娠及可能发生性传播疾病;妇女有生育能力,可以自由地、负责任且不违反法律地决定生育时间和生育数目;妇女在妊娠、分娩过程中能够获得优质保健服务,以保证母婴安全;夫妇有权知晓并获取安全、有效、可负担的生育调节的方法。

二、妇女的生殖健康

从整体来看,生殖健康是妇女和成年男子的共同需求,但是由于生物和社会文化等因素,妇女在生殖健康方面所承担的负担、危险和责任要比男子大得多。主要原因有:①妇女承担了特殊的生育功能,受到与妊娠和分娩有关的健康威胁;②妇女生殖系统的解剖和生理特点使之容易感染性传播疾病;③在生育技术方面,很多情况下妇女处于从属、被动的地位,承担着避孕的主要责任和负担;④不孕症应为夫妇双方的共同责任,而事实上妇女却不公平地担负了大部分的责任;⑤在性问题方面,由于社会、文化、宗教等方面的影响,妇女一直处于被动和从属地位,多数没有支配权和自主权。

妇女的生殖健康状况不仅反映妇女本身的健康问题,还反映出整个社会人群的整体健康水平,反映出整个国家的政治、经济、文化的整体水平。妇女的生殖健康直接关系到社会的稳定,家庭的稳定、儿童的生存和发展。随着不断地实践和探讨,人们认识到生殖健康与社会、经济、文化、教育、环境等,特别是妇女地位之间有着密切的联系。生殖健康强调通过增加对妇女保健的需求服务,特别是通过增强妇女权力、提高妇女地位,达到保护人类生殖健康和降低死亡率的目标。

生殖健康意义上的妇女保健包括妇女从出生到死亡的各个年龄阶段,即婴幼儿期、儿童期、青春期、育龄期、围绝经期及老年期的保健,所有这些阶段的身体、心理、社会、文化、传统习俗、教育等因素均对各阶段的妇女的生殖健康产生巨大的影响。

三、影响生殖健康的主要因素

影响生殖健康的因素很多,主要有社会经济、文化教育和妇女地位,生育技术和卫生服务,环境污染和生活方式,卫生知识和自我保健等。

四、护理人员在生殖健康中的作用

生殖健康包括了人类一生各个年龄阶段的保健,涉及社会、经济、心理、环境、人权、法律、伦理等多个相关领域。要促进和改善生殖健康,就必须提供贯穿其整个生命周期各阶段的优质生殖保健,满足人类各个不同时期的生殖健康需求并提供广泛的信息、技术和服务。因此,护理人员应熟悉各个学科的相关知识以及护理理论,在临床护理、社区保健、卫生宣教等方面发挥多元化的作用。通过护理人员的优质服务,为人们提供生殖健康知识和技能、生育健康婴儿及科学育儿知识、围生期保健教育和服务,提供性传播疾病及相关疾病的防治知识。

在社区保健工作中,护理人员可通过宣传手册、讲座、板报、定期家庭访视等形式,向妇女及其家庭进行生殖健康指导，使她们认识到婚姻家庭、性生活、生育、文化水平等因素将直接影响生殖健康。

确保妇女在整个生命周期的不同生理阶段健康、安全和幸福，保证儿童的生存及健康成长是生殖健康赋予我们的责任。护理人员应以人的生殖健康为中心，开展从身体到心理、从医院到家庭、从群体到个人的多种多样的全方位的优质服务，为保证人类的健康与幸福作出应有贡献。

第三节 妇女保健的工作任务

案例导入

小张，13岁，2d前出现月经初潮。现在阴道流血量中等，伴轻微腹痛，她非常害怕、紧张，不知道该怎么做，由母亲带来医院咨询。

请思考：

1. 作为从事妇女保健工作的护士，该如何对小张进行青春期保健？
2. 我国妇女保健包括哪些时期？

妇女保健工作的任务包括妇女各期保健、生育技术服务、妇女常见病和恶性肿瘤的普查普治、妇女劳动保护、妇女心理保健，社区妇女保健与健康促进等。

一、妇女各期保健

（一）女童期保健

女童期指从新生儿期至10周岁的阶段。女童保健是妇女一生生殖健康的基础。10周岁以前，女童的生殖器官仍为幼稚型，外阴发育不完善，阴道黏膜菲薄，大小阴唇未发育，加之缺乏雌激素，易患生殖系统炎症。女童期保健要点包括：①关注女童的生殖保健，对她们稚嫩的生殖器官予以充分保护；②培养其良好的卫生习惯，2周岁以下的女童应避免穿开裆裤，应勤洗澡、勤更衣，坚持每晚清洗外阴，保持外阴的清洁；③注意营养的合理与均衡，尽早发现并治疗发育成熟障碍，避免女童体格发育偏离及性早熟；④父母应多采用启发式和鼓励的教育方法，避免一味地训斥、打骂，从小培养孩子形成自信自强、力求上进的良好品质；⑤对学龄期儿童，组织其参加适宜的游戏活动或体操锻炼，以利健全其身心发展。

（二）青春期保健

青春期是由儿童发育到成人的过渡阶段。该时期会出现生长发育突增、月经初潮和第二性征发育近乎成人等现象。青春期保健应重视女性健康与行为，开展三级预防。一级预防包括①自我保健：加强青少年健康教育，使他们了解自己生理、心理和社会行为特点，懂得自爱，学会保护自己，培养良好的生活习惯，科学安排生活，劳逸结合；②卫生指导：注意外阴部卫生，每日用清水清洗外阴，注意经期卫生，保护大脑，开发智力，保护皮肤，防止痤疮，远离烟酒；③营养指导：青春期是生长发育的第二高峰，良好的发育和生长需要丰富而足够的营养作为基础，青春期要摄取丰富多样的蛋白质和足够的碳水化合物，合理的平衡营养，不能盲目节食、减肥；④性教育：正确对待和处理性发育过程中各种问题，减少非意愿妊娠，预防性传播疾病；⑤体育锻炼：坚持锻炼身体，经期应该避免剧烈的跑跳运动。二级预防包括疾病的早期发现。通过学校保健等普及对青少年的体格检查，及早筛查出健康和行为问题。三级预防包括对青春期女性疾病的治疗与康复。青春期保健以一级预防为重点。

（三）围婚期保健

围婚期保健是围绕结婚前后，为保障婚配双方及其下一代健康所进行的一系列保健服务措施。

围婚期保健的目的是保证健康的婚配，以利婚配双方及下一代的健康，防止某些疾病的传播，尤其是遗传性疾病的传播，以减少人群中遗传病的比例。包括婚前医学检查、婚前卫生指导和婚前卫生咨询。婚前医学检查是通过医学检查手段发现有影响结婚和生育的疾病，从而提出促进男女双方健康和婚育后代素质的医学意见，如"暂缓结婚""不宜结婚""不宜生育"等建议。婚前卫生指导能促进男女双方掌握性保健、新婚避孕和生育保健知识，为达到生殖健康目的奠定良好基础。婚前卫生咨询能帮助服务对象改变不利于健康的行为，对促进健康、保障健康生育起到积极的保护作用。

（四）生育期保健

生育期保健的工作任务是维护生殖功能的正常和生育调节技术指导；开展妇科疾病与肿瘤的筛查，降低发病率，维护妇女健康。分为三级，以一级预防为重点。①一级预防：普及妇女生殖系统保健和生育调节技术指导；②二级预防：对于妇女在生育期的各种疾病，能做到早发现、早治疗，提高防治质量；③三级预防：提高对妇女常见疾病的处理水平，降低生育期妇女的死亡率。

知识链接

《中华人民共和国母婴保健法》（节选）

第二章　婚前保健

第七条　医疗保健机构应当为公民提供婚前保健服务。

婚前保健服务包括下列内容：

（一）婚前卫生指导：关于性卫生知识、生育知识和遗传病知识的教育；

（二）婚前卫生咨询：对有关婚配、生育保健等问题提供医学意见；

（三）婚前医学检查：对准备结婚的男女双方可能患影响结婚和生育的疾病进行医学检查。

第八条　婚前医学检查包括对下列疾病的检查：

（一）严重遗传性疾病；

（二）指定传染病；

（三）有关精神病。

经婚前医学检查，医疗保健机构应当出具婚前医学检查证明。

第九条　经婚前医学检查，对患指定传染病在传染期内或者有关精神病在发病期内的，医师应当提出医学意见；准备结婚的男女双方应当暂缓结婚。

第十条　经婚前医学检查，对诊断患医学上认为不宜生育的严重遗传性疾病的，医师应当向男女双方说明情况，提出医学意见；经男女双方同意，采取长效避孕措施或者施行结扎手术后不生育的，可以结婚。但《中华人民共和国婚姻法》规定禁止结婚的除外。

第十一条　接受婚前医学检查的人员对检查结果持有异议的，可以申请医学技术鉴定，取得医学鉴定证明。

第十二条　男女双方在结婚登记时，应当持有婚前医学检查证明或者医学鉴定证明。

第十三条　省、自治区、直辖市人民政府根据本地区的实际情况，制定婚前医学检查制度实施办法。省、自治区、直辖市人民政府对婚前医学检查应当规定合理的收费标准，对边远贫困地区或者交费确有困难的人员应当给予减免。

（五）围产期保健

指一次妊娠从妊娠前、妊娠期、分娩期、产褥期、哺乳期为孕产妇和胎儿及新生儿的健康所进行的一系列保健措施，从而保障母婴安全，降低孕产妇死亡率和围产儿死亡率。

1. 孕前保健　孕前保健是指通过评估和改善计划妊娠夫妇的健康状况，指导夫妇双方计划妊娠,选择最佳的受孕时机,以减少不良妊娠结局的危险因素及高危妊娠的发生。主要保健内容包括:①进行生殖相关的健康保健;②评估既往慢性疾病史、家族和遗传病史,积极治疗对妊娠有影响的疾病,如病毒性肝炎、心脏病等;③指导夫妇选择适宜时间受孕,告知两次妊娠间隔时间最好在 2 至 5 年,不宜妊娠者应及时告知;④孕前期女性的心理和社会环境因素也很重要,夫妇应戒烟酒,孕前 3 个月补充叶酸,避免接触有毒有害物质和放射线,以免影响胎儿正常发育。

2. 妊娠早期保健　妊娠早期是胚胎、胎儿分化发育阶段,易受外界因素及孕妇疾病影响,导致胎儿畸形或发生流产,应注意防病,减少致畸因素。主要保健内容包括:①进行保健指导,包括讲解孕期检查的内容和意义,给予营养、心理、卫生(包括口腔卫生等)和避免致畸因素的指导;②提供疾病预防知识,告知出生缺陷产前筛查及产前诊断的意义和最佳时间等;③筛查孕期危险因素,发现高危孕妇,并进行专案管理;④对有合并症、并发症的孕妇及时诊治或转诊,必要时请专科医生会诊,评估是否适于继续妊娠。

3. 妊娠中期保健　妊娠中期是胎儿生长发育较快的阶段。胎盘已形成,不易发生流产,妊娠晚期并发症尚未出现,但应从妊娠中期开始注意预防。主要保健内容包括:①进行保健指导,包括讲解妊娠生理知识、预防贫血和流产的健康教育;②开展胎儿畸形筛查,如唐氏综合征等;③妊娠并发症的筛查,如妊娠糖尿病、前置胎盘等;④进行胎儿生长发育的监测和评估,早期发现胎儿生长受限等异常。

4. 妊娠晚期保健　妊娠晚期胎儿生长发育最快,体重明显增加。此期需进行妊娠晚期营养及生活方式、孕妇自我监护、分娩及产褥期相关知识、母乳喂养、新生儿筛查及预防接种等宣教。

5. 分娩期保健　指分娩与接产时的各种保健和处理。这段时间很重要且复杂,是保证母儿安全的关键。提倡住院分娩,高危孕妇应提前入院。近年我国卫生行政部门针对分娩期保健提出了"五防""一加强"。"五防"内容是:防产后出血,防产褥感染,防产程停滞,防产道损伤,防新生儿窒息;"一加强"是加强产时监护和产程处理。

6. 产褥期保健　产褥期保健均在初级保健单位进行,产后访视应在出院后 3d 内、产后 14d 和产后 28d 进行。主要保健内容包括:①提供喂养、营养、心理、卫生及避孕方法等指导;②监测生命体征,检查子宫复旧、伤口愈合及乳房有无异常;③关注产后抑郁等心理问题;④督促产后 42d 进行母婴健康检查。

7. 哺乳期保健　哺乳期是指产后产妇用自己的乳汁喂养婴儿的时期,就是开始哺乳到停止哺乳的这段时间,一般为 1 年。哺乳期主要保健内容为保护母婴健康,降低婴幼儿死亡率,保护、促进和支持母乳喂养。母乳中营养物质搭配合理,且含多种免疫物质,能增加婴儿的抗病能力,是婴儿最适宜、最良好、最安全的天然食物。母乳喂养不仅省时、省力、经济,还可促进子宫收缩,防止产后出血;增强母子感情;降低母亲患乳腺癌、卵巢癌的危险性。

知识链接

《促进母乳喂养成功的10条措施》

(2018年更新版)

2018 年 4 月 11 日,世卫组织与联合国儿童基金会在日内瓦联合发布了新版《促进母乳喂养成功 10 项措施(2018)》。这 10 项修订措施基于 2017 年 11 月的世卫组织指南,并附于《2018爱婴医院倡议实施指南》中,旨在增强医疗机构对母乳喂养的支持。

(一)关键的管理规程

1a. 完全遵守《国际母乳代用品销售守则》和世界卫生大会相关决议。

1b. 制定书面的婴儿喂养政策,并定期与员工和家长沟通。

1c. 建立持续的监测和数据管理系统。

2. 确保工作人员有足够的知识、能力和技能以支持母乳喂养。

（二）重要的临床实践

3. 与孕妇及其家属探讨母乳喂养的重要性以及方法。

4. 分娩后即刻开始不间断的皮肤接触，帮助母亲尽早开始母乳喂养。

5. 支持母亲早开奶和维持母乳喂养，以及应对母乳喂养常见的困难。

6. 除非有医学指征，否则不要给母乳喂养的新生儿提供母乳以外的任何食物或液体。

7. 母亲和婴儿共处，实行24h母婴同室。

8. 帮助母亲识别和回应婴儿需要进食的迹象。

9. 告知母亲使用奶瓶、人工奶嘴和安抚奶嘴的风险。

10. 协调出院，使父母和他们的婴儿能够及时获得持续的支持和照护。

（六）围绝经期保健

围绝经期是指妇女在45~55岁开始出现内分泌、生物学变化与临床表现直至绝经。有部分妇女在此期前后出现性激素减少所引发的一系列躯体和精神心理症状。围绝经期保健内容有：①合理安排生活，重视营养的摄入，保持心情舒畅，注意锻炼身体；②保持外阴部清洁，预防老年性阴道炎；③此期容易发生子宫脱垂及压力性尿失禁，应行肛提肌锻炼，以加强盆底组织的支持力；④每年定期体检，早发现和早治疗妇科肿瘤；⑤在医师指导下，正确使用激素补充治疗、补充钙剂等方法防治绝经综合征、骨质疏松、心血管疾病的发生；⑥虽然此期生育能力下降，仍应避孕至月经停止12个月以后。

（七）老年期保健

老年期是女性一生中生理和心理上一个重大转折点。由于卵巢功能衰竭，体内性激素水平很低，加之心理及生活方面的巨大变化，老年期的妇女较易患各种身心疾病如：子宫脱垂、老年性阴道炎、老年性痴呆等。此期应加强身体锻炼，定期进行体格检查，合理应用激素类药物，提高晚年生活质量，促进健康长寿。

二、生育技术服务

妇女保健工作要以妇女为中心，开展生育技术咨询，普及科学生育知识；指导育龄夫妇选择安全有效的节育方法，如屏障式避孕措施，以降低非意愿妊娠和预防性传播疾病的传播；提高优生优育服务水平，保证和提高人工流产手术质量，减少和防止手术并发症的发生，确保受术者的安全与健康。特别要向育龄夫妇强调的是，人工流产虽然可作为避孕失败后的补救手段，但为避免人工流产对女性生殖健康的损伤，应积极采用合适、有效的避孕措施。

三、妇女常见病和恶性肿瘤的普查普治

妇女常见病是指发生在女性生殖器官或乳腺的常见疾病，主要包括宫颈疾病、乳腺疾病、生殖道感染及其他生殖系统疾病。定期进行妇女常见疾病的普查普治，能够及早发现和及时治疗妇科常见病和多发病，减少妇科疾病的发病率，并可及时控制某些疾病的进一步发展，降低死亡率，保障妇女健康，提高广大妇女的健康水平。妇女保健工作要建立健全妇女疾病及防癌保健网，定期进行妇女疾病及恶性肿瘤的普查普治工作。普查内容包括妇科检查、阴道分泌物检查、宫颈细胞学检查和HPV检测、超声检查等。倡导接种HPV疫苗，预防宫颈癌，降低发病率。当普查发现异常时，应进一步检查，真正做到早发现、早诊断、早治疗，以提高治愈率。

四、妇女心理保健

拥有健康的心理,对女性度过一生中几个特定的时期也尤为重要。

(一)月经期心理卫生

月经周期中激素水平变化可能导致各种情绪变化,如在经前期雌激素水平低时,情绪常低落;生活方式改变、环境变迁、工作紧张等引起的情绪不稳,也可导致月经紊乱甚至闭经。可通过听音乐、倾诉或适当运动进行情绪的调节和舒缓。

(二)妊娠期和分娩期心理卫生

妊娠期的心理状态分为较难耐受期、适应期和过度负荷期3个时期。孕妇最常见心理问题为对妊娠、分娩、胎儿和产后等方面的关心或担心。这时的心理卫生保健重点是充分休息,进行心理咨询和心理疏导。分娩期常见的心理问题是不适应、焦虑、恐惧及依赖心理。因此,在分娩过程中,医护人员要耐心安慰孕产妇,提倡开展家庭式产房,由丈夫或家人陪伴,以消除产妇的焦虑和恐惧。

(三)产褥期心理卫生

产妇在产后2周内特别敏感。常见的心理问题是焦虑和产后抑郁,而心理因素可影响母乳喂养。医护人员要及时了解产妇的心理需要和心理问题,鼓励进行母乳喂养和产后锻炼,并进行心理疏导。

(四)辅助生殖技术相关的心理卫生

辅助生殖技术可以解决夫妻不孕不育的问题,手术前医护人员要让夫妻充分知情并同意。孩子出生后,应保护妇女和孩子的利益,不得歧视她们。

(五)围绝经期及老年期心理卫生

围绝经期及老年期妇女体内雌激素水平显著降低,导致绝经前后易出现抑郁、焦虑及情绪不稳定、身心疲劳、孤独、个性行为改变等。在这时期应加强心理咨询、健康教育和激素替代治疗,并鼓励从事力所能及的工作,增加社会文体活动。

(六)与妇科手术有关的心理问题

1. 行子宫、卵巢切除手术的心理问题　由于知识缺乏,当因病需行子宫和/或卵巢切除时容易产生许多顾虑,担心自己女性形象受损,自我完整感丧失,担心会影响夫妻性生活等,病人会表现出情绪低落、苦闷、抑郁。因此对子宫、卵巢切除的病人应重视术前心理咨询,向病人说明手术的必要性及方法,告知术中可能出现的问题及补救办法,解除病人的顾虑;同时还要做好病人丈夫和家属的工作,多方面减少病人的压力和精神负担。

2. 行输卵管结扎术的心理问题　绝育手术输卵管结扎术并不影响卵巢功能和夫妻间的性生活。但行绝育手术的女性多为健康个体,容易对手术的疼痛、并发症等产生恐惧、担忧的心理。因此,术前应仔细检查受术者有无神经衰弱、癔症等心理疾病,并告知手术原理,缓解其不良心理反应。

第四节　职业妇女劳动保护

案例导入

2021年5月,小赵入职某公司,双方签订了为期一年的书面劳动合同。2022年4月,某公司告知小赵,由于双方劳动合同即将到期,决定不再与其续签。此时,小赵称自己已怀孕,并要求继续履行劳动合同。某公司表示拒绝。小赵提起劳动仲裁委,要求继续履行劳动合同。小赵认为,自己在工作期间怀孕,根据我国劳动法律法规的规定,除自己提出终止劳动合同或严重违反用人单位规章制度等情形外,用人单位不得单方解除劳动合同。

请思考:

1.该公司是否有权力与小赵单方解除劳动合同?小赵提出的要求是否合理?

2.对于职业妇女国家有何特殊保护?

我国妇女参加社会生产劳动的人数逐渐增多,几乎涉及各个行业领域,妇女已成为社会主义建设不可缺少的力量。职业性有害因素对女职工的危害不仅在于女职工本身,而且可能对生殖功能产生不同程度的损害,从而影响子代的健康,最终关系到整个国民健康素质水平。因此,我国政府十分重视保护职业妇女的健康。职业妇女劳动保护的基本任务是:防止职业性有害因素对职业妇女健康的危害,尤其是对生殖健康的负面影响,保障职业妇女健康、高效地从事劳动工作,并孕育健康的后代。

一、妇女劳动保护的基本原则

妇女劳动保护有两个层面的含义,一是保护妇女的劳动权利;二是保护妇女在职业劳动过程中的安全和健康。国际劳工组织从四个方面明确了妇女劳动保护的含义:①保护母亲,即保护女性作为母亲的功能完好和健康状态,重点强调月经期、孕期、产前产后期和哺乳期的劳动保护;②合理规定女性的工作时间,孕妇、乳母禁止加班等;③禁止女性从事危险有害作业;④男女有同等的就业机会,同工同酬。

(一) 妇女劳动保护法规

我国重视女工的劳动保护,在宪法中明确规定:"中华人民共和国妇女在政治的、经济的、文化的、社会的和家庭的生活等各方面享有同男子平等的权利。国家保护妇女的权利和利益,实行男女同工同酬……母亲和儿童受国家的保护。"《女职工劳动保护特别规定》《中华人民共和国妇女权益保障法》和《女职工保健工作规定》等均明确了对于女职工给予特殊劳动保护的基本法律要求。

特殊保护是指除了对男女劳动者共同进行的劳动保护外,根据女性的生理特点,对女性在职业劳动过程中予以特殊的保护,其目的在于保护女职工的身心健康及其子女的健康发育和成长,提高人口素质。女职工保健工作必须贯彻预防为主的方针,除注意女职工的生理特点外,还须注意女职工的职业特点,同时要认真贯彻国家有关保护女职工的各项政策法规。开展女职工保健工作要有必要的组织措施,各单位的女职工保健工作由分管领导负责,组织本单位医疗卫生、劳动、人事部门和工会、妇联组织及有关人员共同实施。县级以上各级妇幼保健机构负责女职工保健的业务指导。

(二) 妇女劳动保护的对策

由于女性有特殊的生理特点,在参加职业活动时,就其工种安排应进行必要的管理。在分配工作时,应根据保护妇女健康的基本原则,充分考虑女性的身体状况,安排适当的工作。

1. 依据职业工作要求安排妇女劳动 在现有的职业范畴中,可以分为以下几类工种:

(1)男女均可从事的工作,占现有工作的绝大多数。

(2)女性不宜从事的作业,2012年国务院颁布的《女职工劳动保护特别规定》明确列出女职工禁忌从事的劳动范围有:矿山井下作业(不包括临时性的工作,如下矿井进行治疗和抢救等);《体力劳动强度分级》(GB 3869-1997)中第四级体力劳动强度的作业;森林业伐木、归楞及流放木材的作业;建筑业脚手架的组装和拆除作业,以及电力、电信行业的高处架线作业;连续负重(指每小时负重次数在6次以上)每次>20kg,间断负重每次>25kg的作业等。

(3)女性可以从事的作业,但在月经期、孕期、哺乳期暂时不宜从事的工作。

(4)健康妇女可以从事的工作,但患有某些妇科疾患的妇女不宜从事的工种或作业,如患有慢性盆腔炎、异常子宫出血、痛经的女性,不宜从事全身振动的作业等。

2. 合理安排妇女劳动的基本原则

（1）根据女性的解剖和生理特点，安排适合女性体力负担的工作，避免或限制超出女性生理负荷的过重体力劳动。

（2）对妇女的生殖能力，包括受孕能力、妊娠、分娩、哺乳和胎儿发育有不良影响的工作，应列为有生育需求女性的禁忌工种。

（3）育龄女性禁止参加接触可疑致畸、致突变或具有生殖发育毒性作用的物质的工作。

（4）避免安排女性从事作业环境或作业本身对妇女健康具有较大危害的工作。

二、职业妇女劳动保护措施

（一）改善劳动条件，加强预防措施

消除或控制工作环境中的有害因素是最基本的必要措施，要从以下几方面着手。

1. 改革生产工艺　工艺技术改革是改善劳动条件的根本性措施。改进工艺技术，实行生产过程的机械化、自动化，可以消除或大大减少工人直接暴露于职业性有害因素的风险。劳动条件改善，作业环境更为安全，为妇女参加生产劳动提供条件。

2. 增加卫生防护措施　对生产设备加以密闭、通风，将有毒有害物质经净化后排出车间外，以降低车间内有毒有害物质的浓度；对高频电磁场、微波等采取屏蔽措施等；采取消声、吸音、隔声措施，降低噪声强度等，使作业场所职业危害的风险降至最低程度。

3. 改善个人防护　在劳动过程中，个人防护是不可或缺的防护手段，可以有效减少个体对职业性有害因素的接触。提供个人防护用品，如工作服、手套、防护眼镜及防毒口罩等；加强宣传和督促，切实落实个人防护，可以保障女性在劳动过程中必要的安全。

4. 重视生产环境监测　企业及卫生监督部门应对生产环境中的职业性有害因素进行定期检测和监督，建立预警和通报制度，提高监测结果的透明度。

5. 提供综合的卫生保健　根据人体工效学原理、流行病学调查及科学研究的结果，建立合理劳动制度、调整劳动工时，缩短接触职业性有害因素的时间；进行就业前、孕前及定期健康检查。当发现患有某些疾病已不适合从事现有工作时，应提出改变工作的建议。

（二）加强女性特殊生理期劳动保健

女性在特殊的生理时期，月经期、孕期、产期、哺乳期及围绝经期，由于机体生理功能发生改变，对一些有害因素的敏感性增强，职业性损害相对加重。因此，除了一般的劳动保护措施外，按照法律规定，还需采取一些特殊的劳动保护措施。

1. 月经期　在女职工中积极宣传普及月经期卫生知识，如禁止性生活、勤换卫生巾、注意外阴清洁、避免盆浴、注意保暖和休息等。对患有重度痛经及月经过多的女职工，应给予 1~2d 休假。对患有月经异常的女职工，应建立观察记录，进行系统观察。分析其月经异常与接触职业性有害因素的关系，以便采取相应的预防措施。月经卡的建立有助于及时发现早孕及妇科的异常情况。

女职工在经期禁忌从事的劳动范围：女职工在月经期不得从事重体力劳动及高空、高温、冷水、野外作业以及接触有毒物质而无防护措施的作业。

2. 孕前期与妊娠期　对已婚待育的女职工禁忌从事接触高浓度铅、汞、苯、镉的作业。对已确定妊娠者，禁忌从事以下工作：工作中接触具有胚胎毒性作用及致癌作用的化学物质、强烈的全身震动或放射线工作，接触有毒物质浓度超过国家卫生标准的作业。对怀孕满 7 个月后应适当减轻工作量，且不得安排夜班劳动。怀孕女职工在劳动时间内的产前检查时间算作劳动时间。

3. 产前产后期　根据 2016 年 1 月 1 日起实施的新版《中华人民共和国人口与计划生育法》，各省（直辖市、自治区）先后对产假的天数进行调整，延长 30~90d 不等。如江西省符合生育政策的女性将享受到产假 188d，丈夫享有 30d 护理假；难产或者剖宫产分娩者，产假增加 15d；多胎生育者，

每多生育一个婴儿，增加产假15d。产假是按自然天数计算，包括法定节假日。

4.哺乳期 据国务院2012年4月18日发布的《女职工劳动保护特别规定》第九条内容如下：对哺乳未满1周岁婴儿的女职工，用人单位不得延长劳动时间或者安排夜班劳动。用人单位应当在每天的劳动时间内为哺乳期女职工安排1h哺乳时间；女职工生育多胞胎的，每多哺乳1个婴儿每天增加1h哺乳时间。这一条款旨在保护哺乳期女职工的特殊生理需求，确保她们有足够的时间照顾婴儿，同时避免过度劳累对母婴健康照成不利影响。

5.流产后 《女职工劳动保护特别规定》第七条第2款规定："女职工怀孕未满4个月流产的，享受15d产假；怀孕满4个月流产的，享受42d产假。"

知识链接

女性医务人员的职业危害

近年来，在麻醉性气体对医务人员健康的影响方面进行了大量的流行病学调查研究。最常用的麻醉性气体有一氧化二氮（笑气）、氟烷，少数使用氨氟醚。调查结果表明，接触麻醉性气体的女医务人员有不孕、自然流产增加的趋势，并且其子女先天性畸形发生率也高。此外，麻醉师及麻醉护士的新生儿出生体重低、性比异常（女婴较多）和围生期死亡增加。就目前的资料还不能下肯定的结论，但损害的趋势是存在的。

接触消毒剂（甲醛）、抗生素和汞（牙科医护人员）可引起接触性皮炎。接触抗肿瘤药，如环磷酰胺、长春新碱、多柔比星（阿霉素）、博来霉素、达卡巴嗪和洛莫司汀的医务人员，外周血淋巴细胞姐妹染色单体交换发生率和染色体异常的发生率增加。

第五节　妇女保健统计指标

妇女保健统计指标能够客观评价妇女保健工作的质量和效果，了解妇女各阶段健康和疾病的主要问题，同时也为进一步制订妇女保健工作计划、指导妇女保健工作的实施和科学研究提供依据。

一、婚前保健统计工作指标

1.婚前医学检查率＝同期婚前医学检查人数／某年某地结婚登记人数×100%

2.疾病检出率＝同期检出疾病总人数／某年某地婚前医学检查人数×100%

3.指定传染病占检出疾病的比例＝同期指定传染病人数／某年某地检出疾病总人数×100%

4.性病占指定传染病的比例＝该年该地性病总人数／某年某地指定传染病人数×100%

5.严重遗传性疾病占检出疾病比例＝该年该地严重传染疾病人数／某年某地检出疾病总人数×100%

二、孕产期保健常用指标

（一）孕产期保健工作统计指标

1.产前检查率＝孕期受检人数／同期孕妇总人数×100%

2.产后访视率＝接受产后访视的产妇数／同期孕妇总人数×100%

3.住院分娩率＝住院分娩产妇数／同期孕妇总人数×100%

（二）孕产期保健质量指标

1.高危孕妇发生率＝高危孕妇数／同期孕妇总人数×100%

2.产后出血率＝产后出血人数／同期分娩总人数×100%

3. 产褥感染率＝高产褥感染人数／同期孕妇总人数×100%

4. 剖宫产率＝剖宫产人数／同期孕妇总人数×100%

5. 会阴损伤率＝会阴损伤的产妇人数／同期孕妇总人数×100%

6. 妊娠期高血压疾病发生率＝妊娠期高血压疾病患病人数／同期孕妇总人数×100%

（三）孕产期保健效果指标

1. 孕产妇死亡率＝孕产妇死亡人数／同期孕妇总人数×10万／10万

2. 围生儿死亡率＝孕28周以上死胎、死产数和7d内新生儿死亡数／同期孕28周以上活产数和死胎、死产数×1 000‰

3. 新生儿死亡率＝出生后28d内新生儿死亡数／同期活产总数×1 000‰

4. 早期新生儿死亡率＝出生后7d内新生儿死亡数／同期活产总数×1 000‰

5. 新生儿访视率＝接受1次及以上访视的新生儿人数／同期活产总数×100%

三、人口和生育技术统计指标

1. 人口出生率＝某年内出生人数／同年内平均人口数×1 000‰

2. 人口死亡率＝某年内死亡人数／同年内平均人口数×1 000‰

3. 人口自然增长率＝年内人口自然增长数／同年内平均人口数×100%

4. 节育率＝实施节育措施的已婚育龄夫妇任一方数／已婚育龄妇女数×100%

5. 绝育率＝男和女绝育数／已婚育龄妇女数×100%

四、妇女病防治工作统计指标

1. 普查率＝实查人数／同期该地应查妇女总人数×100%

2. 患病率＝查出妇女病的人数／同期该地受检查妇女总人数×10万／10万

3. 治愈率＝已治愈人数／同期治疗妇女总人数×100%

4. 妇科常见三种恶性肿瘤的发病率

（1）子宫颈癌发病率（1/10万）＝子宫颈癌新发人数／同期普查总人数×10万

（2）卵巢癌发病率（1/10万）＝卵巢癌新发人数／同期普查总人数×10万

（3）子宫内膜癌发病率（1/10万）＝子宫内膜癌新发人数／同期普查总人数×10万

（刘 娟）

思考题

1. 张女士，26岁，某灯泡厂退镀工，接触汞蒸气3年。1年前结婚，婚后一直使用避孕套避孕，生育史：G_0P_0，丈夫体健，喜好饮酒，每日抽烟2~3包。因近期准备怀孕，故前来医院进行孕前检查。

请思考：

（1）对于张女士，可能存在哪些职业危险因素？

（2）请对张女士提出相应的医学指导。

2. 唐女士，24岁，于2023年11月顺产1女，现为产后5个月余，纯母乳喂养，一直使用避孕套避孕。昨日同房时避孕套破裂，造成精神紧张，害怕意外怀孕，前来医院咨询。

ER 19-3

练习题

请思考：

（1）对于唐女士，可以采取的紧急避孕措施有哪些？

（2）国家对哺乳期的女职工，有何保护措施？

第二十章 │ 妇科常用护理技术

教学课件

思维导图

> **学习目标**
>
> **知识目标:**
> 1. 掌握妇科常用护理技术的适应证及操作方法。
> 2. 熟悉妇科常用护理技术的物品准备及护理要点。
>
> **能力目标:**
> 应用所学知识实施妇科常用护理技术操作。
>
> **素质目标:**
> 通过学习妇科常用护理技术,培养良好的职业素质,尊重关爱病人,保护病人隐私。

第一节　外阴冲洗与消毒

外阴冲洗与消毒是利用消毒液对外阴部进行冲洗与消毒的技术,以保持局部清洁与无菌,防止经阴道逆行感染。

【目的】

防止发生感染。

【适应证】

1. 妇产科外阴、阴道手术前准备。

2. 阴道检查操作前准备。

3. 自然分娩时消毒详见助产学或产科护理相关教材。

【操作前评估】

1. 了解孕/产妇(病人)的需求。

2. 评估孕/产妇(病人)的病情、自理能力及合作程度、会阴及外阴清洁情况(清洁度、有无伤口、出血等)及引流管情况,并保护伤口。

3. 嘱咐病人排空大小便。

【操作前准备】

1. **护士准备**　着装整洁,洗手、戴口罩。

2. **环境准备**　关好门窗,室温 26~28℃,湿度 50%~60%,环境舒适,请无关人员回避。

3. **用物准备**　治疗车、外阴冲洗(消毒)包 1 个(内含弯盘 2 个、无菌棉球、无菌镊子或无菌卵圆钳 2 把)、肥皂水纱球罐(内置消毒肥皂水纱球)、一次性手套 2 副、无菌治疗巾 1 块、橡胶中单 1 块、一次性臀垫 1 块、冲洗壶 2 个、39~41℃温开水、0.5% 聚维酮碘、便盆 1 个、医疗垃圾桶、速干手消毒液等。

【操作步骤】

1. 备齐用物并检查是否在有效期内,核对病人姓名、床号、住院号,告知其外阴冲洗与消毒的目的、方法,以取得病人的配合。

2. 嘱病人排空膀胱,铺好橡胶中单。协助病人仰卧于检查床,取膀胱截石位充分暴露外阴部,注意遮挡病人。

3. 给病人臀下垫一次性臀垫,置便盆。戴手套。

4. 用卵圆钳(镊子)夹取肥皂水纱球擦洗外阴部,遵循自上而下、由外向内的原则,擦洗顺序是:先擦洗阴阜、大腿内侧上 1/3 处、腹股沟、大阴唇、小阴唇、再擦洗会阴体及臀部、最后擦洗肛门周围和肛门,然后弃掉棉球。擦洗时稍微用力。

5. 操作者用温度计试水温 38~41℃,温度合适后用无菌干纱球堵住阴道口,再用温水由外至内、由上而下缓慢冲洗。

6. 取下阴道口纱布球,更换手套。

7. 无菌纱布擦干,遵循自上而下、由内向外的原则,顺序为:小阴唇、大阴唇、阴阜、腹股沟、大腿内上 1/3、会阴体、臀部及肛周、肛门。

8. 再用 0.5% 聚维酮碘消毒外阴,顺序为:小阴唇、大阴唇、阴阜、腹股沟、大腿内上 1/3、会阴体、臀部及肛周、肛门。重复两遍,顺序不变,但范围不能超过前一次消毒的范围。

9. 撤出臀下便盆及一次性臀垫,铺无菌治疗巾于臀下。

10. 整理用物,告知注意事项。洗手、记录。

【护理要点】

1. 操作前告知病人以取得配合。

2. 操作者动作应轻柔,操作过程中注意保暖,注意保护病人的隐私。

3. 外阴冲洗(消毒)的原则是:清洁顺序为自上而下、由外而内,消毒顺序为自上而下、由内而外。

4. 水温为 38~41℃。

5. 操作过程中应注意无菌原则,擦洗、冲洗及消毒的范围不得超过前一次的范围。擦洗和消毒时应呈叠瓦式,皮肤不能留有空隙。会阴部应加强擦洗及消毒,凡碰过肛门的卵圆钳不可再用。

第二节　会阴擦洗／冲洗

会阴擦洗是利用消毒液对会阴部进行擦洗及消毒的技术,以保持会阴清洁,预防感染,增加病人舒适度,促进会阴伤口愈合。是妇产科临床护理操作中常用的会阴清洁的护理技术。

【目的】

保持会阴及肛门部位清洁,促进舒适和会阴伤口的愈合,防止生殖系统和泌尿系统的逆行感染。

【适应证】

1. 产后会阴有伤口者。

2. 妇产科术后留置导尿者。

3. 会阴部手术后病人。

4. 长期卧床生活不能自理的病人。

5. 急性外阴炎。

【操作前评估】

1. 了解孕／产妇(病人)的需求。

2. 评估孕／产妇(病人)的病情、自理能力及合作程度、会阴及外阴清洁情况(清洁度、有无伤口、出血等)及引流管情况,并保护伤口。

3. 嘱咐病人排空大小便。

【操作前准备】

1. 护士准备 衣帽整洁,洗手、戴口罩。

2. 环境准备 环境舒适,请无关人员回避,关好门窗,拉上隔帘。也可在治疗室进行操作。

3. 用物准备 治疗车、会阴擦洗包1个(内有无菌弯盘2个、无菌镊子2把)、0.02%的聚维酮碘溶液、1:5 000高锰酸钾液或0.1%苯扎溴铵溶液,冲洗壶1个、卧式便盆一个、温度计1个(冲洗水温40℃左右)无菌持物钳1把,无菌棉球罐1个,橡胶中单1块,一次性中单1块,一次性臀垫1块,一次性治疗巾1块,一次性手套1副、速干手消毒液。

【操作步骤】

1. 准备好用物携至床旁,核对病人床号、姓名、住院号,关好门窗,请室内探视人员回避,注意遮挡,保护病人隐私。

2. 向病人解释说明操作目的及配合方法,以取得病人的理解与配合。

3. 嘱病人排空膀胱,协助病人脱下一侧裤腿盖在另侧腿上,一侧腿用盖被遮盖,协助病人取屈膝仰卧位,双腿略外展,充分暴露外阴部。臀下垫橡胶中单、治疗巾。

4. 评估会阴情况。若为产妇还需评估子宫复旧及恶露情况。

5. 将会阴擦洗包打开后置于两腿间,操作者戴手套,双镊操作擦洗会阴部,一般擦洗3遍。第1遍:自上而下,由外向内,首先初步擦去外阴的血迹、分泌物或其他污渍,先横向擦洗阴阜后顺大腿方向至大腿内上1/3,然后纵向擦洗大阴唇、小阴唇再横向擦洗会阴,最后弧形由外向肛门擦洗肛周,最后擦洗肛门。第2遍:以会阴切口或尿道口为中心,由内向外,先擦洗会阴伤口或尿道口,然后依次擦洗小阴唇、大阴唇、阴阜、大腿内上1/3、会阴、肛周、肛门(图20-1)。第3遍擦洗顺序同第2遍,根据病人具体情况,必要时可增加擦洗次数直至擦净为止,每擦洗一个部位更换一个棉球,擦洗时均应注意最后擦洗肛门。最后再用无菌干纱布擦干,顺序同第2遍。

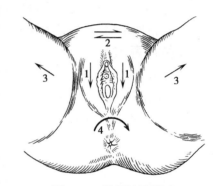

图20-1 外阴擦洗顺序

6. 撤去用物,更换卫生垫。协助病人穿好衣裤,整理床单位。

7. 告知注意事项。

8. 整理用物,洗手,记录。

【护理要点】

1. 注意观察会阴部及会阴伤口周围情况,有无红肿、炎性分泌物、异味及伤口愈合情况,发现异常须及时报告医生并记录。

2. 有留置尿管者要注意观察尿色是否正常,尿管是否通畅,避免脱落或打结。

3. 操作过程中应注意无菌原则,操作前后护士均需洗净双手,动作要轻柔,注意保暖及保护病人隐私。

4. 注意最后擦洗有伤口感染的病人,以避免交叉感染。

第三节 阴道冲洗与灌洗

阴道冲洗与灌洗是使用消毒液对阴道部位进行清洗的一种方法,该方法可促进阴道的血液循环,减轻局部组织充血,减少阴道分泌物,控制和治疗炎症;也是妇科手术前阴道准备内容之一。

【目的】

通过消毒液对阴道部位的清洗,达到促进阴道血液循环,减轻局部组织充血,减少阴道分泌物,促进炎症消退的目的。

【适应证】

1. 治疗各种阴道炎、宫颈炎。

2. 经腹全子宫切除或阴道手术的术前准备。

【操作前评估】

1. 了解病人的需求。

2. 评估病人的病情、自理能力及合作程度。

3. 嘱咐病人排空大小便。

【操作前准备】

1. 护士准备 衣帽整洁,洗手、戴口罩。

2. 环境准备 环境舒适,调节病房内的温度在 26~28℃,请无关人员回避,拉上隔帘,保护病人隐私。

3. 物品准备

(1)**用物**:消毒灌洗筒 1 个、带调节夹的橡胶管 1 根、灌洗头 1 个、输液架 1 个、弯盘 1 个、便盆 1 个、阴道窥器 1 只、卵圆钳 1 把、无菌干棉球、无菌干纱布、手套 1 副、橡胶中单 1 块、一次性臀垫 1 块、一次性治疗巾 1 块、一次性中单 1 块、水温计 1 个、液体石蜡棉球、速干手消毒液等。

(2)**灌洗溶液**:0.02% 聚维酮碘溶液、0.1% 苯扎溴铵溶液、生理盐水(41~43℃)、2%~4% 碳酸氢钠溶液、1% 乳酸溶液、4% 硼酸溶液、0.5% 醋酸溶液、1:5 000 高锰酸钾溶液、复方黄柏液等。

【操作步骤】

1. 备齐用物,核对病人的姓名、床号、住院号,了解病人的病情及配合程度,解释说明操作目的、方法、效果,以取得病人的配合与支持。

2. 操作者洗手,戴口罩,嘱病人排空膀胱后,清洁外阴,病人取膀胱截石位。协助病人脱下一侧裤腿盖在另侧腿上,一侧腿用盖被遮盖,注意保暖,暴露会阴部。臀下依次垫橡胶中单、一次性臀垫,一次性治疗巾,放好便盆。

3. 根据病人病情需要(遵医嘱)配制灌洗液 500~1 000ml,将灌洗筒挂在高于床面 60~70cm 的输液架上,先排除橡胶管内空气,水温计测试水温(41~43℃)后备用。

4. 操作者戴手套,左手用液体石蜡润滑右手的冲洗头,右手持冲洗头,先用灌洗液冲洗外阴,然后操作者用左手将小阴唇分开,将冲洗头沿阴道壁方向缓缓插入阴道到达后穹隆部,灌洗时应将冲洗头围绕宫颈上下左右轻轻移动;必要时可使用阴道窥器暴露宫颈后再冲洗,边冲洗边转动阴道窥器,将整个阴道穹隆及阴道壁冲洗干净后再将阴道窥器按下,使得阴道内的残留液体可以完全流出。

5. 当灌洗液剩 100ml 左右时,夹闭橡胶管拔除冲洗头及阴道窥器,再次冲洗外阴部。

6. 扶病人坐于坐便器上,有利于阴道内残留液体流出,用无菌干纱布擦干病人外阴部。

7. 依次撤去便盆、治疗巾、一次性臀垫及橡胶中单,协助病人穿好衣裤、整理床单元。

8. 整理用物,告知注意事项,将呼叫器置于病人方便处,感谢配合。洗手、记录。

【护理要点】

1. 灌洗筒与床面的距离不得超过 70cm,避免压力过大,使灌洗液或污物进入子宫腔或流出过快,或使得灌洗液与阴道作用的时间过短。

2. 灌洗液温度应以 41~43℃ 为宜,温度过低会使得病人不舒服,温度过高可能烫伤病人阴道黏膜。

3. 灌洗液应根据不同的灌洗目的进行选择。滴虫阴道炎的病人宜用酸性溶液,假丝酵母菌病病人宜用碱性溶液,非特异性阴道炎病人则可以使用一般消毒液或生理盐水。术前准备的阴道冲洗可使用聚维酮碘溶液、高锰酸钾溶液或苯扎溴铵溶液等。

4. 冲洗过程中，动作要轻柔，切忌冲洗头插入过深，以免损伤阴道壁或宫颈组织。

5. 未婚女性一般不做阴道灌洗。

6. 月经期、妊娠期、产褥期、人流术后子宫颈口未闭、不规则阴道流血及宫颈活动性出血的病人不宜行阴道冲洗，避免引起上行性感染，必要时可行外阴冲洗。

7. 产后 10d、妇产科手术 2 周后的病人，若有阴道分泌物混浊、异味或阴道伤口愈合不良、黏膜感染坏死等，宜使用低位阴道灌洗，灌洗筒的高度不得超过床面 30cm，避免污物进入宫腔或损伤阴道残端伤口，造成继发性感染。

第四节　会阴湿热敷

会阴湿热敷是应用热原理及药物化学反应，直接接触病患区域，改善局部血液循环，增强局部白细胞的吞噬功能，有利于脓肿局限和吸收；进而刺激局部组织生长和修复，达到消炎、消肿、止痛、促进伤口愈合目的。

【目的】

通过改善局部血液循环，促进炎症的局限和吸收，达到消炎、消肿、止痛、促进伤口愈合目的。

【适应证】

1. 会阴水肿、血肿的吸收期。

2. 伤口硬结及早期感染的病人。

【操作前评估】

1. 了解病人的需求。

2. 评估病人的病情、自理能力及合作程度、会阴及外阴清洁情况（清洁度、有无伤口、出血等）及引流管情况，并保护好伤口。

3. 嘱咐病人排空大小便。

【操作前准备】

1. **护士准备**　衣帽整洁，洗手、戴口罩。

2. **环境准备**　环境舒适，调节病房内的温度在 26~28℃。请无关人员回避，拉上隔帘，保护病人隐私。

3. **物品准备**　会阴擦洗包 1 个（内有无菌弯盘 2 个、无菌镊子 2 把、无菌纱布若干）、医用凡士林、棉布垫 1 块、热源（热水袋或电热宝等）、红外线灯、橡胶中单 1 块、一次性臀垫 1 块、一次性治疗巾、速干手消毒液。

4. **常用溶液**　煮沸的 50% 硫酸镁溶液、95% 乙醇、1∶5 000 高锰酸钾溶液、煮沸的大黄芒硝水、复方黄柏液等。

【操作步骤】

1. 备齐用物，核对病人的姓名、床号、住院号，了解病人的病情及配合程度，解释说明会阴湿热敷目的、方法、效果，以取得病人的配合与支持。

2. 操作者洗手、戴口罩，嘱病人排空膀胱，协助病人取屈膝仰卧位，双腿略外展，协助病人脱下一侧裤腿盖在另侧腿上，一侧腿用盖被遮盖，注意保暖。暴露会阴热敷处，臀下依次垫一次性中单、一次性臀垫，一次性治疗巾。

3. 先行会阴擦洗，清除会阴部污垢，用干纱布擦干。

4. 在疾患部位先涂一薄层凡士林，盖上无菌纱布，再轻轻敷上浸有热敷溶液的温纱布（41~48℃），在外面覆盖棉布垫保温。

5. 一般 3~5min 更换热敷垫一次,热敷时间以 15~30min 为宜,也可用热源袋放在棉垫外保温或使用红外线灯照射(可有效减少热敷垫的更换次数),照射距离为 20cm。

6. 热敷完毕,依次移去敷布,观察局部热敷部位皮肤情况,用纱布擦净皮肤上的凡士林,依次撤去一次性治疗巾、一次性臀垫及一次性中单。协助病人穿好衣裤,整理床单位,感谢病人的配合。

7. 整理用物,告知注意事项,将呼叫器置于病人方便取用处。洗手,记录。

【护理要点】

1. 会阴湿热敷的温度一般为 41~48℃。热敷过程中应注意观察病人的反应,对休克、昏迷、老年女性、术后皮肤感觉障碍者,应严密观察皮肤颜色,提高警惕性,定期检查热源袋的完好性,防止烫伤。

2. 每次热敷面积是病损面积的 2 倍。

3. 热敷的过程中,要随时观察、评价病人的热敷效果,为病人提供生活护理。

第五节　坐　浴

坐浴是借助水温与药物的作用,促进局部组织的血液循环,增强抵抗力,减轻外阴局部的炎症和疼痛,使创面清洁,有利于组织的恢复,是妇产科最常用的护理技术之一。

【目的】

通过水温及药液的作用,促进局部血液循环,减轻外阴炎症与疼痛,使创面清洁有利于组织修复。

【适应证】

1. 治疗或辅助治疗外阴炎、阴道非特异性炎症或特异性炎症、子宫脱垂的病人。

2. 会阴切口愈合不良者。

3. 外阴、阴道手术或经阴道行子宫切除术术前准备。

【操作前评估】

1. 了解病人的需求。

2. 评估病人的病情、自理能力及合作程度、会阴及外阴清洁情况。

3. 嘱咐病人排空大小便。

【操作前准备】

1. **护士准备**　衣帽整洁,洗手、戴口罩。

2. **环境准备**　环境舒适,请无关人员回避,拉上隔帘,保护病人隐私。

3. **物品准备**

(1) **用物**:坐浴盆 1 个、30cm 高的坐浴架 1 个、无菌纱布 2 块、水温计 1 个、温开水、速干手消毒液。

(2) **溶液的配制**:①老年性阴道炎:常用 0.5%~1% 乳酸溶液。②滴虫阴道炎:常用 0.5% 醋酸溶液、1% 乳酸溶液或 1:5 000 高锰酸钾溶液。③阴道假丝酵母菌病:常用 2%~4% 碳酸氢钠溶液。④外阴炎及其他非特异性阴道炎、外阴阴道手术前准备:可选用 1:5 000 高锰酸钾溶液,1:1 000 苯扎溴铵溶液,0.02% 聚维酮碘溶液,中成药等溶液。

【操作步骤】

1. 备齐用物,携物品至床旁,核对病人床号、姓名、住院号;了解病人的疾病诊断、病情、配合能力;告知坐浴的目的、方法、效果及预后,以取得病人的理解和配合。

2. 嘱病人排空大小便,擦洗干净外阴及肛周,禁止室内人员走动,保护病人隐私。

3. 遵医嘱根据病人病情需要按比例配制好溶液 2 000ml,将坐浴盆置于坐浴架上,妥善放置,检查水温。嘱病人将全臀和外阴部浸泡于溶液中，一般持续约 20min，可适当加入热液以维持水温。根据水温不同坐浴可分为 3 种。①热浴：水温在 41~43℃，水温不能过高，以免烫伤，适用于渗出性病变及急性炎性浸润，可先熏洗后坐浴。②温浴：水温在 35~37℃，适用于慢性盆腔炎、手术前准备。③冷浴：水温在 14~15℃，刺激肌肉神经，使其张力增加，改善血液循环。适用于膀胱阴道松弛、性功能障碍及功能性无月经等，持续 2~5min 即可。

4. 嘱病人注意避免烫伤，感觉不适时，要及时通知护士。

5. 坐浴完毕后用无菌纱布蘸干外阴部，有伤口者需用无菌纱布擦干并换药，协助病人穿好衣裤。

6. 整理用物，告知注意事项。

【护理要点】

1. 坐浴溶液应严格按比例配制，浓度过高容易造成皮肤黏膜烧伤，浓度过低影响治疗效果。

2. 根据病情及时调节水温，水温过高可造成皮肤烫伤，过低可引起病人不适。同时注意保暖，防止受凉。

3. 坐浴水量不宜过多，以免坐浴时药液外溢。

4. 坐浴时需将臀部及全部外阴浸入药液中。

5. 月经期妇女、宫颈治疗或手术、阴道流血者、孕妇及产后 7d 内的产妇禁止坐浴。

6. 坐浴后告知病人保持会阴清洁卫生，预防感染。

第六节　阴道或宫颈上药

阴道或宫颈上药是以治疗性药物通过阴道涂抹到阴道壁或宫颈黏膜上达到局部治疗的作用，此方法在妇产科护理操作中应用十分广泛。因为阴道和宫颈上药操作简单，所以治疗既可以在医院门诊由护士操作，也可教会病人自行局部上药。

【目的】

治疗各种阴道和子宫颈炎。

【适应证】

1. 各种阴道炎。

2. 子宫颈炎及术后阴道残端炎。

【操作前评估】

1. 了解病人的需求。

2. 评估病人的病情、自理能力及合作程度、一般情况、各项检查结果。

3. 嘱咐病人排空大小便。

【操作前准备】

1. 护士准备　衣帽整洁，洗手、戴口罩。

2. 环境准备　环境舒适，请无关人员回避，拉上隔帘，保护病人隐私。

3. 物品准备

（1）用物：阴道灌洗用物 1 套、阴道窥器 1 个、长短镊子各 1 把、无菌干棉球、无菌长棉签、带尾线的大棉球或纱布、一次性无菌手套 1 副、橡胶中单 1 块、一次性臀垫 1 块，速干手消毒液。

（2）药品：

1）阴道后穹隆塞药：常用甲硝唑、制霉菌素等药片、丸剂或栓剂。

2）局部非腐蚀性药物上药：常用 1% 甲紫溶液、大蒜液、新霉素或氯霉素等。

3）腐蚀性药物上药：常用 20%~50% 硝酸银溶液、20% 或 100% 铬酸溶液。

4）宫颈棉球上药：止血药、消炎止血粉和抗生素等。

5）喷雾器上药：常用药物有土霉素、磺胺嘧啶、呋喃西林、己烯雌酚等。

【操作步骤】

1. 备齐用物，携物品至床旁，核对病人床号、姓名、住院号；告知阴道或宫颈上药的目的、方法、效果及预后，以取得病人的理解和配合。

2. 了解病人的诊断、年龄、婚姻状况，评估意识状态、阴道炎或子宫颈炎的程度，是否处于月经期、妊娠期，既往用药史，过敏史以及心理状态，对药物的认知程度等。

3. 嘱病人排空膀胱，协助病人仰卧于检查床，取膀胱截石位，协助病人脱去对侧裤腿，盖在近侧腿部，对侧腿用盖被遮盖，暴露会阴，臀部垫橡胶中单 1 块和一次性臀垫 1 块。

4. 上药前应先行阴道灌洗或擦洗，用阴道窥器暴露阴道、宫颈后，用无菌干棉球拭去宫颈及阴道后穹隆、阴道壁黏液或炎性分泌物，以使药物直接接触炎性组织而提高疗效。

5. 戴无菌手套。

6. 根据病情和药物的不同性状采用以下 4 种方法：

（1）**阴道后穹隆塞药**：常用于治疗滴虫阴道炎、阴道假丝酵母菌病、老年性阴道炎及慢性宫颈炎等病人。根据阴道炎的不同类型选择溶液先行阴道灌洗或冲洗，蘸干，再将药物放于阴道后穹隆处。也可指导病人自行放置，在临睡前清洁双手或戴指套，用一手示指将药片或栓剂向阴道后壁推进至示指完全伸入为止。为保证药物局部作用的时间，宜睡前用药，每晚 1 次，10 次为一疗程。

（2）**局部用药**：局部所用药物包括非腐蚀性药物和腐蚀性药物，常用于治疗宫颈炎和阴道炎的病人。

1）非腐蚀性药物：阴道假丝酵母菌病的病人常用 1% 甲紫或大蒜液，每日 1 次，7~10d 为一个疗程；急性或亚急性子宫颈炎或阴道炎的病人常用新霉素、氯霉素。用棉球或无菌长杆棉签将药液涂擦阴道壁或子宫颈。

2）腐蚀性药物：用于治疗慢性宫颈炎颗粒增生型病人。①将无菌长杆棉签蘸少许 20%~50% 硝酸银溶液涂于宫颈的糜烂面，并伸入宫颈管内约 0.5cm，然后用生理盐水棉球擦去表面残余的药液，最后用干棉球吸干，每周 1 次，2~4 次为一疗程。②用无菌长杆棉签蘸 20% 或 100% 铬酸溶液涂于宫颈糜烂面，如糜烂面乳头较大者可反复涂药数次，使局部呈黄褐色，再用无菌长杆棉签蘸药液插入宫颈管内约 0.5cm，并保留约 1min。每 20~30d 上药 1 次，直至糜烂面乳头完全光滑为止。

（3）**宫颈棉球上药**：适用于子宫颈亚急性或急性炎症伴有出血者。操作时，用阴道窥器充分暴露子宫颈，用长镊子夹持带有尾线的宫颈棉球浸蘸药液后塞压至子宫颈处，同时将阴道窥器轻轻退出阴道，然后取出镊子，以防退出阴道窥器时将棉球带出或移动位置，将线尾露于阴道口外，并用胶布固定于阴阜侧上方。嘱病人于放药 12~24h 后牵引棉球尾线自行取出。

（4）**喷雾器上药**：适用于非特异性阴道炎及老年性阴道炎病人。各种阴道用药的粉剂如土霉素、呋喃西林、己烯雌酚等药均可用喷雾器喷射，使药物粉末均匀散布于炎性组织表面上。

7. 上药结束后脱去手套，协助病人穿好衣裤。

8. 整理用物，用物按无菌原则处理，告知病人相关注意事项。洗手，记录。

【护理要点】

1. 应用非腐蚀性药物时，应转动阴道窥器，使阴道四壁均能涂上药物。

2. 应用腐蚀性药物时，要注意保护好阴道壁及正常的组织。上药前应将干棉球或纱布垫于阴道后壁或阴道后穹隆，药液只涂于宫颈病灶局部，避免药液灼伤其他正常组织。药液涂好后，立即如数取出所垫棉球或纱布。子宫颈如有腺囊肿，应先刺破，并挤出黏液后再上药。

3. 棉签上的棉花应捻紧，涂药时向同一方向转动，防止棉花落入阴道内难以取出。

4. 采用带尾线大棉球上药者，应告知病人于放药 12~24h 后牵引尾线自行取出。

5. 应用阴道栓剂上药者应在临睡前或休息时上药，以避免起床后脱出，影响治疗效果。

6. 经期或阴道流血者不宜阴道给药。

7. 用药期间禁止性生活。

8. 未婚女性上药时应避免使用阴道窥器，应使用长棉签涂药或戴上手套后用手指将药片推入阴道内。

9. 指导病人保持会阴清洁卫生，用药期间可使用卫生巾或护垫，以保持衣裤清洁，遵医嘱按疗程规范用药，随意减少用药次数会降低疗效并产生耐药性。

（莫洁玲）

思考题

1. 韦女士，30岁，阴道分娩一女婴，总产程18h，第二产程2.5h。现产后30h，发现刘女士子宫复旧好，阴道流血少，外阴水肿明显。

请思考：

（1）应该用什么方法帮助刘女士减轻外阴水肿？

（2）该方法具体操作步骤怎样？

2. 程女士，38岁，已婚，G_2P_2，发现阴道分泌物增多5d，伴外阴剧烈瘙痒。妇科检查：白带呈豆腐渣样，量多而稠，阴道黏膜附有一层白膜，擦拭后见阴道黏膜充血有表浅溃疡。

请思考：

该病人阴道上药的操作方法是什么？

ER 20-3

练习题

参考文献

[1]　莫洁玲. 母婴护理学 [M]. 4 版. 北京：人民卫生出版社，2023.

[2]　安力彬，陆虹. 妇产科护理学 [M]. 7 版. 北京：人民卫生出版社，2022.

[3]　莫洁玲，朱梦照. 妇产科护理学 [M]. 2 版. 北京：人民卫生出版社，2017.

[4]　谢幸，苟文丽. 妇产科学 [M]. 9 版. 北京：人民卫生出版社，2018.

[5]　张欣. 妇科护理学 [M]. 北京：科学出版社，2015.

[6]　李德琴，胡蘅芬. 妇产科护理 [M]. 2 版. 北京：人民卫生出版社，2021.

[7]　李淑文，王丽君. 妇产科护理 [M]. 2 版. 北京：人民卫生出版社，2020.

[8]　韩叶芬，单伟颖. 妇产科护理学 [M]. 3 版. 北京：人民卫生出版社，2021.

[9]　杨淑臻. 妇科护理学 [M]. 北京：人民卫生出版社，2020.

[10]　朱伟杰.《WHO 人类精液检查与处理实验室手册》（第 6 版）修订内容的启示 [J]. 中华生殖与避孕杂志，2022，42（9）：879-886.

[11]　程瑞峰. 妇科护理学 [M]. 2 版. 北京：人民卫生出版社，2019.

[12]　熊庆，王临红. 妇女保健学 [M]. 2 版. 北京：人民卫生出版社，2014.